Acupuntura en lesiones Musculoesqueléticas

Acupuntura en lesiones Musculoesqueléticas

Acupuntura en lesiones Musculoesqueléticas

Acupuntura en lesiones

Musculoesqueléticas

Acupuntura en lesiones Musculoesqueléticas

Lü Shao-jie

Médico & Director del Departamento de Acupuntura y Moxibustión,
Hospital del Pueblo del Distrito Xiangyang, Ciudad de Xiangfan,
Provincia de Hubei, China

Traducido por Antonio Merchant (Lic. en medicina, MS en MTC, Universidad
de Medicina China de Nanjing) & Mónica García (T. S. MTC)
Revisado y editado por Juan Miñano Vigo (T.S. MTC y fisioterapeuta)

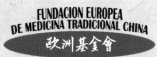

FUNDACION EUROPEA
DE MEDICINA TRADICIONAL CHINA
欧洲基金會

Universidad de M.T.C. de Yunnan
Colegio Oficial de Médicos de Tarragona
Universidad de M.T.C. de Beijing
Escuela Superior de M.T.C.

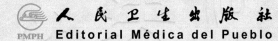

PMPH   人民卫生出版社
Editorial Médica del Pueblo

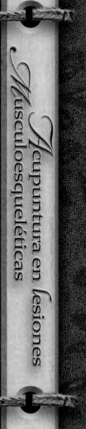

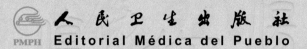

PMPH **Editorial Médica del Pueblo**

www.mtc.es entidad colaboradora

Sitio en la red: http://www.pmph.com

Título del libro: Acupuntura en lesiones musculoesqueléticas
伤科疾病针灸疗法

Dirección de contacto: No. 19, Pan Jia Yuan Nan Li, Distrito Chaoyang, Pekín 100021, R. P. China, teléfono: 8610 5978 7340, E-mail: zzg@pmph.com, Correo electrónico: pmph@pmph.com

Para ventas e información, por favor póngase en contacto con PMPH en zzg@pmph.com o con FEMTC mediante info@mtc.es

Primera edición española: 2012
ISBN: 978-7-117-16171-8/R · 16172

Datos de catagolación en publicación:
Una ficha catalográfica de este libro está disponible en la Base de Datos-CIP China.

Impreso en la R. P. China

ISBN 978-7-117-16171-8

Sobre el Autor

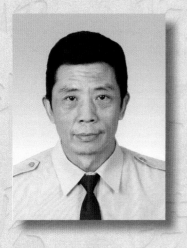

El autor, Lü Shao-jie, nació en marzo de 1956. Es licenciado por la Facultad de Medicina China de la Universidad de Zhengzhou de la provincia de Henan. Se ha dedicado a la acupuntura y moxibustión durante muchos años. Actualmente es médico y director del Departamento de Acupuntura y Moxibustión del Hospital del Pueblo del Distrito Xiangyang, provincia de Hubei. Nacido en una familia de experimentados doctores de MTC, recibió la profunda influencia de un ambiente médico favorable. A consecuencia de un accidente (julio de 1972), sufrió una lesión en la región glútea derecha y como resultado padeció neuralgia ciática periférica. Después de sufrir dolor durante tres meses, fue tratado por su padre con acupuntura y moxibustión. Más tarde, siguiendo los consejos de su padre, él mismo se curó de forma asombrosa la dolencia utilizando acupuntura y moxibustión. Esta experiencia le dejó un profundo interés por la acupuntura y la moxibustión y comenzó a estudiar tutelado por su padre. Mientras tanto, también aprendió como autodidacta la anatomía humana y la teoría básica de la Medicina China. En 1975, inició su práctica médica en el Departamento de Acupuntura y Moxibustión en un hospital público. A partir de este momento, se dedicó de lleno al estudio de la acupuntura y moxibustión. Ha estudiado con doce renombrados acupuntores de la provincia de Hubei y ha leído numerosos libros sobre acupuntura y moxibustión. Frecuentemente practicó en sí mismo ciertos puntos de acupuntura no tan conocidos o con localización imprecisa para conocer mejor la profundidad de inserción, la sensación de la punción, el efecto terapéutico e indicaciones. Gracias a su dilatada experiencia clínica, es capaz de tratar más de 300 enfermedades, en particular las enfermedades cerebrovasculares y sus secuelas. Además ha establecido diversos protocolos de tratamiento para trastornos del sistema nervioso, hiperostosis y lesiones músculoesqueléticas.

Gracias a la integración de su práctica clínica, el Dr. Lü ha compilado diversas fórmulas empíricas de terapia acupuntural para diferentes enfermedades. Además, ha reunido una gran cantidad de información relevante durante los tres años de preparación y finalmente, ha completado dos libros, el *Manual de Acupuntura en el Tratamiento de Trastornos del Sistema Nervioso* y el *Manual de Acupuntura en el Tratamiento de Lesiones Músculoesqueléticas*. Las primeras dos ediciones de ambos libros fueron publicadas en China continental en abril y mayo de 1999 respectivamente. En abril del año 2000, autorizado por la Editorial Médica del Pueblo, una casa editorial de Taiwán publicó los textos en carácter chino clásico. Estos libros también fueron traducidos por Donica Publishing Ltd. al inglés y publicados en el Reino Unido en abril de 2002 y en 2006 fueron traducidos y publicados al alemán por Donica Publishing Ltd. En agosto de 2004, fueron revisados por la Editorial Médica del Pueblo para publicar su segunda edición en China.

Acupuntura en lesiones
Musculoesqueléticas

Prefacio

Tanto la acupuntura como la moxibustión, han jugado un papel importante en la medicina china durante más de cuatro mil años. Desde la fundación de la República Popular China, hace casi sesenta años, la acupuntura y moxibustión se han desarrollada más rápido que nunca. Hasta la fecha, se ha probado que existen más de 300 enfermedades que responden adecuadamente a la acupuntura y moxibustión. Como es sabido, las afecciones traumáticas tienen una gran incidencia, pero si son tratadas con acupuntura y moxibustión en lugar de biomedicina, los resultados pueden ser bastante satisfactorios, el paciente experimentará menos efectos secundarios y tendrá menos costes.

Desde 1971, cuando comencé mi práctica de acupuntura y moxibustión, he tratado a más de diez mil pacientes. Basándome en mi propia experiencia clínica y la experiencia de mis predecesores, he recopilado un protocolo de tratamiento sistemático para afecciones traumáticas, el cual diagnostica las afecciones mediante la biomedicina, los clasifica según la medicina china y enumera grupos de puntos acupunturales efectivos para el tratamiento.

Desde que tuve la idea de escribir este libro, he tratado de usar mis conocimientos en la clínica basándome en la experiencia de mis predecesores y maestros. Además, exploré y saqué conclusiones referentes a cada punto de acupuntura y cada afección, e incluso experimenté con ellos y de vez en cuando en mí mismo, con la finalidad de encontrar la profundidad de inserción y la técnica de manipulación más adecuada. Al mismo tiempo, consulté datos clínicos y finalmente mis años de esfuerzos se materializaron en este libro, *Acupuntura en lesiones Musculoesqueléticas*. Espero que este libro pueda iluminar a mis colegas acupuntores en el tratamiento de enfermedades neurológicas, así como ofrecer ayuda a los lectores.

Para la escritura y revisión de este libro, recibí gran apoyo y aliento de las siguientes personas: superintendente Liu Bo, vicesuperintendente Li Qing-an, vicesuperintendente Ma Fu-rong, médico en jefe y Fu Jun, director del Hospital del Pueblo, Distrito de Xiangyang, directivos y amigos del Hospital del Pueblo del Distrito Huadu, Guangzhou, especialmente al superintendente Feng Chi-feng, vicesuperintendente Huang Wei-jiang, mis buenos amigos Zou Da-ling, Cao Shan-zhong y al director de ese hospital Liu Guang-chu, así como a mi esposa, enfermera jefe Zhou Yu-cui. Agradezco mucho su interés y apoyo. Debido a mi limitado conocimiento, en ocasiones me sentía algo incompetente al escribir y revisar este libro, y era muy difícil expresar conceptos intangibles por escrito. Los lectores podrán encontrar algunas deficiencias o incluso errores en este libro. Por ello, agradezco cualquier comentario y opinión.

Lü Shao-jie

Departamento de Acupuntura y Moxibustión,
Hospital del Pueblo del Distrito de Xiangyang,
Ciudad de Xiangfan,
Provincia de Hubei, China
Enero de 2012

Prólogo del Presidente de la Fundación Europea de MTC

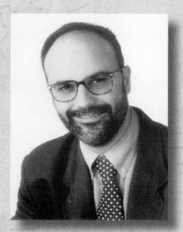

**Alfons Montserrat
Presidente de la Fundación
Europea de MTC**

Es una satisfacción para mí poder presentar este libro, fruto del convenio de colaboración entre la Fundación Europea de MTC y la editorial *People's Medical Publishing House* (PMPH), dentro del programa de traducción y revisión de publicaciones de dicha editorial en idioma español, poniendo al alcance del lector de habla hispana toda la sabiduría que entraña la medicina china, de la mano de autores de gran prestigio académico en el campo de la MTC.

La Fundación estableció este convenio con PMPH por ser la editorial médica más importante de China que dispone de una gran cantidad de títulos sobre medicina china y medicina occidental. Además durante los últimos años, ha realizado una gran labor en la difusión de la medicina china a través de la traducción de las obras más importantes a otros idiomas y decidió colaborar con la Fundación con el fin de expandir los conocimientos de la MTC en los países hispanohablantes.

Indudablemente, este proyecto va a incrementar el fondo editorial de medicina china en nuestro idioma, contribuyendo a mejorar el nivel tanto de estudiantes como de profesionales en activo del sector. Como herramienta de consulta en los procesos de formación y en la actividad clínica, estoy convencido de que reforzará la solidez de los conocimientos de acupuntores y profesionales de la medicina china. De este modo, dispondrán de los recursos que la medicina china puede ofrecer al sistema sanitario occidental, como complemento o alternativa a los tratamientos convencionales y para la mejora de los resultados terapéuticos.

En representación de la Fundación Europea de MTC aprovecho para mostrar mi agradecimiento a todos aquellos que han hecho posible este proyecto, así como a todos aquellos que de alguna manera han contribuido a la promoción, docencia, investigación, difusión y ejercicio profesional de la medicina china, pilares fundamentales de nuestra Fundación. Me comprometo además, a seguir colaborando para que los conocimientos de medicina china sean cada vez más accesibles en idioma español que hablan más de 500 millones de personas en todo el mundo.

Fundación Europea de MTC
Sr. Alfons Montserrat
Septiembre 2012

Contenidos

Acupuntura en lesiones Musculoesqueléticas

XII

Capítulo 1
Lesiones del Cuello

Este capítulo
introduce la espondilopatía
cervical de la raíz nerviosa, espondilopatía
cervical de la arteria vertebral, espondilopatía
cervical de la columna vertebral, espondilopatía cervical del
nervio simpático, tortícolis, subluxación de las vértebras cervicales,
lesión del erector espinal cervical y desórdenes de la articulación
temporomandibular.

El capítulo se centra en la etiología, patogénesis, y puntos clave del diagnóstico
y tratamiento con la terapia acupuntural en base a la causa de las enfermedades de
acuerdo al diagnóstico apropiado. Consta de ocho secciones las cuales hacen referencia
a diferentes enfermedades. Al comienzo de cada sección, el autor describe el inicio,
causa y diagnóstico de la enfermedad desde una perspectiva biomédica. A continuación,
de acuerdo a la diferenciación de síndromes y tratamiento de la medicina china, el
autor divide cada enfermedad en distintos tipo y describe sus principales síndromes,
principios de tratamiento, prescripciones de puntos y técnicas acupunturales
utilizando ilustraciones de los puntos de acupuntura para la comodidad del lector.
Las prescripciones de puntos mencionadas han sido escogidas y probadas por el autor
durante sus años de experiencia clínica. Además también se ofrecen detalles sobre
la duración del tratamiento para cada enfermedad.

La última parte de cada sección, experiencia y análisis, es una
evaluación de la eficacia del tratamiento y menciona
algunos detalles que requieren una atención
especial durante y después del
tratamiento.

Sección 1

Espondilopatía Cervical de la Raíz Nerviosa

Este tipo de espondilopatía cervical (ES) pertenece al patrón de síndrome *Bi* en medicina tradicional china, es causada por un osteofito de la vértebra cervical o de la articulación uncovertebral que estimula o comprime la raíz nerviosa cervical.

【MANIFESTACIONES CLÍNICAS】

La enfermedad ocurre comúnmente en personas mayores de 35 años. La incidencia en ambos sexos es similar. La afectación unilateral prevalece más que la bilateral.

En la etapa inicial los síntomas son: incomodidad, dolor y pesadez del cuello, hombro o brazo. Cuando el paciente duerme en una posición inapropiada, la molestia se vuelve insoportable y puede haber dolor en el brazo afectado, pero estos síntomas se alivian al corregir la postura del cuello. Con el desarrollo de la enfermedad, el paciente experimentará dolores más intensos en las zonas del cuello, hombro e incluso un dolor con sensación de distensión y parestesias en la mano, especialmente durante periodos que cursan con debilitamiento de la constitución causado por resfriado, infecciones virales o enfermedades inflamatorias. Según aumenta el proceso inflamatorio en el sitio de la lesión, los síntomas se vuelven más evidentes, especialmente mientras los pacientes duermen por la noche o permanecen sentados durante el día. Después del ejercicio se aliviarán los síntomas pero continuarán las parestesias en la mano. Los pacientes pueden incluso experimentar dolor que se irradia al estornudar, toser o al cambiar su postura corporal. En la etapa avanzada, pueden observarse cambios de la potencia y tono muscular, en el reflejo de los tendones y en la sensibilidad cutánea.

Hallazgos de rayos X: la proyección lateral revela formación de osteofitos en el borde posterior del cuerpo de las vértebras cervicales, espacios intervertebrales disminuidos, calcificación ligamentaria, etc. La placa oblicua muestra una disminución del foramen intervertebral. La placa anteroposterior también muestra la formación de osteofitos, alteración de la articulación uncovertebral y desviación de procesos espinosos.

【DIFERENCIACIÓN DE SÍNDROMES Y TRATAMIENTO】

El envejecimiento, la debilidad y los traumas externos del cuello, así como un estrés prolongado dan lugar a rigidez del cuello, degeneración de los discos intervertebrales cervicales, descalcificación y deposición ósea, cápsula articular laxa y osteofitos que afectan directamente al foramen intervertebral haciéndolo más estrecho y por tanto afectando a la raíz nerviosa. En consecuencia, la enfermedad aparecerá o se agravará cuando los pacientes estén cansados o expuestos a un clima frío. Los síntomas más comunes son dolor, parestesias o amiotrofia unilateral del hombro, siendo rara la afectación bilateral. En base a la gravedad de los síntomas o quejas del paciente, la enfermedad se puede clasificar en los siguientes tres tipos:

1. Tipo Doloroso

Con un inicio repentino, la enfermedad se presenta con dolor y sensación de distensión e incomodidad en la región del cuello, hombro, brazos y manos, acompañada de disminución de la fuerza muscular y del tono muscular. Los pacientes suelen presentar síntomas unilaterales que se alivian cuando se inclina la cabeza hacia el lado afectado. La tos puede ocasionar que el dolor sea más severo durante la noche, por lo que los pacientes prefieren acostarse sobre el lado sano. El síntoma principal de este tipo es dolor, por lo tanto debe tratarse con métodos para aliviar el mismo. Las manipulaciones de acupuntura deben ser fuertes pero sin electroestimulación.

Principio terapéutico: Drenar los canales para detener el dolor.

Combinación de puntos:

ID 17 (*tiān róng*) (lado afectado)	ID 11 (*tiān zōng*) (lado afectado)	IG 15 (*jiān yú*) (lado afectado)
IG 13 (*shǒu wǔ lǐ*) (lado afectado)	IG 11 (*qǔ chí*) (lado afectado)	IG 10 (*shǒu sān lǐ*) (lado afectado)
IG 4 (*hé gǔ*) (lado afectado)		

2. Tipo Parestesia

Con un inicio gradual, esta enfermedad normalmente se inicia en el hombro, brazos y tórax superior acompañado de dolor leve alrededor del cuello y/o espalda, gradualmente extendiéndose a los antebrazos y manos. Los síntomas son más obvios durante la noche, mientras que por el día pueden no presentarse. Las sensaciones cutáneas de calor y dolor pueden disminuir gradualmente, mientras que la fuerza y el tono muscular permanecen normales. Los pacientes pueden sentir parestesias prolongadas cuando trabajan durante mucho tiempo. Los síntomas típicos son dolor leve y parestesias. En la etapa inicial, la parestesia se da principalmente en el cuello, hombro y brazo. En la etapa más avanzada, la parestesia se da principalmente en los brazos y manos, pero no son tan evidentes en el cuello y los hombros. El tratamiento consiste en detener el dolor y la parestesia con método neutro de tonificación y sedación. Los puntos situados en brazos y manos pueden ser aplicados con electroestimulación.

Principio terapéutico: relajar los músculos y tendones para activar el flujo sanguíneo, aliviar la parestesia y detener el dolor.

Combinación de puntos:

ID 17 (*tiān róng*) (lado afectado)	ID 11 (*tiān zōng*) (lado afectado)	ID 7 (*jiān zhēn*) (lado afectado)

IG 10 (*shǒu sān lǐ*) (lado afectado)	IG 11 (*qǔ chí*) (lado afectado)	IG 13 (*shǒu wǔ lǐ*) (lado afectado)
IG 15 (*jiān yú*) (lado afectado)	EX-ES 9 (*bā xié*) (4 puntos del lado afectado)	

3. Tipo Amiotrófico

El tercer tipo se deriva de los dos anteriores. Los síntomas principales son: disminución de la fuerza muscular en una o ambas extremidades superiores, con atrofia muscular o flacidez de los músculos de la zona tenar y lumbricales, pero sin dolor, incomodidad o parestesias. La disfunción de los músculos afectados puede verse debido a una disminución de la fuerza muscular. El tratamiento de este tipo es más prolongado, sin embargo se pueden obtener resultados satisfactorios si los doctores se toman el tiempo adecuado para el tratamiento. La terapia acupuntural tiene la finalidad de recuperar la fuerza muscular con el método de tonificación y con electroestimulación.

Principio terapéutico: drenar los canales para activar el flujo sanguíneo y recuperar la fuerza muscular.

Combinación de puntos:

ID 17 (*tiān róng*) (lado afectado)	ID 11 (*tiān zōng*) (lado afectado)	ID 7 (*jiān zhēn*) (lado afectado)
IG 10 (*shǒu sān lǐ*) (lado afectado)	IG 11 (*qǔ chí*) (lado afectado)	IG 13 (*shǒu wǔ lǐ*) (lado afectado)
IG 15 (*jiān yú*) (lado afectado)	EX-ES 9 (*bā xié*) (4 puntos del lado afectado)	

【TRATAMIENTO】

1. Puntos y Técnicas Acupunturales

1) ID 17 (*tiān róng*) (lado afectado): en la cara lateral de la parte superior del cuello, posterior al ángulo de la mandíbula inferior, en la depresión del borde anterior del músculo esternocleidomastoideo. Usar una aguja filiforme No. 30, de 2 *cun* (50 mm) de longitud. Aplicar la desinfección local rutinaria. Insertar la aguja en dirección a la columna 1,6 *cun* (45 mm). Sensación a la punción: sensación de descarga eléctrica que irradia a hombro, brazos y dedos. (Fig.1-1)

Fig.1-1   ID 17 (*tiān róng*)

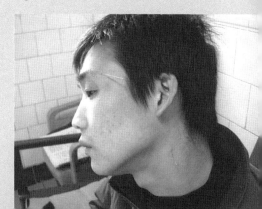

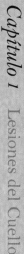

2) ID 7 (*jiān zhēn*) (lado afectado): 1 *cun* (unidad corporal proporcional) sobre el extremo posterior del pliegue axilar. Usar una aguja filiforme No. 30, de 2,5 *cun* (65mm) de longitud. Aplicar la desinfección local rutinaria. Insertar la aguja en dirección hacia la parte anterior del hombro 2,3 *cun* (60 mm). Sensación a la punción: dolor distensivo dentro del hombro. (Fig. 1-2)

3) ID 11 (*tiān zōng*) (lado afectado): en la región escapular, en el centro de la fosa infraescapular, horizontal a la vértebra T4. Usar una aguja filiforme No.30, 2 *cun* (50 mm) de longitud. Aplicar la desinfección local rutinaria. Insertar la aguja oblicuamente 1,6 *cun* (45 mm) aproximadamente. Sensación a la punción: dolor distensivo localizado bien el dolor se irradia a la articulación del codo a lo largo de la zona media de la parte superior del brazo. (Fig. 1-2)

4) IG 15 (*jiān yú*) (lado afectado): En el hombro, entre el acromion y la tuberosidad mayor del húmero. Usar una aguja filiforme No.30, de 2 *cun* (50 mm) de longitud. Aplicar la desinfección local rutinaria. Insertar transversalmente hacia la articulación del codo 1,6 *cun* (45 mm) aproximadamente. Sensación a la punción: dolor distensivo del hombro o dolor con irradiación a la articulación del codo a lo largo de la zona media de la parte superior del brazo. (Fig. 1-2)

5) IG 13 (*shǒu wǔ lǐ*) (lado afectado): en la cara lateral de la parte inferior del brazo, 3 *cun* por encima de IG 11 (*qǔ chí*). Usar una aguja filiforme No.30, 2 *cun* (50 mm) de longitud. Aplicar la desinfección local rutinaria. Insertar perpendicularmente 1,5 *cun* (45 mm) para evitar la arteria. Sensación a la punción: dolor distensivo localizado o dolor que se irradia al borde radial de la muñeca. (Fig. 1-3)

6) IG 10 (*shǒu sān lǐ*) (lado afectado): en el lado radial de la zona inferior del brazo, 2 *cun* por debajo de IG 11 (*qǔ chí*) o 10 *cun* por encima de IG 5 (*yáng xī*). Usar una aguja filiforme del Nº 30, 2 *cun* (50 mm) de longitud. Aplicar la desinfección local rutinaria. Insertar la aguja entre el radio y el cúbito 1,8 *cun* (45mm) aproximadamente. Sensación a la punción: dolor distensivo localizado. (Fig. 1-3)

7) IG 4 (*hé gǔ*) (lado afectado): en el dorso de la mano entre el primer y segundo huesos metacarpianos, en el punto medio del segundo hueso metacarpiano, en el lado radial. Usar una aguja filiforme No.30, de 2,5 *cun* (65 mm) de longitud. Aplicar la desinfección local rutinaria. Insertar la aguja en dirección a ID 3 (*hòu xī*) unos 2,3 *cun* (60 mm) aproximadamente. Sensación a la punción: dolor distensivo localizado. (Fig. 1-4)

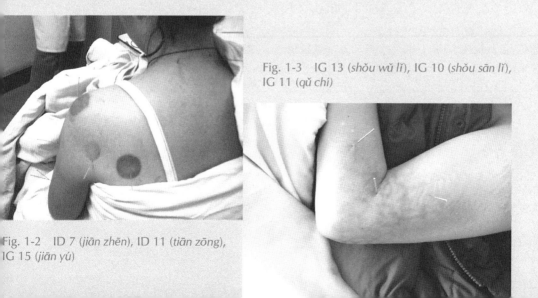

Fig. 1-3   IG 13 (*shǒu wǔ lǐ*), IG 10 (*shǒu sān lǐ*), IG 11 (*qǔ chí*)

Fig. 1-2   ID 7 (*jiān zhēn*), ID 11 (*tiān zōng*), IG 15 (*jiān yú*)

Fig. 1-4   IG 4 (hé gǔ)

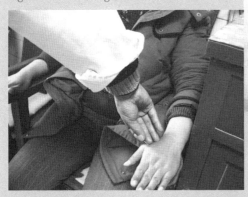
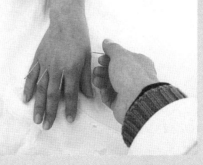

Fig 1-5   EX-ES 9 (bā xié)

8) IG 11 (qǔ chí) (lado afectado): En el punto medio de la línea que une P 5 (chǐ zé) y el epicóndilo lateral del húmero (cuando el codo está en el ángulo recto). Usar una aguja filiforme del Nº 30, de 2 cun (50 mm) de longitud. Aplicar la desinfección local rutinaria. Insertar perpendicularmente 1,8 cun (45 mm) aproximadamente. Sensación de la aguja: dolor distensivo localizado o dolor que se irradia al hombro, muñeca o dedos. (Fig. 1-3)

9) EX-ES 9 (bā xié) (4 puntos en el lado afectado): sobre el dorso del puño relajado, en la unión interdigital de los cinco dedos, donde la piel cambia de tonalidad roja y blanca. Bilateralmente son ocho puntos en total. Usar una aguja filiforme del Nº 30, de 2 cun (50 mm) de longitud. Aplicar la desinfección local rutinaria. Insertar oblicuamente a lo largo de los huesos metacarpianos 1,8 cun (45mm) aproximadamente. Sensación a la punción: dolor distensivo en la palma de la mano. (Fig.1-5)

2. Postura, Manipulación y Duración del Tratamiento

El paciente está sentado o en decúbito lateral.

Tipo Doloroso: seleccionar los puntos ID 17 (tiān róng), ID 11 (tiān zōng), ID 7 (jiān zhēn), IG 10 (shǒu sān lǐ), IG 13 (shǒu wǔ lǐ) e IG 15 (jiān yú). Punturar con método de sedación pero sin electroestimulación. Después de retirar las agujas, aplicar ventosas a los puntos durante un minuto.

Tipo Parestesia: si el síntoma es solo parestesia del cuello, hombro, brazos o manos, seleccionar los doce puntos de acupuntura mencionados previamente, excepto IG 4 (hé gǔ), y aplicar la manipulación neutra de tonificación y dispersión. Tras retirar las agujas, aplicar ventosas a los puntos durante un minuto. Cuando el síntoma es atrofia muscular o flacidez de los músculos tenares y lumbricales, punturar y aplicar electroestimulación. Tras retirar las agujas, aplicar ventosas a los puntos de acupuntura alrededor de un minuto.

Tipo Amiotrófico: seleccionar los doce puntos de acupuntura mencionados previamente a excepción de IG 4 (hé gǔ), e insertar las agujas con método de tonificación y con electroestimulación. Después de retirar las agujas, aplicar ventosas a los puntos de acupuntura alrededor de un minuto.

El tratamiento para todos los tipos se realiza diariamente. Un ciclo de tratamiento dura diez días. Se requiere un intervalo de cinco días entre dos ciclos de tratamiento. Si se alivian los síntomas, debe aplicarse un ciclo más de tratamiento. Si no hay efecto al final del primer ciclo de tratamiento o hay una recuperación total durante este periodo, el tratamiento debe cesar.

【CASOS CLÍNICOS】

CASO 1

Wei, hombre de 45 años de edad.

Síntomas principales: dolor en el lado derecho del cuello, hombro y brazo durante más de 3 meses.

Historia: durante los últimos tres meses, ha sufrido molestia y dolor en el lado derecho del cuello, hombro y espalda al despertarse por la mañana. Los síntomas empeoraron gradualmente durante los siguientes dos días hasta el punto en que no podía levantarse de la cama por sí mismo. En ocasiones, toser o estornudar o incluso respirar profundamente le causaba un dolor insoportable desde el pecho hasta la parte superior de la espalda. Acudió a un doctor en un hospital local donde le prescribieron píldoras APC y otros medicamentos, pero el dolor aún persistía. Después de un período de masaje y terapia física, los síntomas mejoraban temporalmente, sin embargo, el dolor regresaba y continuaba afectando a los brazos. El clima húmedo, las alteraciones emocionales, el sueño insuficiente y los esfuerzos agravaban su condición. Como resultado, no podía desempeñar su trabajo con normalidad por lo que acudió a nuestro hospital para recibir tratamiento con acupuntura.

Exploración física (E.F): rigidez muscular en el esternocleidomastoideo, el esplenio de la cabeza y el trapecio del lado derecho. El cuello tenía limitación del movimiento y el dolor era muy severo cuando lo giraba hacia la izquierda. La prueba de compresión del cuello del lado derecho fue positiva. El lado derecho en C5-C7 mostraba una evidente sensibilidad que se irradiaba a la parte superior del brazo derecho.

Hallazgos de rayos X: hipertrofia del borde anterior en las vértebras C5-C7.

Diferenciación: el paciente era maestro y habitualmente escribía en la pizarra o estaba sentado en su escritorio, lo que le causó deficiencia tanto de qi como de sangre en el cuello. La invasión de viento, frío y humedad patógenos bloqueó a los canales y colaterales y causó dolor alrededor del cuello, hombro y brazos. Otros signos físicos eran una saburra gruesa y amarilla y un pulso filiforme rápido.

Principio terapéutico: drenaje y activación de los canales y colaterales para detener el dolor.

Primera visita: tres meses antes, desde el inicio del cuadro, sus síntomas se aliviaron gracias al tratamiento, sin embargo los ataques recurrían ocasionalmente con menos dolor. La condición empeoraba especialmente después de hacer ejercicio o a media noche. El dolor afectaba principalmente al cuello y se irradiaba a brazos y manos. En esta ocasión seleccioné los puntos de acupuntura ID 17 (*tiān róng*), ID 11 (*tiān zōng*), ID 7 (*jiān zhēn*), IG 10 (*shǒu sān lǐ*), IG 13 (*shǒu wǔ lǐ*) e IG 15 (*jiān yú*). Decidí utilizar el método de dispersión al insertar las agujas, y manipulé una vez las agujas durante el tiempo de retención de las mismas, sin estimulación eléctrica. Después de retirar las agujas se aplicó ventosas sobre los puntos de acupuntura alrededor de un minuto, diariamente hasta la cuarta visita.

Quinta visita: debido a las cuatro sesiones previas de tratamiento, los síntomas, especialmente el dolor a media noche, mejoraron considerablemente. El dolor alrededor del cúbito y las manos desapareció, pero persistía en el cuello, hombro y antebrazo después del ejercicio. Seleccioné los mismos puntos de acupuntura de las sesiones previas, a excepción de IG 4 (*hé gǔ*) e IG 10 (*shǒu sān lǐ*) y adopté el método de manipulación neutra de tonificación-sedación en días alternos hasta la décima visita. Durante el tratamiento el dolor del cuello, hombro y brazos mejoró gradualmente. Para la décima visita, el dolor en general y el dolor severo a media noche o después del ejercicio se aliviaron por completo. La movilidad y fuerza muscular del cuello, hombro y brazos se habían recuperado totalmente. Después de la desaparición de los síntomas, le recomendé al paciente suspender el tratamiento con acupuntura, pero le hice la observación de que debería acudir al hospital cuando se sintiera incómodo y se le citó a seguimiento un mes después.

Seguimiento: el paciente acudió para un seguimiento dos meses después y me comentó que la enfermedad no había reincidido y que había recuperado su rendimiento anterior en el trabajo. Le indiqué que realizara unos ejercicios especialmente beneficiosos para el cuello (como flexión y extensión, así como rotación a cada lado). Un año después me encontré con él y me comentó que había llevado una vida normal sin reincidencia de la enfermedad.

CASO 2

Wang, mujer de 65 años de edad

Síntomas principales: la paciente había sufrido de parestesias en el brazo derecho y mano asociadas con atrofia muscular durante más de un año.

Historia: durante el año anterior, la paciente presentó incomodidad, dolor y parestesias alrededor del cuello, hombro y espalda. Estos síntomas se extendían a la cara lateral del brazo derecho y manos. El dolor persistía, sin embargo las parestesias y distensión del cuello y hombro habían desaparecido. Durante la evolución de la condición, los músculos de sus brazos y manos desarrollaron dolor, debilidad y atrofia. Acudió a varios hospitales para tratamiento médico encontrando alivio temporal. Sin embargo la enfermedad reincidió cuando el tratamiento se detuvo. Fue referida a nuestro hospital para tratamiento con acupuntura.

Examen físico: rigidez evidente del lado derecho de los músculos trapecio y esternocleidomastoideo. Cuando se aplicó presión al lado derecho de las vértebras C4 y C5, ella refirió dolor y parestesias que se irradiaban al brazo derecho. Podía verse clara atrofia muscular en la eminencia tenar y palma de la mano. La parte superior del brazo derecho y mano presentaban debilidad debido a miodinamia de cuarto grado.

Hallazgos de rayos X: hipertrofia de las vértebras C4 a C7 acompañada de calcificación del ligamento.

Diferenciación: la paciente era obrera y normalmente transportaba y cargaba cosas. Debido a la labor física prolongada, su cuello sufrió lesiones de diferentes grados de severidad con bloqueo de los canales y colaterales, estancamiento de qi y sangre. Además de la consecuente invasión de viento, frío y humedad patógenos. Por tanto la enfermedad se desarrolló y causó parestesia de su brazo derecho y de la mano derecha. Otros signos eran lengua con saburra blanca grasienta, y un pulso fino y de cuerda. Se le diagnosticó de espondilopatía cervical del tipo amiotrófica.

Principio terapéutico: dispersar el viento y frío, resolver la humedad y resolver la parálisis amiotrófica.

Primera visita: era su primera visita. Durante el tratamiento del último año, el dolor inicial en cuello y espalda se había aliviado y los síntomas principales eran: parestesias y debilidad del brazo derecho y mano derecha, dolor y distensión alrededor del cuello y espalda, así como ligera atrofia de los músculos de la eminencia tenar y palma de la mano. Seleccioné los puntos ID 17 (*tiān róng*), ID 7 (*jiān zhēn*), ID 11 (*tiān zōng*), IG 15 (*jiān yú*), IG 13 (*shǒu wǔ lǐ*), IG 11 (*qū chí*), IG 10 (*shǒu sān lǐ*), IG 4 (*hé gǔ*), EX-ES 9 (*bā xié*) y adopté el método de tonificación con electroestimulación, una vez al día, hasta la décima visita.

Onceava visita: los síntomas habían mejorado después de los diez tratamientos previos. El dolor y la distensión en el cuello y espalda habían desaparecido y los músculos y la miodinamia de la eminencia tenar y de la palma habían mejorado en cierto grado. Adopté el método de punción de los puntos *yuan*-fuente con electroestimulación hasta la decimonovena visita.

Vigésima visita: la incomodidad en el cuello, espalda, hombro y manos había desaparecido por completo después de diecinueve sesiones de tratamiento. Los músculos y miodinamia de la eminencia tenar y palma habían regresado a la normalidad. Debido al miedo hacia la acupuntura, la paciente solicitó suspender el tratamiento temporalmente. Respondía a su demanda y decidí continuar el tratamiento después de que descansara cinco días.

Vigésimo primera visita: la paciente llegó puntual al encuentro y me dijo que durante los cinco días de reposo, la condición mejoró considerablemente, por lo que pudo realizar actividad física y dormir mejor por las noches. Continué con el método de tratar el punto *yuan*-fuente durante diez sesiones más para consolidar la eficacia del tratamiento. A lo largo de la terapia, la paciente indicó que la función de la extremidad derecha volvió gradualmente a la normalidad y la fuerza del brazo aumentó. Después de la trigésima sesión, los músculos de la mano se habían recuperado totalmente y la función había regresado a la normalidad. El tratamiento con acupuntura fue suspendido después de esta visita. Le indiqué acudir al hospital cuando presentara incomodidad y la cité a seguimiento un mes después.

Seguimiento: dos meses después acudió al hospital. Todos los síntomas habían desaparecido y la fuerza en el brazo derecho había regresado a la normalidad, pero la paciente refería incomodidad en el cuello y hombro posterior a un esfuerzo físico excesivo. Le recomendé acudir al hospital cuando tuviera incomodidad, realizar ejercicios beneficiosos para el cuello y hombro (como flexión y extensión del cuello, así como rotación a ambos lados, extender el tórax y brazos y rotar el hombro), y no realizar esfuerzos. Desde entonces, la paciente no ha regresado a mi hospital.

【EXPERIENCIA Y ANÁLISIS】

En base a los diferentes síntomas clínicos, esta enfermedad puede dividirse en tres tipos, cada uno con síntomas específicos. El tipo uno se caracteriza por dolor del cuello, espalda, hombro y brazos acompañado de incomodidad, parestesias y disminución del tono y fuerza muscular. Las manifestaciones clínicas son: inicio agudo, normalmente unilateral y dolor es más intenso al dormir por las noches, toser, estornudar o respirar profundamente. El tratamiento para este tipo, como se discutió previamente, proporciona resultados satisfactorios. Para el tipo dos, los síntomas principales son: parestesias alrededor del cuello, hombro, tórax, espalda, brazos y manos, con incomodidad leve y dolor con sensación de distensión. Tiene un inicio crónico con síntomas más severos por la noche pero sin síntomas aparentes durante el día. Cuando esta enfermedad se encuentra avanzada, aparecen parestesias por el día y por la noche, y también hay disminución de la fuerza muscular del lado afectado. El tratamiento para este tipo es también efectivo, pero menos que en el tipo uno. Los síntomas principales del tipo tres son: amiotrofia incluyendo disminución de la fuerza muscular en el lado afectado, amiotrofia o flacidez de los músculos tenar e hipotenar. En la etapa avanzada, hay una clara disminución de la fuerza muscular y puede afectar la función de la extremidad superior o resultar en pérdida total de la función. El tratamiento con acupuntura de este tipo requerirá más tiempo, sin embargo, los resultados obtenidos son satisfactorios.

Sostengo que es muy importante hacer un diagnóstico correcto y distinguir los diferentes patrones para el tratamiento adecuado de la espondilopatía cervical de la raíz nerviosa. Durante el tratamiento con acupuntura, se requiere seleccionar los puntos de acupuntura correctos y adoptar los métodos de inserción y manipulación adecuados. Si los doctores lo hacen correctamente, obtendrán resultados satisfactorios. El tratamiento con acupuntura es más efectivo en pacientes que lo han padecido recientemente. De acuerdo a mis estadísticas, aún incompletas, el dolor se alivia en un 80% de los pacientes después de seis sesiones de tratamiento.

El tratamiento de la espondilopatía del tipo amiotrófico es menos efectivo si la terapia de acupuntura es aplicada por sí sola, por lo que se puede combinar con tratamiento externo, por ejemplo con la aplicación de *San Sheng San* (Rhizoma Arisaematis, Radix Aconiti Praeparata, Radix Aconiti Kusnezoff) en las vértebras C6 y C7. En aquellos pacientes que han padecido amiotrofia durante más de 6 meses se obtienen muy buenos resultados, sin embargo, es difícil curar a pacientes que han sufrido de amiotrofia de 3 a 5 años con la enfermedad en la última etapa. Para obtener mejores resultados, el tratamiento con acupuntura debe combinarse con tracción, aplicación externa e iontoforesis de medicamentos de la farmacopea china.

Sección 2

Espondilopatía Cervical de la Arteria Vertebral

La enfermedad está causada principalmente por osteofitos laterales en las vértebras C1-C6 que compriman, estimulan o giran la arteria vertebral, lo que genera como consecuencia un espasmo arterial, insuficiencia vascular cerebral y diversos síntomas. También se le llama vértigo o apsiquia de tipo espondilopatía cervical.

【MANIFESTACIONES CLÍNICAS】

Las manifestaciones típicas son dolor distensivo de las vértebras C1 a C6 y un vértigo posicional transitorio (vértigo de la arteria vertebral) cuando el cuello se mueve en una determinada posición. En las etapas iniciales pueden encontrarse síntomas como sueño alterado, dolor distensivo cervical, distracción e irritabilidad. Según se desarrolla la situación, el paciente puede tener sueño alterado, apatía, dolor distensivo cervical, vértigo transitorio y evidente disminución de la memoria. En casos severos, los pacientes tendrán dolor en la fosa orbital, visión borrosa, tinnitus, cefalea, vértigo intenso, náusea, vómito e incluso síncope cervical (debido a la insuficiencia de aporte vascular cerebral por compresión del osteofito sobre la arteria cervical al mover al cuello), pero se recuperará rápidamente.

Examen físico: se puede encontrar un punto sensible evidente por encima o por debajo del punto VB 20 (*fēng chí*). En casos graves, se puede encontrar un claro surco o nódulos a la palpación.

Rayos X: los mismos hallazgos que en la espondilopatía cervical de la raíz nerviosa.

Arteriografía cerebral: insuficiente aporte sanguíneo en el lado afectado y una reducción de la elasticidad de la pared vascular.

【DIFERENCIACIÓN DE SÍNDROMES Y TRATAMIENTO】

La medicina china sostiene que la enfermedad está causada por una insuficiencia del agua de riñón e hiperactividad del yang de hígado. Además, la insuficiencia de qi de riñón junto con la insuficiencia de qi y sangre no permiten la nutrición del cerebro, dando lugar a vértigo y desmayo repentino. La enfermedad se caracteriza por vértigo dolor y dolor distensivo del cuello. Los síntomas comunes son dolor de cabeza, cuello, y parte superior de la espalda. Clínicamente, se puede dividir en tres tipos incluyendo el tipo vértigo, el tipo vértigo-cefalea y el tipo desmayo repentino.

1. Tipo Vértigo

Los pacientes de este tipo normalmente tienen episodios durante la noche o al levantarse por la mañana, o bien después de la siesta, presentando vértigo y dolor distensivo ocular. El vértigo puede estar bajo control cuando el paciente mantiene una postura corporal adecuada. Los pacientes pueden experimentar vómito, sueño alterado, dificultad para concentrarse, síntomas persistentes durante el periodo de ataque y síntomas intermitentes entre los períodos de ataque como sudoración frecuente e irritabilidad. Además, pueden sentirse mediante la palpación rigidez muscular y nódulos alrededor de los dos puntos VB 20 (*fēng chí*). Otros signos son saburra blanca gruesa y espesa, y un pulso filiforme y profundo.

Principio terapéutico: dispersar el viento para expulsar la humedad, drenar y activar los canales y colaterales.

Combinación de puntos:

VB 20 (*fēng chí*) (bilateral)	VB 8 (*shuài gǔ*) (bilateral)	DU 16 (*fēng fǔ*)

2. Tipo Vértigo-cefalea

Este tipo de enfermedad se caracteriza por un inicio crónico. Suele estar inducido por la depresión del paciente o dormir poco. En la etapa inicial, los pacientes normalmente tienen síntomas como vértigo, somnolencia, poca memoria, dolor distensivo de los globos oculares y visión borrosa. Durante la exploración física puede sentirse mediante la palpación, rigidez del músculo esternocleidomastoideo y del trapecio. Los pacientes sienten dolor alrededor del cuello y también en el punto medio del globo ocular. Otros signos son lengua con capa de la lengua blanca delgada y un pulso en cuerda y filiforme.

Principio terapéutico: regular y tonificar el riñón y el hígado, drenar y activar los meridianos y colaterales.

Combinación de puntos:

VB 20 (*fēng chí*) (bilateral)	VB 8 (*shuài gǔ*) (bilateral)	EX-CC 5 (*tài yáng*) (bilateral)
V 18 (*gān shù*) (bilateral)	V 23 (*shèn shù*) (bilateral)	

3. Tipo Desmayo Repentino

Este tipo tiene un inicio súbito y ocurre cuando los pacientes giran el cuello. Aunque parezca peligroso, el paciente se recupera rápidamente sin que se vuelva a repetir el desmayo. En la fase estable, el paciente se encuentra asintomático y presentan signos normales. Este cuadro es raro en la clínica y puede ser mal diagnosticado como epilepsia y embolia. En la etapa intermedia los pacientes frecuentemente tienen síntomas como poca memoria, sueño ligero y continuos mareos. En las etapas avanzadas el paciente puede presentar alteraciones de la marcha.

Exploración física: durante la etapa inicial, el punto reactivo puede ser difícil de encontrar, mientras que en la etapa media y avanzada, puede encontrase rigidez muscular o nódulos en el cuello. Otros signos son capa de la lengua gruesa y blanca con un pulso profundo filiforme.

Principio terapéutico: drenar los canales y activar el flujo de qi y sangre para nutrir al cerebro y controlar el vértigo

Combinación de puntos:

VB 20 (*fēng chí*) (bilateral)	VB 8 (*shuài gǔ*) (bilateral)	EX-CC 5 (*tài yáng*) (bilateral)
V 23 (*shèn shù*) (bilateral)	DU 13 (*táo dào*)	DU 12 (*shēn zhù*)

【TRATAMIENTO】

1. Puntos y Técnicas Acupunturales

1) VB 20 (*fēng chí*) (bilateral): por debajo del hueso occipital del cuello, en la depresión entre el músculo esternocleidomastoideo y trapecio, horizontal a DU 16 (*fēng fǔ*). Usar dos agujas filiformes del Nº 30, de 2 *cun* (50 mm) de longitud. Aplicar la desinfección local rutinaria. Insertar las agujas hacia la columna aproximadamente 1,8 *cun* (45 mm). Sensación de la aguja: dolor distensivo alrededor del cuello o dolor que se disemina al hueso parietal lateral a lo largo del occipital. (Fig. 1-8)

2) DU 16 (*fēng fǔ*) (bilateral): en el cuello, 1 *cun* verticalmente por encima del punto medio de la línea posterior del cabello, verticalmente por debajo de la protuberancia occipital externa, en la depresión entre ambos lados del trapecio. Usar una aguja filiforme del Nº 30, de 1,5 *cun* (40 mm) de longitud. Aplicar la desinfección local rutinaria. Insertar la aguja hacia el gran foramen occipital aproximadamente 1,3 *cun* (35 mm). Sensación de la aguja: dolor distensivo alrededor del occipital. (Fig. 1-8).

3) EX-CC 5 (*tài yáng*) (bilateral): en el temporal entre el borde lateral de la ceja y el canto externo del ojo, en la depresión 1 *cun* posterior al punto medio. Use dos agujas filiformes del Nº 30, de 2 *cun* (50 mm) de longitud. Aplicar la desinfección local rutinaria. Insertar las agujas 1,8 *cun* (45 mm) hacia el punto VB 8 (*shuài gǔ*). Sensación de la aguja: dolor distensivo en el temporal. (Fig. 1-10)

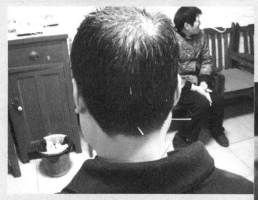

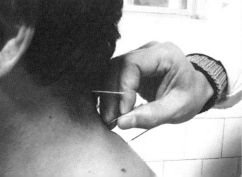

Fig. 1-9   VB 20 (*fēng chí*), EX - CC 15 (*jǐng bǎi láo*), DU 14 (*dà zhuī*)

Fig. 1-8   VB 20 (*fēng chí*), DU 16 (*fēng fǔ*), punto de presión sanguínea

13

4) VB 8 (*shuài gǔ*): en el temporal, 1.5 *cun* por encima de la línea del cabello. Usar dos agujas filiformes del Nº 30, de 1,5 *cun* (40 mm) de longitud. Aplicar la desinfección local rutinaria. Insertar las agujas transversalmente hacia la parte posterior del occipital aproximadamente 1,3 *cun* (35 mm). Sensación de la aguja: dolor distensivo en el temporal. (Fig. 1-10).

5) DU 13 (*táo dào*): en la línea media posterior de la parte superior de la espalda, en la depresión entre la primera y segunda vértebra torácica. Usar dos agujas filiformes número 30, de 2 *cun* (50 mm) de longitud. Aplicar la desinfección local rutinaria. Insertar las agujas en dirección oblicua hacia arriba aproximadamente 1,8 *cun* (45mm). Sensación de la aguja: dolor distensivo local. (Fig. 1-11)

6) DU 12 (*shēn zhù*): en la línea media de la parte posterior de la espalda, en la depresión entre la tercera y cuarta vértebra torácica. Usar una aguja filiforme del Nº 30, de 2 *cun* (50 mm) de longitud. Aplicar la desinfección local rutinaria. Insertar oblicuamente hacia arriba aproximadamente 1,8 *cun* (45 mm). Sensación de la aguja: dolor distensivo localizado.

7) V 18 (*gān shù*) (bilateral): 1.5 *cun* lateral a DU 8 (*jīn suō*), en la depresión entre la novena y décima vértebra torácica. Usar dos agujas filiformes del Nº 30, de 2 *cun* (50 mm) de longitud. Aplicar la desinfección local rutinaria. Insertar la aguja hacia la columna aproximadamente 1,8 *cun* (45 mm). Sensación de la aguja: dolor distensivo. (Fig. 1-11)

8) V 23 (*shèn shù*) (bilateral): en la parte baja de la espalda, 1.5 *cun* lateral a DU 4 (*mìng mén*), al nivel de la depresión entre la segunda y tercera vértebra lumbar. Usar dos agujas filiformes del Nº 30, de 2 *cun* (50 mm) de longitud. Aplicar la desinfección local rutinaria. Insertar perpendicularmente aproximadamente 1,8 *cun* (45 mm). Sensación de la aguja: dolor distensivo local o dolor irradiado al glúteo o fosa poplítea. (Fig. 1-11)

2. Postura, Manipulación y Duración del Tratamiento

Los pacientes están sentados o en posición de decúbito prono.

Tipo Vértigo: el paciente está sentado. Seleccionar los puntos de acupuntura VB 20 (*fēng chí*), DU 16 (*fēng fǔ*), y VB 8 (*shuài gǔ*). Insertar las agujas con el método de manipulación neutra de tonificación y dispersión, una vez al día. Un ciclo de tratamiento dura seis días.

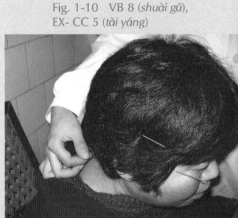

Fig. 1-10   VB 8 (*shuài gǔ*), EX- CC 5 (*tài yáng*)

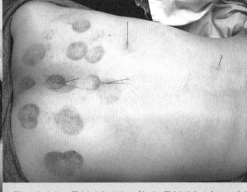

Fig. 1-11   DU 13 (*táo dào*), DU 12 (*shēn zhù*), V 18 (*gān shù*), V 23 (*shèn shù*)

Se requiere un intervalo de tres días entre dos ciclos de tratamiento. Si mejoran los síntomas, el siguiente ciclo debe continuar. Si el tratamiento no produce efecto al final del primer ciclo de tratamiento, o si hay recuperación total durante este periodo, el tratamiento debe cesar.

Tipo Vértigo-Cefalea: primero seleccionar los siguientes seis puntos de la cabeza, que son VB 20 (*fēng chí*) (bilateral), VB 8 (*shuài gǔ*) (bilateral), EX-CC 5 (*tài yáng*) (bilateral), posteriormente colocar al paciente en posición prona para seleccionar los siguientes cuatro puntos en la espalda: V 18 (*gān shù*) (bilateral), V 23 (*shèn shù*) (bilateral). Insertar las agujas con el método de tonificación, una vez al día. Un ciclo de tratamiento dura seis días. Se requiere de un intervalo de descanso de tres días entre dos ciclos de tratamiento. Si el tratamiento no tiene efecto al final del primer ciclo de tratamiento, o si hay recuperación total durante este periodo, el tratamiento debe cesar.

Tipo Desmayo Repentino: primero seleccionar los siguientes seis puntos de la cabeza: VB 20 (*fēng chí*) (bilateral), VB 8 (*shuài gǔ*) (bilateral), EX-CC 5 (*tài yáng*) (bilateral), y posteriormente colocar al paciente en posición prona para seleccionar los siguientes cuatro puntos en la espalda: DU 13 (*táo dào*), DU 12 (*shēn zhù*), V 23 (*shèn shù*) (bilateral). Insertar las agujas con método de dispersión, una vez al día. Se requieren diez sesiones de tratamiento para cada inicio. Si la condición persiste, continúe el tratamiento hasta la recuperación total.

【CASO CLÍNICO】

Wang, varón de 49 años de edad.

Síntomas principales: mareo al mover el cuello desde hace más de un mes.

Historia: un mes antes, el paciente presentó mareo súbito al levantarse después de una siesta. Permaneció acostado durante cinco minutos hasta que el síntoma desapareció por completo. Sin embargo, el mareo regresó después de orinar y desapareció diez minutos después. Desde entonces el síntoma se presentaba de manera recurrente. Se le diagnosticó espondilopatía cervical en un hospital local. El síntoma continuó desarrollándose gradualmente, aunque era temporalmente aliviado con masaje, tracción, y tomando tanto medicina china como biomedicina. Últimamente, el paciente había sufrido de episodios repetitivos de vértigo, que se acompañaban incluso de vómito cuando los ataques eran severos. Esto le había impedido trabajar de manera habitual, por lo que acudió a mi hospital para recibir tratamiento con acupuntura.

Examen físico: clara sensibilidad alrededor de los puntos bilaterales VB 20 (*fēng chí*) en el cuello. Un músculo espástico del tamaño del dedo pulgar podía sentirse claramente mediante la palpación en el lado derecho. La prueba de compresión del cuello fue positiva.

Hallazgos de rayos X: hipertrofia vertebral de C5-C7.

Diferenciación: el paciente era conductor, por lo que tenia el cuello fijo en la misma posición durante largos períodos de tiempo, lo que originó debilidad y alteraciones de las cápsulas articulares y ligamentos del cuello. Además, después de ingerir alcohol, se echaba a dormir sobre el volante del vehículo, lo que dió lugar a estancamiento de qi y sangre en el cuello, y la consecuente falta de nutrición de los huesos y músculos del cuello. Estos hábitos sostenidos fomentaron cambios degenerativos de las vértebras cervicales y derivaron poco a poco en la enfermedad. El diagnóstico fue espondilopatía cervical del tipo vértigo. Otros signos eran saburra gruesa y amarilla y pulso rápido.

Principio terapéutico: calmar al hígado para someter al yang, relajar los músculos y tendones para promover la circulación sanguínea.

Primera visita: la radiografía mostraba osteofitos en las vértebras C5-C7. El síntoma principal era mareo debido a estancamiento de qi y sangre, y falta de nutrición de los músculos y huesos. Al paciente le fue diagnosticada espondilopatía cervical de tipo vértigo. Se seleccionaron cinco puntos: VB 20 (*fēng chí*) (bilateral), DU 16 (*fēng fǔ*), VB 8 (*shuài gǔ*) (bilateral), para relajar los músculos y tendones y armonizar el qi y sangre del cuello. Se aplicó el tratamiento con acupuntura diariamente hasta la tercera visita.

Cuarta visita: después de la segunda sesión de tratamiento se aliviaron los síntomas como incomodidad del cuello, sensación de distensión en la cabeza y mareo, y el paciente sentía la cabeza "ligera". El mareo que ocurría varias veces por día, desapareció gradualmente, sin embargo permaneció la rigidez y dolor del lado derecho del cuello. La esclerosis espástica muscular era apenas perceptible. El tratamiento continuó con los mismos puntos y técnicas de punción y manipulación hasta la quinta visita.

Sexta visita: en esta ocasión no se presentaban síntomas. Para consolidar la eficacia del tratamiento, se aplicó el mismo tratamiento acupuntural una vez más y le recomendé acudir al hospital cuando tuviese incomodidad y tener una cita de seguimiento un mes después.

Seguimiento: dos meses después, acudió a cita de seguimiento y me dijo que el mareo no había reincidido desde la última sesión de tratamiento. Sin embargo, aparecía ocasionalmente cuando estaba extremadamente cansado o cuando conducía toda la noche, pero era leve y le permitía realizar su trabajo. Le pedí acudir a otro ciclo de tratamiento para consolidar la eficacia, pero el paciente no quiso hacerlo. Cuando nos encontramos un año después, el paciente mencionó que el síntoma aparecía cuando se encontraba muy cansado, sin embargo era leve y se aliviaba naturalmente o con masaje.

【EXPERIENCIA Y ANÁLISIS】

La espondilopatía cervical de la arteria vertebral también llamada de tipo vértigo y tipo apsiquia de la espondilopatía cervical, según la medicina china. Es el resultado de la degeneración de los músculos y huesos del paciente, debido a la insuficiencia del hígado y riñón. El riñón, origen de la constitución congénita, almacena la esencia del hombre y está a cargo de los huesos. El hígado almacena la sangre y está a cargo de los músculos. Por tanto una deficiencia o insuficiencia de qi y sangre en estos dos órganos pude influir directamente en la sangre, vasos sanguíneos, músculos y huesos. Además, las lesiones agudas y crónicas de las vértebras cervicales por un largo periodo de tiempo pueden derivar en estancamiento de qi y sangre cuando el viento, frío y humedad patógenos bloquean los canales y colaterales. Como resultado, los canales y vasos sufren de deficiente nutrición, resultando al final en la enfermedad.

En base a la sintomatología clínica divergente, la enfermedad puede dividirse en tres categorías.

El vértigo es el síntoma principal del tipo uno, mientras que las alteraciones del sueño, vómito y disminución de la concentración son menos importantes. Es necesario seleccionar VB 20 (*fēng chí*), VB 8 (*shuài gǔ*), DU 16 (*fēng fū*) para el tratamiento, tal como se estableció en los casos discutidos previamente. La cefalea y el vértigo son síntomas predominantes del tipo dos y pueden acompañarse de dolor distensivo de la cabeza y el globo ocular, mareo y poca memoria. Se puede obtener un resultado satisfactorio al seleccionar VB 20 (*fēng chí*), EX-CC 5 (*tài yáng*), VB8 (*shuài gǔ*), V 18 (*gān shù*) y V 23 (*shèn shù*). El tipo 3 es el tipo desmayo repentino, se caracteriza por un inicio agudo y parece grave debido al desmayo, pero los síntomas no se agravan y el paciente se recupera. Los puntos efectivos son VB 20 (*fēng chí*), VB8 (*shuài gǔ*), EX-CC 5 (*tài yáng*), DU 13 (*táo dào*), DU 12 (*shēn zhù*), V 23 (*shèn shù*). La terapia con acupuntura debe aplicarse al paciente en 10 sesiones para cada ocurrencia hasta la recuperación.

La terapia de acupuntura para la espondilopatía cervical de la arteria vertebral es eficaz, incluyendo los tres tipos, en particular el de vértigo, cefalea y dolor distensivo de la fosa orbital Sin embargo, la enfermedad puede volver a aparecer tras la recuperación. Los médicos acupuntores deben indicar a los pacientes que protejan el cuello del frío y eviten cambiar la almohada frecuentemente. Se le recomienda ciertos ejercicios del cuello para mejorar la función de los músculos cervicales y la flexibilidad de los vasos sanguíneos, los cuales pueden reducir la reaparición de la enfermedad. Si esta aparece, el tratamiento mencionado debe aplicarse lo más pronto posible y pueden obtenerse resultados satisfactorios. La inyección de procaína y prednisolona en la zona de esclerosis cervical puede ser particularmente efectiva.

Sección 3

Espondilopatía Cervical de la Columna Vertebral

Hay muchas causas de esta enfermedad. Muchas de ellas son factores tales como osteofitos en la parte posterior de las vértebras, protrusión hacia atrás de los discos intervertebrales, deslizamiento del cuerpo vertebral, calcificación del ligamento posterior longitudinal en el canal vertebral, engrosamiento del ligamento amarillo y desarrollo de estenosis cervical espinal. En consecuencia, la estimulación o compresión de la médula espinal genera su disemia o lesión. Este caso de espondilopatía cervical también se le llama del tipo amiotrófica.

【MANIFESTACIONES CLÍNICAS】

En casos complicados, la enfermedad suele comenzar en las extremidades inferiores y afecta también a las superiores de forma unilateralmente o bilateralmente. En ciertos casos los cuatro miembros pueden ser afectados de forma simultánea. Los síntomas principales son alteraciones funcionales en la capacidad motriz y sensorial de los miembros, generalmente debido a la lesión del tracto corticoespinal a nivel cervical.

En casos leves, los pacientes pueden experimentar debilidad de los miembros y sensación de pesadez, marcha torpe e inestable, parestesias, dolor distensivo y sensación de ardor en miembros afectados y manos. Los pacientes a veces tienen una sensación de llevar un cinturón o banda en el tórax y cintura. Normalmente, la región de la alteración sensorial no sugiere la misma área del segmento cervical afectado. El examen físico muestra hipermiotonía de los cuatro miembros e incluso desaparición de los reflejos tendinosos. Reflejos patológicos como el signo de Babinski, signo de Hoffman, signo de trepidación o clonus del pie, son todos positivos. En casos graves, se pueden ver síntomas como disnea, disfunción de lo esfínteres que incluye estreñimiento, retención urinaria o incontinencia urinaria o fecal, privación de sensaciones profundas, y una paraplejía completa o incompleta (parálisis espástica).

Hallazgos de rayos X: estenosis espinal e hipertrofia del borde posterior.

Tomografía: ayuda en el diagnóstico definitivo de la alteración del disco intervertebral y el grado de estenosis espinal.

Reoencefalograma: insuficiencia unilateral o bilateral del aporte sanguíneo y disminución de la flexibilidad de los vasos sanguíneos.

【DIFERENCIACIÓN DE SÍNDROMES Y TRATAMIENTO】

Conforme las personas envejecen, experimentan una deficiencia del riñón e hígado, así como una disfunción de los músculos y huesos. Según el "*Zang Gu Tian Zhen Lun*" del "*Su Wen*", esta enfermedad está causada por una deficiencia crónica del hígado y riñón, y la disfunción de músculos y huesos, de forma que los pacientes gradualmente sienten los miembros más pesados y se manifiesta la atrofia muscular. Si hay un pie flácido debido a insuficiencia de qi y sangre, el vacío en canales y vasos, y la incapacidad de nutrición de huesos y músculos, la condición se agravará y resultará en amiotrofia o flacidez. Esto causará una marcha torpe e incluso parálisis acompañada de incontinencia urinaria y fecal. En base a los diferentes síntomas, esta enfermedad puede clasificarse en dos tipos:

1. Tipo Unilateral

Este tipo inicialmente muestra dolor y dolor distensivo de las extremidades superiores, movimiento torpe e inestable de los miembros, parestesias de la mano y aversión al frío. El examen físico muestra rigidez del cuello, prueba de compresión axial positiva, manos frías unilateral o bilateralmente, así como disminución de la fuerza unilateral o bilateral de las extremidades superiores. Otros signos incluyen lengua pálida con saburra delgada y pulso filiforme y de cuerda.

Principio terapéutico: Nutrir al hígado y riñón, promover la circulación sanguínea para drenar los colaterales.

Combinación de puntos:

VB 20 (*fēng chí*) (lado afectado)	EX-CC 15 (*jǐng bǎi láo*) (lado afectado)	IG 13 (*shǒu wǔ lǐ*) (lado afectado)
IG 11 (*qǔ chí*) (lado afectado)	SJ 5 (*wài guān*) (lado afectado)	IG 4 (*hé gǔ*) (lado afectado)
DU 16 (*fēng fǔ*)		

2. Tipo Extremidades

Este tipo es más grave que el primero. Los pacientes normalmente tienen una larga historia de sensación de frío en las extremidades, parestesias y una disminución de las funciones motoras. La enfermedad se inicia repentinamente y alcanza su pico en una semana. Los síntomas incluyen posición bloqueada del cuello, y sensación de ardor de los cuatro miembros cuando el cuello está girando, así como incapacidad para girar el cuerpo libremente. El dolor puede aliviarse en decúbito supino y manteniendo los cuatro miembros inmóviles. En casos graves, tragar o mantener la respiración pueden agravar el dolor y la disnea, lo que puede durar una semana o más. Luego, estos síntomas se aliviarán gradualmente. Lo que permanece es la parestesia de los miembros bilaterales, rigidez del cuello, dolor y sensación de distensión de las extremidades y una disminución de la función motora. Cuando la enfermedad aparece, puede observarse la rigidez del cuello, e indicadores positivos mediante la medida de presión por compresión del cuello. En casos graves, las parestesias, el dolor distensivo, o una sensación de sacudida, se disemina a las extremidades superiores e inferiores cuando los pacientes hacen ejercicios del cuello. La mayoría de los pacientes sufren frío periférico. Otros signos son lengua roja sin capa o una capa blanca y un pulso filiforme y de cuerda o flotante y tenso.

Principio terapéutico: drenar los canales y colaterales, y activar el flujo sanguíneo para detener el dolor.

Combinación de puntos:

VB 20 (*fēng chí*) (bilateral)	EX-CC 15 (*jǐng bǎi láo*) (bilateral)	IG 15 (*jiān yú*) (bilateral)
IG 11 (*qǔ chí*) (bilateral)	SJ 5 (*wài guān*) (bilateral)	IG 4 (*hé gǔ*) (bilateral)
E 32 (*fú tù*) (bilateral)	VB 34 (*yáng líng quán*) (bilateral)	E 36 (*zú sān lǐ*) (bilateral)
VB 39 (*xuán zhōng*) (bilateral)	E 41 (*jiě xī*) (bilateral)	H 3 (*tài chōng*) (bilateral)
EX-P 2 (*jiá jǐ*) (17 puntos en total)	VB 30 (*huán tiào*) (bilateral)	V 37 (*yīn mén*) (bilateral)

V 40 (*wěi zhōng*) (bilateral)	V 57 (*chéng shān*) (bilateral)
Quinto superior y dos quintos medios del área motora	
Quinto superior y dos quintos medios del área sensorial	

【TRATAMIENTO】

1. Puntos y Técnicas Acupunturales

1) VB 20 (*fēng chí*) (bilateral): en el cuello, por debajo del hueso occipital, en la depresión entre el músculo esternocleidomastoideo y trapecio, horizontal a DU 16 (*fēng fǔ*). Usar dos agujas filiformes del Nº 30, de 2 *cun* (50 mm) de longitud. Aplicar la desinfección local rutinaria. Insertar las agujas hacia la columna aproximadamente 1,5 *cun* (45 mm). Sensación de la aguja: dolor distensivo alrededor del cuello o dolor que se disemina al hueso parietal lateral a lo largo del occipital. (Fig. 1-8)

2) DU 16 (*fēng fǔ*) (bilateral): En el cuello, 1 *cun* verticalmente por encima del punto medio de la línea posterior del cabello, verticalmente por debajo de la protuberancia occipital externa, en la depresión entre los trapecios. Usar una aguja filiforme del Nº 30, de 1,5 *cun* (40 mm) de longitud. Aplicar la desinfección local rutinaria. Insertar la aguja hacia el gran foramen occipital aproximadamente 1,3 *cun* (35 mm). Sensación de la aguja: dolor y distensión en el occipital. (Fig. 1-8)

3) EX-CC 15 (*jǐng bǎi láo*): en el cuello, 2 *cun* verticalmente por encima de DU 14 (*dà zhuī*), 1 *cun* (unidad corporal proporcional), lateral a la línea media posterior. Usar una aguja filiforme del Nº 30, de 2 *cun* (50 mm) de longitud. Aplicar la desinfección local rutinaria. Insertar la aguja hacia la columna vertebral aproximadamente 1,5 *cun* (45 mm). Sensación de la aguja: dolor distensivo alrededor del cuello. (Fig. 1-9)

4) IG 15 (*jiān yú*) (lado afectado): en el hombro, entre el acromion y la gran tuberosidad del húmero. Usar una aguja filiforme del Nº 30, de 2 *cun* (50 mm) de longitud. Aplicar la desinfección local rutinaria. Insertar las agujas transversalmente hacia la articulación del codo aproximadamente 1,6 *cun* (45 mm). Sensación de la aguja: dolor distensivo del hombro o dolor con irradiación a la articulación del codo a lo largo de la parte medial y superior del brazo. (Fig. 1-3)

5) IG 13 (*shǒu wǔ lǐ*) (lado afectado): en la cara lateral de la parte inferior brazo, 3 *cun* (unidad corporal proporcional), por encima de IG 11 (*qū chí*). Usar una aguja filiforme del Nº 30, de 2 *cun* (50 mm) de longitud. Aplicar la desinfección local rutinaria. Insertar las agujas perpendicularmente evitando la arteria, aproximadamente 1,6 *cun* (45 mm). Sensación de la aguja: dolor distensivo localizado o dolor con irradiación a la muñeca. (Fig. 1-3)

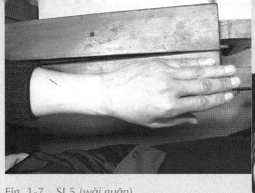

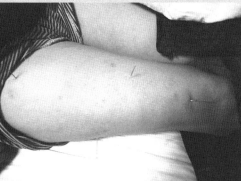

Fig. 1-16   E 31 (*bì guān*), E 32 (*fú tù*)

Fig. 1-7   SJ 5 (*wài guān*)

6) IG 11 (*qǔ chí*) (lado afectado): en el punto medio de la línea que conecta P 5 (*chǐ zé*) y el epicóndilo lateral del húmero (cuando el codo está en el ángulo correcto). Usar una aguja filiforme del Nº 30, de 2 *cun* (50 mm) de longitud. Aplicar la desinfección local rutinaria. Insertar perpendicularmente las agujas aproximadamente 1,6 *cun* (45 mm). Sensación de la aguja: dolor distensivo localizado o dolor con irradiación al hombro, muñeca o dedos. (Fig. 1-3)

7) SJ 5 (*wài guān*): en la cara dorsal del antebrazo, 2 *cun* (unidad corporal proporcional), por encima del pliegue transverso del dorso de la muñeca, entre el cúbito y el radio, en la línea que conecta SJ 4 (*yáng chí*) y la punta del codo. Usar una aguja filiforme del Nº 30, de 2 *cun* (50 mm) de longitud. Aplicar el método de desinfección local rutinaria. Insertar las agujas perpendicularmente alrededor de 1,5 *cun* (40 mm). Sensación de la aguja: dolor distensivo localizado o dolor con irradiación al dorso de la mano. (Fig. 1-7)

8) IG 4 (*hé gǔ*) (lado afectado): en el dorso de la mano entre el primer y segundo huesos metacarpianos, en el punto medio del segundo hueso metacarpiano del lado radial. Usar una aguja filiforme del Nº 30, de 2,5 *cun* (65 mm) de longitud. Aplicar el método de desinfección local rutinaria. Insertar las agujas hacia ID 3 (*hòu xī*) alrededor de 2,3 *cun* (60 mm). Sensación de la aguja: dolor distensivo localizado alrededor de la palma de la mano. (Fig. 1-4)

9) E 32 (*fú tù*): en la superficie anterior del muslo, sobre la línea que conecta la espina iliaca anterosuperior y el borde lateral de la rótula, 6 *cun* (unidad corporal proporcional) por encima del borde lateral superior de la rótula. Usar una aguja filiforme del Nº.30, de 2,5 *cun* (65 mm) de longitud. Aplicar el método de desinfección local rutinaria. Insertar las agujas perpendicularmente alrededor de 2,3 *cun* (60 mm) o hasta el borde lateral del fémur. Sensación de la aguja: dolor distensivo localizado. (Fig. 1-16)

10) VB 34 (*yáng líng quán*): en la superficie lateral anterior de la pierna, en la depresión inferior y anterior al cóndilo del peroné. Usar una aguja filiforme del Nº 30, de 2,0 *cun* (50 mm) de longitud. Aplicar el método de desinfección local rutinaria. Insertar las agujas perpendicularmente alrededor de 1,6 *cun* (45 mm). Sensación de la aguja: dolor distensivo localizado o dolor con irradiación al dorso del pie a lo largo de la tibia. (Fig. 1-12)

11) E 36 (*zú sān lǐ*): en la superficie lateral anterior de la pierna, 3 *cun* inferior a E 35 (*wài xī yǎn*), 1 *cun* lateral a la cresta anterior de la tibia. Usar una aguja filiforme del Nº 30, de 2 *cun*

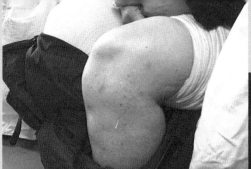

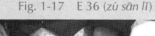
Fig. 1-17　E 36 (zú sān lǐ)

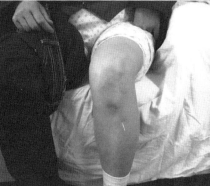

Fig. 1-12　VB 34 (yáng líng quán)

(50 mm) de longitud. Aplicar el método de desinfección local rutinaria. Insertar las agujas perpendicularmente alrededor de 1,6 *cun* (45 mm). Sensación a la punción: dolor distensivo localizado o dolor con irradiación al dorso del pie. (Fig. 1-17)

12) VB 39 (*xuán zhōng*): en la superficie lateral anterior e inferior de la pierna, 4 *cun* por encima de la protuberancia del maléolo externo, en el borde anterior del peroné, 1 *cun* (unidad corporal proporcional), verticalmente inferior a VB 37 (*guāng míng*). Usar una aguja filiforme del Nº 30, de 1,5 *cun* (40 mm) de longitud. Aplicar el método de desinfección local rutinaria. Insertar las agujas perpendicularmente alrededor de 1,3 *cun* (35 mm). Sensación de la aguja: dolor distensivo localizado. (Fig. 1-13)

13) E 41 (*jiě xī*): en el punto medio del pliegue transverso de la unión entre el dorso del pie y pierna, en la depresión entre los tendones del extensor largo de los dedos y el largo del pulgar. Usar una aguja filiforme del Nº 30, de 1,5 *cun* (40 mm) de longitud. Aplicar el método de desinfección local rutinaria. Insertar las agujas en la sutura ósea aproximadamente 1,0 *cun* (25 mm). Sensación de la aguja: dolor distensivo localizado. (Fig. 1-13)

14) H 3 (*tài chōng*): en el dorso del pie, en la base del espacio interóseo entre el primer y segundo hueso metatarso. Usar una aguja filiforme del Nº 30, de 1,5 *cun* (40 mm) de longitud. Aplicar el método de desinfección local rutinaria. Insertar las agujas hacia arriba oblicuamente aproximadamente 1,3 *cun* (38 mm). Sensación de la aguja: dolor distensivo localizado.

15) EX-P 2 (*jiá jǐ*) (en total 24 puntos a ambos lados): en la espalda y cintura, a ambos lados de las apófisis espinosas desde la vértebra T1 a la vértebra L5, 0,5 *cun* (unidad corporal proporcional) lateral al borde inferior en ambos lados. Usar una aguja filiforme del Nº 30, seis de 5 *cun* (125 mm) y otras seis son de 3 *cun* (75 mm) de longitud. Aplicar el método de desinfección local rutinaria. Primero insertar una aguja de 5 *cun* transversalmente desde el segundo punto. Luego, continuar insertando otra aguja de 5 *cun* en el punto donde termina la punta de la anterior. Después de pinchar los seis puntos bilaterales con agujas de 5 *cun*, usar las seis agujas restantes de 3 *cun* de la misma forma para insertarlas perpendicularmente desde los puntos desde el número quince al diecisiete, a una profundidad de 2, 5 *cun* (65mm). Sensación de la aguja: las primeras

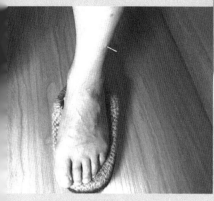

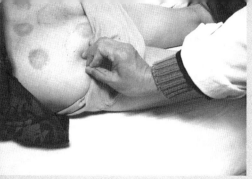

Fig. 1-13   VB 39 (*xuán zhōng*), E 41 (*jiě xī*), H 3 (*tài chōng*)

Fig. 1-14   VB 30 (*huán tiào*)

seis agujas pueden causar dolor distensivo localizado, mientras que las últimas pueden causar dolor distensivo o dolor con irradiación a los glúteos o a las extremidades inferiores.

16) VB 30 (*huán tiào*): en la parte lateral inferior del glúteo, en la unión del tercio lateral y medial de la línea que conecta el punto más alto del trocánter mayor y el hiato del sacro. Para facilitar la localización de este punto, pedir al paciente que se acueste de lado, con la pierna inferior estirada y la de arriba flexionada. Usar una aguja filiforme.30, de 4 *cun* (100 mm) de longitud. Aplicar el método de desinfección local rutinaria. Insertar las agujas hacia el gran foramen sacrociático alrededor de 3,5 *cun* (90 mm). Sensación de la aguja: dolor distensivo localizado o dolor con irradiación a las extremidades inferiores y pie del mismo lado. (Fig. 1-14)

17) V 37 (*yīn mén*): en el centro de la superficie posterior del muslo, en la línea que conecta V 36 (*chéng fú*) y V 40 (*wěi zhōng*), 6 *cun* verticalmente inferior a V 36 (*chéng fú*). Usar una aguja filiforme del Nº 30, de 4 *cun* (100 mm) de longitud. Aplicar el método de desinfección local rutinaria. Insertar las agujas perpendicularmente alrededor de 2,8 *cun* (70 mm). Sensación de la aguja: dolor distensivo localizado o dolor con irradiación a extremidad inferior y al pie. (Fig. 1-15)

18) V 40 (*wěi zhōng*): posterior a la articulación de la rodilla, en el punto medio del pliegue transverso de la fosa poplítea, entre los tendones del bíceps femoral y el músculo semitendinoso. Usar una aguja filiforme del Nº 30, de 2 *cun* (30 mm) de longitud. Aplicar el método de desinfección local rutinaria. Insertar las agujas oblicuamente hacia arriba aproximadamente 1,8 *cun* (45 mm). Sensación de la aguja: dolor distensivo localizado de la fosa poplítea o dolor que se disemina al gastrocnemio (Fig. 1-15)

19) V 57 (*chéng shān*): en el centro de la fascia crural posterior, 8 *cun* verticalmente inferior a V 40 (*wěi zhōng*), 8 *cun* por encima de la protuberancia del maléolo externo, en una depresión angulada inferior al vientre del músculo gastrocnemio cuando se extiende la pierna o se apoya sobre las puntas de los pies separando el talón. Usar una aguja filiforme del Nº 30, de 2 *cun* (50 mm) de longitud. Aplicar el método de desinfección local rutinaria. Insertar las agujas perpendicularmente aproximadamente 1.8 *cun* (45mm). Sensación a la punción: dolor y distensión localizados. (Fig. 1-15)

20) Área motora: es la proyección sobre el cuero cabelludo de la corteza motora primaria (M 1). El punto superior está localizado 0.5 cm posterior al punto medio de la línea media anteroposterior (línea que conecta la glabela y el punto más elevado de la protuberancia occipital externa). El punto inferior está en la intersección de la línea ceja-occipital (línea que conecta el borde lateral de la ceja con el punto

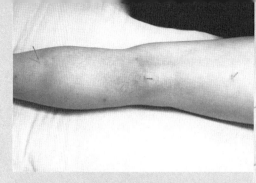

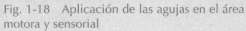

Fig. 1-18 Aplicación de las agujas en el área motora y sensorial

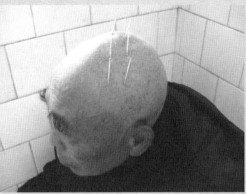

Fig. 1-15 V 37 (*yīn mén*), V 40 (*wěi zhōng*), V 57 (*chéng shān*)

más alto de la protuberancia occipital externa) y el borde anterior de la línea del cabello en la sien. La línea que conecta estos dos puntos es el área motora. El 1/5 superior de esta área corresponde al área motora de la extremidad inferior, el 2/5 medio corresponde a la extremidad superior y el 2/5 inferior corresponde al área motora de la cara. (Fig. 1-18) Indicaciones: disquinesia contralateral. Usar una aguja filiforme del Nº 30, de 1,5 *cun* (50 mm) de longitud. Encontrar estas áreas de acupuntura. Aplicar el método de desinfección local rutinario. Insertar las agujas en tandas. Sensación de la aguja: distensión y dolor con hormigueo localizado en cada área. (Fig. 1-18)

21) Área sensorial: en la línea paralela, 1.5cun por detrás del área motora. Por favor, referirse a la para la subdivisión de esta área y para las técnicas de manipulación en el área motora. (Fig. 1-18)

2. Postura, Manipulación y Duración del Tratamiento

Con el paciente del tipo unilateral, se adopta la posición sentada o en decúbito prono, seleccionar los puntos VB 20 (*fēng chí*), DU 16 (*fēng fǔ*), EX-CC 5 (*tài yáng*), IG 13 (*shǒu wǔ lǐ*), IG 11 (*qū chí*), SJ 5 (*wài guān*) e IG 4 (*hé gǔ*). Pinchar las agujas con el método neutro de tonificación y dispersión, y retenerlas durante 40 minutos, luego aplicar las ventosas durante un minuto diariamente. Un ciclo de tratamiento dura 10 días. Se requiere un intervalo de cinco días entre dos ciclos de tratamiento. Si los síntomas se alivian, debe aplicarse un ciclo más, pero si no hay efecto al final del primer ciclo o hay una recuperación total, el tratamiento debe cesar.

Para el paciente con el tipo de extremidades, la selección de puntos se debe hacer en dos grupos. Un día seleccione VB 20 (*fēng chí*), DU 16 (*fēng fǔ*), EX-CC15 (*shǒu wǔ lǐ*), IG 15 (*jiān yú*), IG 11 (qū chí), SJ5 (*wài guān*), IG 4 (*hé gǔ*), E 32 (*fú tù*), VB 34 (*yáng líng quán*), E 36 (*zú sān lǐ*), VB 39 (*xuán zhōng*), E 41 (*jiě xī*), H 3 (*tài chōng*), área motora superior y media, área sensorial superior y media. Otro día se utilizan EX-P 2 (*jiá jǐ*) (17 puntos en total), VB 30 (*huán tiào*), V 37 (*yīn mén*) y V 57 (*chéng shān*). Pinchar estos dos grupos de puntos cambiando en días alternos. Un ciclo de tratamiento dura 20 días. Se requiere un intervalo de cinco días de descanso entre dos ciclos de tratamiento. Si los síntomas mejoran, debe aplicarse otro ciclo de tratamiento, pero si al final del primer ciclo no hay resultados o se recupera por completo, el tratamiento debe cesar.

La espondilopatía cervical de la columna vertebral, no es una enfermedad muy común en la clínica. La medicina china sostiene que esta enfermedad está asociada con la deficiencia crónica del hígado y riñón, la insuficiencia de la sangre del hígado y de la esencia del riñón, lo que resulta en una degeneración progresiva de los huesos y músculos. Además, las lesiones crónicas o agudas repetitivas al cuello, así como la insuficiencia de sangre y esencia, causarán la flacidez del pie debido a que los músculos y huesos no son nutridos adecuadamente y a un vacío de los meridianos. Como resultado, se desarrollan los síntomas como dolor en los miembros, alteraciones de la marcha e incluso parálisis. Finalmente, los pacientes son incapaces de caminar y padecen esta enfermedad.

Se puede dividir en dos tipos, uno es el tipo unilateral caracterizada por parestesias dolor, distensión, aversión al frío y alteraciones de las funciones de las extremidades superiores unilateral o bilateralmente. Seleccionar los puntos VB 20 (*fēng chí*), DU 16 (*fēng fǔ*), EX-CC 15 (*jǐng bǎi láo*), IG 13 (*shǒu wǔ lǐ*), IG 11 (*qū chí*), SJ 5 (*wài guān*) e IG 4 (*hé gǔ*). Para este tipo, es efectivo pinchar estos puntos para el dolor inicial del cuello, hombros, brazos y manos. Para aquellos pacientes que han sufrido de parestesias y disfunción de los brazos y manos, el tratamiento también tendrá resultados satisfactorios, pero requerirá más tiempo. El otro tipo está asociado con un cuadro de manifestaciones clínicas complicadas. Aunque es difícil de curar, la punción alternada de dos grupos de puntos con las manipulaciones adecuadas, puede llegar a tener resultados efectivos. Considerando que el tratamiento de este tipo, normalmente necesita más tiempo ya que trabaja más lentamente, se debe establecer primero un conocimiento sobre la duración del tratamiento entre el médico y el paciente, lo que dará lugar a la obtención de resultados satisfactorios.

En resumen, la espondilopatía cervical de la columna vertebral (tipo atrofia) es una enfermedad poco común y difícil de curar. Sin embargo el tratamiento ideal es la terapia con acupuntura. En mi experiencia clínica, menos de diez casos han sido diagnosticados con esta enfermedad. Pero los resultados fueron especialmente satisfactorios en pacientes con el tipo uno en etapa inicial, cuyos síntomas eran solamente dolor o molestias y distensión en las extremidades superiores. En el tratamiento de los pacientes con tipo dos, desafortunadamente se contó con pacientes que no continuaron el tratamiento y lo abandonaron a la mitad debido a falta de confianza en el tratamiento (aunque ya se habían obtenido resultados positivos).

Sección 4

Espondilopatía Cervical del Nervio Simpático

Esta enfermedad está principalmente causada por compresión y estimulación de las fibras del nervio simpático debido a tensión, lesiones, degeneración y osteofitos que afectan directamente a la fascia, ligamentos, discos intervertebrales, vasos sanguíneos de la columna y cápsulas articulares alrededor del cuello. La enfermedad es complicada y cambiante. Puede causar una hiperactividad simpática o una distrofia simpática refleja, y suele ir acompañada por otros tipos de espondilopatía cervical. También es llamada espondilopatía de los cinco órganos de los sentidos.

【MANIFESTACIONES CLÍNICAS】

La enfermedad es poco frecuente en la clínica y los síntomas son variados y complicados. Los síntomas principales son: vértigo (sin relación a la posición del cuello), pesadez de cabeza, migraña, dolor distensivo alrededor de los globos oculares del lado afectado, hipoxia, ptosis palpebral, lagrimeo, fotofobia, alteración de la concentración, fatiga, vasodilatación facial del lado afectado, sudoración frecuente de los miembros y cara. En algunos casos los pacientes tienen otros síntomas como incomodidad alrededor del cuello, hombro, tórax y espalda, dolor precordial distensivo, palpitaciones y un incremento de la presión arterial. Algunos pacientes tienen tinnitus, náusea, sensación de cuerpo extraño en la nariz, insomnio, extremidades frías, hormigueo y prurito cuando se expone al frío, y en ocasiones se acompaña de síntomas abdominales como diarrea, constipación y amenorrea.

Hallazgos de rayos X: degeneración de las vértebras cervicales o hipertrofia de las articulaciones pequeñas y calcificación de ligamentos.

【DIFERENCIACIÓN DE SÍNDROMES Y TRATAMIENTO】

La medicina china sostiene que la enfermedad está asociada a la insuficiencia del hígado y riñón y a la degeneración de huesos y músculos. Debido a las lesiones agudas o crónicas del cuello, los músculos, tendones, ligamentos y cápsulas articulares del cuello pierden la fuerza y hay laxitud. Estos cambios aceleran la degeneración de las vértebras cervicales y causan vacío en las estrías de los músculos del cuello, insuficiencia de qi y sangre, pobre circulación del qi del meridiano, e incapacidad en la nutrición de huesos y músculos. Tales cambios influyen en el movimiento del qi en los canales del cuello, hombro, espalda y tórax, dando lugar a la enfermedad. En base a los diferentes síntomas clínicos, puede dividirse en dos tipos:

1. Tipo Cinco Órganos de los Sentidos

Este tipo se caracteriza principalmente por síntomas en la cara y cerebro, tales como dolor y sensación de distensión del cerebro, molestia del ojo o hipoxia del lado afectado, que inicialmente no es evidente. Pueden aparecer otros síntomas como pesadez de cabeza, migraña, dolor y dolor distensivo alrededor del globo ocular del lado afectado, fotofobia o lagrimeo del ojo afectado, dificultad para concentrarse, fatiga, vasodilatación facial del lado afectado y sudoración frecuente de los miembros y la cara. Estos síntomas se acompañan frecuentemente de tinnitus, sensación de cuerpo extraño en la nariz, insomnio, miembros fríos, así como estreñimiento o amenorrea en el caso de las mujeres. Otros signos son lengua roja con poca capa y un pulso lento o rápido.

Principio terapéutico: nutrir al hígado y riñón, relajar y activar los canales y colaterales.

Combinación de puntos:

VB 20 (*fēng chí*) (bilateral o lado afectado)	EX-CC 15 (*jǐng bǎi láo*) (bilateral)	V 18 (*gān shù*) (bilateral)
Punto de presión arterial (bilateral o lado afectado)	V 23 (*shèn shù*) (bilateral)	

2. Tipo Dolor Torácico

Las manifestaciones de este tipo son complicadas. Inicialmente aparece incomodidad y dolor en el cuello, hombro, espalda y tórax anterior, posteriormente los síntomas se desarrollan en dolor distensivo en las regiones mencionadas, y opresión torácica o dolor en el área precordial, palpitaciones y aumento de la presión arterial. Los pacientes normalmente tienen vasodilatación facial del lado afectado, sudoración frecuente de las extremidades y cara, tinnitus, náusea, insomnio, extremidades frías, hormigueo y prurito cuando se exponen al frío. En ocasiones, también va acompañado de síntomas abdominales como diarrea, estreñimiento y amenorrea en las mujeres. Otros signos incluyen lengua de color rojo oscuro con poca capa y pulso rápido y de cuerda.

Principio terapéutico: nutrir al corazón y calmar la mente, drenar y activar los canales y colaterales.

Combinación de puntos:

VB 20 (*fēng chí*) (bilateral)	Punto de presión arterial (bilateral o lado afectado)	DU 12 (*shēn zhù*)
EX-CC 15 (*jǐng bǎi láo*) (bilateral)	V 15 (*xīn shù*) (bilateral)	DU 13 (*táo dào*)

【TRATAMIENTO】

1. Puntos y Técnicas Acupunturales

1) VB 20 (*fēng chí*) (bilateral): en el cuello, por debajo del hueso occipital, en la depresión entre el músculo esternocleidomastoideo y trapecio, horizontal a DU 16 (*fēng fǔ*). Usar dos agujas filiformes del Nº 30, de 2 *cun* (50 mm) de longitud. Aplicar la desinfección local rutinaria. Insertar las agujas hacia la columna aproximadamente 1,6 *cun* (45 mm). Sensación de la aguja: dolor distensivo alrededor del cuello o dolor que se disemina al hueso parietal lateral a lo largo del occipital. (Fig. 1-9).

2) EX-CC 15 (*jǐng bǎi láo*): en el cuello, 2 *cun* (unidad corporal proporcional), verticalmente

por encima de DU 14 (*dà zhuī*), 1*cun* lateral a la línea media posterior. Usar una aguja filiforme del Nº 30, de 2 *cun* (50 mm) de longitud. Aplicar la desinfección local rutinaria. Insertar la aguja hacia la columna vertebral aproximadamente 1,6 *cun* (45 mm). Sensación de la aguja: dolor distensivo alrededor del cuello. (Fig. 1-9)

3) Punto de la presión arterial: 2 *cun* lateral al punto medio entre la sexta y séptima vértebra cervical. Usar una aguja filiforme del Nº 30, 2 *cun* (50 mm) de longitud. Aplicar la desinfección local rutinaria. Insertar hacia la columna vertebral aproximadamente 1,8 *cun* (45 mm). Sensación de la aguja: dolor distensivo que se irradia a la tercera vértebra torácica. (Fig. 1-8)

4) V 18 (*gān shù*) (bilateral): 1.5 *cun* lateral a DU 8 (*jīn suō*) (unidad corporal proporcional), en la depresión entre la novena y décima vértebra torácica. Usar dos agujas filiformes del Nº 30, de 2 *cun* (50 mm) de longitud. Aplicar la desinfección local rutinaria. Insertar las agujas hacia la columna aproximadamente 1,8 *cun* (45 mm). Sensación de la aguja: dolor distensivo. (Fig. 1-11)

5) V 23 (*shèn shù*) (bilateral): en la parte inferior de la espalda, 1.5 *cun* (unidad corporal proporcional), lateral a DU 4 (*mìng mén*), a nivel de la depresión entre la segunda y tercer vértebra lumbar. Usar dos agujas filiformes del Nº 30, de 2 *cun* (50 mm) de longitud. Aplicar la desinfección local rutinaria. Insertar perpendicularmente aproximadamente 1,8 *cun* (45 mm). Sensación de la aguja: dolor distensivo localizado o dolor que se disemina al glúteo y a la fosa poplítea. (Fig. 1-11)

6) DU 12 (*shēn zhù*): en la parte alta de la espalda, sobre la línea media posterior, en la depresión entre la tercera y cuarta vértebras torácica. Usar una aguja filiforme del Nº 32, de 2 *cun* (50 mm) de longitud. Aplicar la desinfección local rutinaria. Insertar la aguja oblicuamente hacia arriba alrededor de 1,8 *cun* (45 mm). Sensación de la aguja: dolor distensivo localizado. (Fig. 1-11)

7) Du 13 (*táo dào*): en la línea media posterior de la parte superior de la espalda, en la depresión entre la primera y segunda vértebra torácica Usar dos agujas filiformes del Nº 30, de 2 *cun* (50 mm) de longitud. Aplicar la desinfección local rutinaria. Insertar las agujas en dirección oblicua hacia arriba aproximadamente 1,8 *cun* (45 mm). Sensación de la aguja: dolor distensivo localizado. (Fig. 1-11)

8) V 15 (*xīn shù*): en la espalda, 1.5 *cun* (unidad corporal proporcional), lateral al punto DU 11 (*shén dào*), en la depresión entre la quinta y sexta vértebra torácica. Usar una aguja filiforme del Nº 30, de 2 *cun* (50 mm) de longitud. Aplicar la desinfección local rutinaria. Insertar la aguja hacia la columna vertebral aproximadamente 1,8 *cun* (45 mm). Sensación de la aguja: dolor distensivo local.

2. Postura, Manipulación y Duración del Tratamiento

El paciente con el tipo cinco órganos de los sentidos, está en posición prona. Seleccionar los cinco puntos mencionados previamente. Insertar las agujas con método neutro de tonificación y dispersión, y retenerlas en los puntos durante 40 minutos, luego aplicar las ventosas durante un minuto, diariamente. Un ciclo de tratamiento dura diez días y se requiere un intervalo de 5 días entre dos ciclos. Si se alivian los síntomas, debe aplicarse un ciclo más. Si hay una recuperación total al final del primer ciclo o no hay efecto alguno, el tratamiento debe suspenderse.

El paciente con el tipo de dolor torácico se encuentra en posición prona, seleccionar los puntos correspondientes. Insertar las agujas con el método neutro de tonificación y sedación, pero con tonificación en V 15 (*xīn shù*), retener las agujas en los puntos durante 40 minutos, y después aplicar las ventosas durante un minuto diariamente. Un ciclo de tratamiento dura diez días y se requiere un intervalo de 5 días entre dos ciclos. Si se alivian los síntomas, debe aplicarse un ciclo más. Si hay una recuperación total al final del primer ciclo o no hay efecto alguno, el tratamiento debe cesar.

【EXPERIENCIA Y ANÁLISIS】

La espondilopatía cervical del nervio simpático es poco frecuente en la clínica. Las manifestaciones típicas son síntomas faciales enfocados en los órganos de los sentidos, mientras que la incomodidad en el cuello, espalda, tórax, y corazón es menos obvia. Es por ello que a esta enfermedad se le llama de los cinco órganos de los sentidos. La medicina china sostiene que esta enfermedad está asociada con la deficiencia del hígado y riñón, la debilidad del *Zang*-qi y la degeneración de músculos y huesos. Debido a las lesiones agudas o crónicas al cuello, sus músculos, tendones, ligamentos y cápsulas articulares se vuelven laxas y hay pérdida de fuerza. Estos cambios aceleran la degeneración de las vértebras cervicales y generan vacío en las estrías de los músculos del cuello, insuficiencia de qi y sangre, deficiencia de circulación del qi del meridiano e incapacidad para realizar la nutrición de músculos y huesos. Tales cambios también interfieren con el movimiento de qi en los canales del cuello, hombro, espalda y tórax. Así, aparece la enfermedad.

De acuerdo a los diferentes síntomas clínicos se puede dividir en dos tipos: uno es el de los cinco órganos de los sentidos, que se caracteriza principalmente por síntomas en los órganos de los sentidos. En la etapa inicial, pueden verse síntomas como dolor distensivo del cerebro, mareo, molestias oculares, e hipopsia del lado afectado. En la etapa media o avanzada, los síntomas son: pesadez de cabeza, migraña, dolor distensivo alrededor del globo ocular, hipopsia, fotofobia y lagrimeo del ojo afectado, dificultad para concentrarse, fatiga, vasodilatación facial del lado afectado, sudoración frecuente de los miembros y cara. Suele ir acompañado de tinnitus y sensación de cuerpo extraño en la nariz. En los pacientes en la etapa inicial o media, puede obtenerse un resultado satisfactorio al adoptar los anteriores puntos de acupuntura correspondientes. En la última etapa, si la visión del paciente disminuye dramáticamente, deben añadirse los puntos que mejoran la visión como V 1 (*jīng míng*), EX-CC 7 (*qiú hòu*), EX-CC 5 (*tài yáng*), VB 37 (*guāng míng*). Con este método pueden obtenerse resultados satisfactorios. El otro tipo, con dolor en el tórax, se acompaña de dolor y distensión del pecho y espalda como síntomas típicos. Este tipo puede diagnosticarse erróneamente como una enfermedad de insuficiencia coronaria cardiaca. Ver tabla 1-1.

Tabla 1-1   Diagnóstico Diferencial entre el Dolor por Espondilopatía
Cervical y por una Enfermedad de Insuficiencia Coronaria Cardíaca

	Dolor por Espondilopatía Cervical	Insuficiencia Coronaria Cardíaca
Regiones dolorosas	Inicialmente el hombro y posteriormente se extiende a la región cardiaca	Inicialmente por región cardiaca, posterior a caja torácica, luego se irradia a hombro y brazo izquierdos
Relación del dolor con movimientos del cuello, brazo y al toser	Agravación	Sin cambio
Tiempo de duración del episodio	Una o dos horas	Cinco a treinta minutos
Otros síntomas acompañantes al dolor de la espondilopatía cervical	Sí	Ninguno
Efecto al tomar nitroglicerina	No	Alivia dolor
Cambios electrocardiográficos(ECG)	No	Típicos

Para este tipo, si utilizamos los puntos anteriormente mencionados, obtendremos resultados satisfactorios.

En resumen, las manifestaciones clínicas de este tipo de enfermedad, suelen ir acompañadas por síntomas de los otros tipos. Si estos síntomas se presentan al mismo tiempo, la terapia debe combinarse con los puntos de los otros tipos, para obtener resultados satisfactorios.

Sección 5

Cuello Rígido

El cuello rígido, también conocido como tortícolis, es un síndrome de rigidez y dolor del cuello que aparece tras levantarse el paciente. Principalmente es causado por dos factores: el primero es dormir en una postura inapropiada, por ejemplo rotación prolongada de la cabeza hacia la izquierda o derecha. O puede que la almohada sea demasiado elevada, baja, blanda o demasiado dura, lo que genera espasmo de los músculos cervicales y torsión de las articulaciones cervicales. La segunda causa es que el cuello se expone a una corriente de aire o a una ráfaga de viento frío durante el sueño lo que eventualmente genera un espasmo de los músculos cervicales.

【MANIFESTACIONES CLÍNICAS】

Esta enfermedad se ve comúnmente en gente joven o adultos con un historial típico de espasmo doloroso en el cuello después de dormir. Aparece súbitamente por las mañanas o después de una siesta. Tiende a ser unilateral. Los síntomas principales son espasmos dolorosos del cuello y dolor severo cuando el paciente gira la cabeza hacia un lado, o bien cuando extiende o flexiona el cuello. La cabeza del paciente es forzada a mantenerse en una posición fija mirando hacia adelante. Para mirar a los lados, los pacientes tienen que girar todo la parte superior del cuerpo en lugar de solo la cabeza. Hay una clara sensibilidad alrededor de los lugares de inserción y finalización de los músculos cervicales, especialmente en el músculo esternocleidomastoideo, trapecio y el esplenio de la cabeza.

Si el cuello rígido ocurre frecuentemente, se sebe sospechar de una espondilopatía cervical cuando se realiza la diferenciación de patrones y el tratamiento.

El cuello rígido tiene un inicio súbito y una duración corta, en muchos casos se recupera por sí solo en una semana. Pero en casos crónicos o permanentes, se debe sospechar de otras enfermedades como origen del dolor.

Examen físico: los pacientes tiene el cuello en posición fija con rigidez y sensibilidad en los músculos cervicales afectados, especialmente en los lugares de inserción y finalización del esternocleidomastoideo y trapecio, donde pueden encontrarse fácilmente tejidos a forma de cuerda.

【DIFERENCIACIÓN DE SÍNDROMES Y TRATAMIENTO】

El cuello rígido se acompaña de dolor cervical causado por muchos factores como hiperextensión del cuello, o exposición del hombro y cuello a corrientes de aire frío mientras el paciente duerme. Esto es debido a la hiperextensión del cuello que resultará en la hiperextensión de músculos cervicales, y la exposición a viento, frío y humedad patógenos, que causan estancamiento de qi y sangre, espasmo en los tendones y músculos, circulación pobre en los canales, espasmo de los músculos cervicales debido a malnutrición y dolor en el cuello debido al bloqueo de canales y colaterales. Basado en los diferentes síntomas, la enfermedad puede clasificarse en dos tipos, tal y como sigue:

1. Tipo Postura Inapropiada al Dormir

Al dormir el paciente pone su cabeza en una almohada demasiado elevada o demasiado baja, por lo que se encuentra en una postura incorrecta durante mucho tiempo mientras duerme, y puede sufrir de esta enfermedad debido a la hiperextensión o hiperflexión del cuello. Ocurre por la mañana o después de una siesta con un inicio súbito y unilateral. La cabeza del paciente es forzada a mantenerse en una posición fija. Se puede palpar un claro espasmo muscular o área sensible en forma de cuerda, en el lado cervical afectado. Inicialmente, el dolor se localiza en el cuello, pero si no se trata apropiada e inmediatamente el dolor puede extenderse a la parte alta de la espalda o al hombro causando alteración motora. Especialmente cuando se gira la cabeza, el paciente tiene que girar la cabeza junto con la parte superior del cuerpo. El paciente suele caminar con la cabeza inclinada y con el pecho elevado, y también tiene dificultad para levantarse o acostarse. Tiene que adoptar una postura particular para caminar y evitar el dolor. Sin embargo, el paciente se recuperará en una semana sin ningún tratamiento. Otros signos físicos son lengua roja con saburra escasa y pulso rápido.

Principio terapéutico: drenar y activar canales y colaterales. Promover la circulación sanguínea para detener el dolor.

Combinación de puntos:

EX-ES 8 (*wài láo gōng*) (lado afectado)	Punto *luò jǐng* (lado afectado)	

2. Tipo Viento Frío

Esta enfermedad está principalmente causada por la invasión de viento y frío debido a la exposición del hombro y cuello a corrientes de aire frío, mientras el paciente duerme. Con un inicio lento y unilateral, la enfermedad usualmente ocurre después de dormir y se desarrolla alcanzando su pico durante el día. Inicialmente, el paciente tiene dolor alrededor del cuello y posteriormente afecta a la espalda superior y al hombro. El dolor de este tipo de enfermedad es menos intenso que el previamente discutido. Sin embargo, en la etapa avanzada puede alterar el sueño y el trabajo del paciente. Normalmente, los pacientes con este tipo tardan mucho tiempo en recuperarse de forma natural, alrededor de quince días. Otros signos son lengua violácea y un pulso filiforme y rápido.

Principio terapéutico: dispersar el viento para eliminar la humedad, drenar los canales para detener el dolor.

Combinación de puntos:

EX-ES 8 (*wài láo gōng*) (lado afectado)	VB 20 (*fēng chí*) (bilateral)	ID 11 (*tiān zōng*) (lado afectado)
IG 15 (*jiān yú*) (lado afectado)	Punto *luò jǐng* (lado afectado)	

【TRATAMIENTO】

1. Puntos y Técnicas Acupunturales

1) EX-UE 8 (*wài láo gōng*): otro nombre para este punto es *lào zhěn*, entre el segundo y tercer hueso del metacarpo, en la cara posterior de la mano, 0,5 *cun* posterior a la articulación metacarpiana. Usar una aguja filiforme del Nº 30, de 1,5 *cun* (40 mm) de longitud. Aplicar la desinfección local rutinaria. Insertar la aguja de manera oblicua hacia arriba aproximadamente 1,3 *cun* (35 mm) (evitar puncturar a través de la superficie palmar). Sensación de la aguja: distensión y dolor lancinante en la palma de la mano. (Fig.1-6)

2) Punto *luò jǐng*: en el punto medio de la línea que conecta a ID 17 (*tiān róng*) con ID 16 (*tiān chuāng*) en el cuello. Usar una aguja filiforme del Nº 30, de 1,5 *cun* (40 mm) de longitud. Aplicar la desinfección local rutinaria. Insertar la aguja hacia la columna vertebral

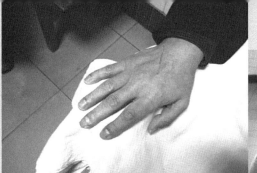

Fig. 1-6   EX-UE 8 (*wài láo gōng*)

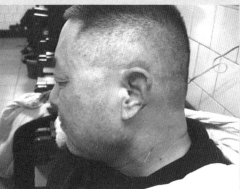

Fig. 1-19   *Luò jǐng* point

aproximadamente 1.4 *cun* (38 mm). Sensación de la aguja: dolor distensivo del cuello. (Fig.1-19)

3) VB 20 (*fēng chí*): por debajo del hueso occipital del cuello, en la depresión entre el músculo esternocleidomastoideo y trapecio, horizontal a DU 16 (*fēng fǔ*). Usar dos agujas filiformes del Nº 30, de 2 *cun* (50 mm) de longitud. Aplicar la desinfección local rutinaria. Insertar las agujas hacia la columna aproximadamente 1,8 *cun* (45 mm). Sensación de la aguja: dolor distensivo alrededor del cuello o dolor irradiándose al hueso parietal lateral a lo largo del occipital. (Fig. 1-8)

4) ID 11 (*tiān zōng*): en la región escapular en el centro de la fosa infraescapular, horizontal a la vértebra T4. Usar una aguja filiforme del Nº 30, de 2 *cun* (50 mm) de longitud. Aplicar la desinfección local rutinaria. Insertar la aguja oblicuamente por 1,6 *cun* (45 mm). Sensación de la aguja: dolor distensivo localizado. (Fig.1-2)

5) IG 15 (*jiān yú*): en el hombro en la depresión entre el acromion y la gran tuberosidad del húmero. Usar una aguja filiforme del Nº 30, de 2 *cun* (50 mm) de longitud. Aplicar la desinfección local rutinaria. Insertar transversalmente hacia la articulación del codo aproximadamente 1,8 *cun* (45 mm). Sensación de la aguja: dolor distensivo del hombro o dolor que se irradia a lo largo de la articulación del codo a la línea media de la parte superior del brazo. (Fig.1-2)

2. Postura, Manipulación y Duración del Tratamiento

Los pacientes con el tipo uno, están sentados. Primero, el doctor pincha EX-UE 8 (*wài láo gōng*) y luego se gira la aguja ampliamente para que el paciente tenga la sensación acupuntural de pesadez y dolor distensivo. Durante la manipulación se le pide al paciente que gire de forma lenta y en varias ocasiones, la cabeza hacia el lado afectado. La manipulación de la aguja se detiene cuando el dolor se alivia considerablemente. Continar con la punción del punto *luò jǐng* y dejar la aguja durante 20 minutos. Antes de retirar la aguja, manipular una vez más. El doctor puede retirar primero la aguja de *luò jǐng* y luego girar la aguja de EX-UE 8 (*wài láo gōng*), combinando con los movimientos cervicales. Aplicar la terapia acupuntural una vez al día, hasta que el paciente se recupere por completo.

Los pacientes con el tipo dos de invasión de viento frío, se les aplica el mismo método que a los pacientes de tipo uno. Primero pinchar EX-ES 8 (*wài láo gōng*) y manipular de forma bastante fuerte y rápida durante 30 segundos. Luego, pinchar VB 20 (*fēng chí*), el punto *luò jǐng*, ID 11 (*tiān zōng*) e IG 15 (*jiān yú*), y dejar las agujas durante 40 minutos. Realizar la terapia una vez al día. Un ciclo de tratamiento dura 6 días. Un intervalo de 3 días se requiere entre dos ciclos de tratamiento. Si los síntomas se alivian, debe aplicarse un ciclo más. Si no hay efecto o hay una recuperación total al final del primer ciclo, el tratamiento debe cesar.

【EXPERIENCIA Y ANÁLISIS】

Esta enfermedad puede dividirse en dos tipos: el tipo uno, que es del tipo por adoptar una postura inapropiada al dormir, el cual está causado principalmente por la hiperextensión cervical prolongada o por la flexión y espasmo de los músculos y tendones cervicales, debido a que la cabeza descansa en una almohada demasiado elevada o demasiado baja durante el sueño. Como se mencionó previamente, la terapia de acupuntura para este tipo es extremadamente efectiva. Si el tratamiento se aplica el mismo día en que ocurre el cuello rígido por primera vez, se puede usar solo EX-UE 8 (*wài láo gōng*), junto con una estimulación fuerte y pedir al paciente que gire la cabeza hacia el lado doloroso hasta que el dolor se alivie o desaparezca. Dejar la aguja durante 20 minutos y manipular una vez más. En la mayoría de los casos el dolor puede aliviarse o eliminarse por completo. El otro tipo es el tipo por viento frío, que resulta de la invasión de viento, frío y humedad, espasmo de los tendones y músculos cervicales debido a la exposición de corrientes de aire fría durante el sueño, lo que causa estancamiento de qi y sangre y bloqueo de canales y colaterales en cuello y hombro que generan dolor. Así que este tipo de enfermedad está causada por la invasión de viento, frío y humedad patógenos. El tratamiento puede tener resultados satisfactorios aunque un poco menos efectivos que los del tipo uno. Los pacientes generalmente se recuperan después de tres a seis sesiones de tratamiento.

En resumen, la terapia de acupuntura para el cuello rígido, de acuerdo a lo mencionado, es muy efectiva, siempre y cuando se realice con la manipulación adecuada y la selección correcta de puntos. Si los síntomas permanecen después de 6 sesiones de tratamiento, deben tomarse en cuenta otras pruebas diagnósticas para un diagnóstico definitivo (como rayos X de cuello y tórax). En caso de la presencia de otras enfermedades, por favor referirse al contenido de otras secciones, ya que en la mayoría de los casos podrán obtenerse resultados satisfactorios.

Sección 6

Subluxación de las Pequeñas Articulaciones de las Vértebras Cervicales

La subluxación de las pequeñas articulaciones de las vértebras cervicales, hace referencia al desplazamiento de las pequeñas articulaciones cervicales hacia adelante o a los lados respecto de su posición normal, debido a fuerza externas.

Las causas más comunes son una torsión súbita u otras lesiones de la cabeza, lo que resulta en la dislocación de las pequeñas articulaciones de su posición normal. Está causada principalmente por una violenta sacudida, por frenar súbitamente el coche, o cuando los pacientes realizan deportes que implican la aplicación de gran esfuerzo físico como el baloncesto, el hockey sobre hielo o la lucha, o bien cuando los pacientes caen de cierta altura. Debido al bloqueo de las articulaciones sinoviales, los ligamentos y tendones que soportan a las articulaciones se tensan y los músculos de la zona pierden el equilibrio. Como resultado, las articulaciones desplazadas se fijan de manera inapropiada y aparece la enfermedad.

【MANIFESTACIONES CLÍNICAS】

Los pacientes frecuentemente tienen antecedentes traumáticos y la condición ocurre como resultado de los mismos. En casos de dislocación anterior, pueden verse síntomas como alteración motora del cuello y parestesias de los miembros superiores. En casos graves, ambas extremidades superiores están en una posición fija de rotación interna con dolor distensivo o ardiente. Los pacientes con desplazamiento lateral suelen presentar parestesias y dolor acompañado por disminución unilateral de la fuerza muscular de la extremidad superior.

Hallazgos radiológicos: algunos pacientes tienen las apófisis espinosas de las vértebras cervicales desviadas de la línea media.

【DIFERENCIACIÓN DE SÍNDROMES Y TRATAMIENTO】

La subluxación de las pequeñas articulaciones de las vértebras cervicales pertenece a las lesiones tendinosas agudas en medicina china. Ocurre cuando el cuello del paciente sufre un impacto directo, una fuerte torsión o una hiperextensión, lo que genera una ligera dislocación de las pequeñas vértebras cervicales y lesiones directas a los músculos y tendones. El resultado es el estancamiento de qi y de sangre en el cuello, lo que afectará directamente a la circulación de los canales y causará dolor localizado en los mismos, ya que los tres canales yang de la mano y los tres canales yin de la mano pasan por el cuello. En casos graves, la enfermedad puede afectar la función de las extremidades superiores unilateral o bilateralmente. En base a las manifestaciones clínicas, la enfermedad puede clasificarse en dos tipos como se describe a continuación:

1. Dislocación Anterior de las Vértebras Cervicales

Las causas principales de este tipo son impacto directo en la frente al caer, y el movimiento de la cabeza al frenar súbitamente. Las vértebras cervicales de los pacientes se dislocan hacia adelante, causando estimulación directa de la médula espinal. Así, los nervios cervicales se comprimen bilateralmente y se alteran sus funciones. Las principales manifestaciones clínicas son: dolor en el cuello y la adopción de una postura no natural del cuello tras la lesión, así como un dolor insoportable y parestesias a ambos lados del cuello, hombros, brazos y manos. En casos graves, las extremidades superiores del paciente se tienen que fijar en una posición antinatural y experimentan un intenso dolor quemante o lancinante cuando se mueven hacia arriba o hacia abajo. Como resultado el paciente pierde la función de las extremidades superiores. Otros signos son lengua carmesí con saburra escasa y pulso rápido.

Principio de tratamiento: activar el flujo sanguíneo y drenar los colaterales, relajar los músculos para detener el dolor.

Combinación de puntos:

VB 20 (*fēng chí*) (lado afectado)	IG 4 (*hé gŭ*) (lado afectado)	PC 6 (*nèi guān*) (lado afectado)

2. Dislocación Lateral de la Columna Cervical

Este tipo de enfermedad está causada principalmente por recibir un impacto directo en la sien lateral del paciente (como ocurre en el boxeo), o porque su cabeza es sacudida violentamente (para evitar golpear algo). Las principales manifestaciones clínicas son parestesias y dolor unilateral del cuello, hombro, brazo y mano debido a la estimulación directa de la raíz nerviosa a nivel cervical causada por la dislocación hacia la derecha o izquierda. En casos graves, los síntomas afectarán las funciones de las extremidades superiores, los cuales se agravarán cuando el paciente esté durmiendo y se aliviarán si el paciente camina. Otros síntomas son lengua carmesí con saburra escasa y pulso ondulante en el lado normal, pero pulso filiforme y rápido en el lado afectado.

Principio de tratamiento: relajar los músculos, drenar y activar los canales y colaterales para detener el dolor.

Combinación de puntos:

VB 20 (*fēng chí*) (lado afectado)	EX-CC 15 (*jĭng băi láo*) (bilateral)	PC 6 (*nèi guān*) (lado afectado)
IG 4 (*hé gŭ*) (lado afectado)		

【TRATAMIENTO】

1. Puntos y Técnicas Acupunturales

1) IG 4 (*hé gŭ*) (lado afectado): en el dorso de la mano entre el primer y segundo huesos metacarpianos, en el punto medio del segundo metacarpo del lado radial. Usar una aguja filiforme del Nº 30, de 2.5 *cun* (65 mm) de longitud. Aplicar la desinfección local rutinaria. Insertar las agujas hacia ID 3 (*hòu xī*) alrededor de 2,3 *cun* (60 mm). Sensación de la aguja: dolor distensivo localizado alrededor de la palma de la mano. (Fig. 1-4)

2) PC 6 (*nèi guān*): 2 *cun* por encima del pliegue transverso de la muñeca, entre los tendones del músculo palmar largo y flexor radial del carpo. Usar una aguja filiforme del Nº 30, de 1,5 *cun* (40 mm) de longitud. Aplicar la desinfección local rutinaria. Insertar las agujas hacia SJ 5 (*wài guān*) alrededor de 1,3 *cun* (35 mm). Sensación de la aguja: dolor distensivo localizado o dolor que se disemina al dorso de la mano y al dedo medio. (Fig. 1-20)

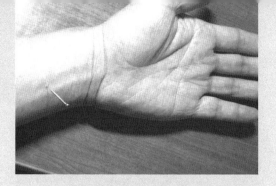

Fig. 1-20   PC 6 (*nèi guān*)

3) VB 20 (*fēng chí*) (bilateral): en el cuello, por debajo del hueso occipital, en la depresión entre el músculo esternocleidomastoideo y trapecio, horizontal a DU 16 (*fēng fǔ*). Usar dos agujas filiformes del Nº 30, de 2 *cun* (50 mm) de longitud. Aplicar la desinfección local rutinaria. Insertar las agujas hacia la columna aproximadamente 1,8 *cun* (45 mm). Sensación de la aguja: dolor distensivo alrededor del cuello o dolor que se disemina al hueso parietal lateral a lo largo del occipital. (Fig. 1-8)

4) EX-CC 15 (*jǐng bǎi láo*): en el cuello, 2 *cun* verticalmente por encima de DU 14 (*dà zhuī*), 1 *cun* (unidad corporal proporcional) lateral a la línea media posterior. Usar una aguja filiforme del Nº 30, de 2 *cun* (50 mm) de longitud. Aplicar la desinfección local rutinaria. Insertar la aguja hacia la columna vertebral aproximadamente 1,5 *cun* (40 mm). Sensación de la aguja: dolor distensivo alrededor del cuello. (Fig. 1-9).

2. Postura, Manipulación y Duración del Tratamiento

El paciente con el tipo uno está sentado. Se seleccionan los puntos IG 4 (*hé gǔ*), PC 6 (*nèi guān*) y VB 20 (*fēng chí*). Primero, pinchar IG 4 (*hé gǔ*) bilateral con método de sedación. Girar las agujas ampliamente durante un minuto para obtener una fuerte estimulación. Segundo, pinchar PC 6 (*nèi guān*) con el mismo método. Luego pinchar VB 20 (*fēng chí*) con método de dispersión y retener las agujas durante 40 minutos. Aplicar estimulación fuerte a PC 6 (*nèi guān*) e IG 4 (*hé gǔ*) cada veinte minutos. Aplicar el tratamiento acupuntural diariamente durante 6 días. Si el paciente se recupera totalmente durante el ciclo, el tratamiento debe cesar. Si no hay efecto al final del ciclo de tratamiento, intentar otras técnicas en su lugar.

El paciente con el tipo dos está sentado. Primero, seleccionar VB 20 (*fēng chí*), EX-CC 15 (*jǐng bǎi láo*), PC 6 (*nèi guān*) e IG 4 (*hé gǔ*) del lado afectado. Para empezar, pinchar PC 6 (*nèi guān*) e IG 4 (*hé gǔ*) con los mismos métodos de estimulación fuerte utilizados en el tipo uno durante un minutos. Luego pinchar VB 20 (*fēng chí*), EX-CC 15 (*jǐng bǎi láo*) y retener las agujas durante 40 minutos. Girar las agujas cada 20 minutos como se mencionó previamente. Un ciclo de tratamiento dura 6 días. Si el paciente se recupera totalmente durante el ciclo del tratamiento, este debe detenerse. Si no hay efecto al final del ciclo de tratamiento, intentar otras técnicas en su lugar.

【CASO CLÍNICO】

Zhou, varón de 38 años de edad

Quejas principales: debido a una lesión por caída hace cinco días, el paciente presenta parestesias y dolor en ambos lados del cuello.

Historia: hace cinco días, el paciente cayó de cabeza al bajar del autobús e impactó con la frente contra el suelo. Inmediatamente, sintió un dolor insoportable en ambos lados del cuello, hombros y brazos con el cuello fijo en una posición antinatural. Acudió al hospital central de la ciudad para recibir atención médica. La radiografía espinal cervical reveló que la quinta y sexta vértebra cervical se habían desplazado ligeramente hacia adelante de su posición original. Después de una manipulación ósea en el departamento de ortopedia, los síntomas se aliviaron ligeramente. La normal localización de la vértebra cervical era evidente en la nueva radiografía. Al tercer día los síntomas regresaron como al inicio, con dolor intenso en ambos lados del cuello, hombros, brazos y parestesias de las manos, así como una postura fija del cuello y miembros superiores, lo que se agravaba con el movimiento. Sin embargo, la tercera radiografía no mostraba anormalidades. El doctor prescribió tracción del cuello y una escayola, pero el paciente lo rechazó. Al quinto día, acudió a nuestro hospital para recibir tratamiento con acupuntura.

Exploración física: el paciente tenía dolor a ambos lados de la quinta y sexta vértebras cervicales y su cuello estaba en una posición fija. Ambos brazos mantenían la postura como si se estuviera sujetando una pelota. Sentía un dolor ardiente al elevar o bajar sus brazos. Mientras dormía no podía bajar los brazos, por lo que colocaba cojines sobre su abdomen y debajo de los codos. Tenía dificultad para levantarse o acostarse y necesitaba ayuda.

Hallazgos de rayos X: posición normal de las vértebras cervicales en las proyecciones anteroposterior y lateral.

Diferenciación: el paciente se cayó de bruces al bajar del autobús y su frente se impactó violentamente en el suelo. Inmediatamente después sintió dolor quemante alrededor del cuello, hombros y brazos. Los síntomas se aliviaron un poco al principio, pero se agravaron tres días después. Al quinto día, el cuadro era más severo. Las principales causas de los síntomas son como sigue:

- Debido a la caída y al impacto directo de su frente con el suelo, las vértebras cervicales se desplazaron hacia adelante y la médula cervical fue comprimida y estimulada. Además, las pequeñas articulaciones cervicales se movieron de sus posiciones normales de manera simultánea, lo que generó un estrechamiento del foramen neural y la estimulación de la raíz nerviosa cervical. Todos estos factores resultaron en los síntomas. Después de la terapia de manipulación ósea, las vértebras cervicales regresaron a su posición normal y los síntomas se aliviaron temporalmente.

- A pesar de que las vértebras cervicales regresaron a su posición original, algunas pequeñas articulaciones se encontraban aún ligeramente dislocadas. Además el paciente presentó inflamación entre el tercer y quinto día posterior a la lesión, consecuentemente empeorando al tercer día.

En base a la diferenciación, el diagnóstico fue subluxación anterior de las pequeñas articulaciones de las vértebras cervicales.

Primera visita: inicialmente los síntomas parecían muy graves. El cuello y ambas extremidades superiores estaban fijos en posiciones antinaturales, con complexión dolorosa y un dolor insoportable. Incluso el movimiento más mínimo agravaba el dolor. En ese momento seleccioné los siguientes puntos: IG 4 (*hé gǔ*), PC 6 (*nèi guān*) y VB 20 (*fēng chí*). Primero pinché IG 4 (*hé gǔ*) y manipulé las agujas ampliamente durante un minuto con fuerte estimulación. A continuación pinché PC 6 (*nèi guān*) con el mismo método. De inmediato el cuello del paciente se alivió considerablemente y pudo elevar y descender ligeramente la parte superior de sus brazos. A continuación pinché VB 20 (*fēng chí*) y dejé las agujas durante 40 minutos. Manipulé la aguja una vez más a los veinte minutos al igual que al inicio. Al retirar las agujas, podía alzar los brazos al nivel de la frente y sentía algo de dolor al bajarlos. Continué utilizando los mismos puntos hasta la tercera visita.

Cuarta visita: el cuerpo y ambas extremidades superiores eran capaces de realizar movimientos voluntarios. El sueño no era perturbado por el dolor. Ambas extremidades superiores habían regresado casi a su función normal y podía realizar movimientos simples. Cesé el tratamiento después de seis sesiones de tratamiento. El paciente me dijo que se había recuperado por completo después de la sexta sesión de tratamiento. Le indiqué que acudiese al hospital cuando presentase incomodidad y que viniera a una cita de seguimiento un mes más tarde.

Seguimiento: a los dos meses el paciente se presentó en el hospital para una revisión. En ese momento todos los síntomas habían desaparecido. Podía mover libremente el cuello y ambas extremidades superiores presentaban una función completamente normal. Se le indicó hacer ejercicios beneficiosos para el cuello y las extremidades superiores y que regresase si había molestias.

【EXPERIENCIA Y ANÁLISIS】

La subluxación de las pequeñas articulaciones de las vértebras cervicales es una alteración frecuente en la clínica. Es muy similar a la rigidez del cuello y a la espondilopatía cervical de la raíz nerviosa, sin embargo hay diferencias esenciales entre la espondilopatía cervical de la raíz nerviosa y la subluxación de las vértebras cervicales. La medicina china sostiene que el impacto violento directo a la frente, sien o nuca, puede causar una liberación dislocación anterior o lateral de las vértebras cervicales, lo que resulta en el estancamiento cervical de qi y sangre debido a la lesión medular cervical, o a los músculos y tendones del cuello, causando en consecuencia, la enfermedad.

Esta enfermedad puede dividirse en dos tipos. Uno de ellos es la dislocación anterior de las pequeñas articulaciones de las vértebras cervicales. Las principales manifestaciones son un inicio repentino y un dolor ardiente del cuello, hombros y brazos poco después de la lesión. Generalmente, durante la fase inicial (los primeros cinco días), la acupuntura aplicada en los puntos mencionados previamente es muy efectiva. Si la enfermedad dura más de diez días, esta terapia no es muy efectiva. El otro tipo, dislocación lateral de las vértebras cervicales tiene como síntomas principales parestesias y dolor unilateral del cuello, hombro y brazo poco después de la lesión. El dolor no es tan severo, pero el hormigueo es insoportable. En la fase inicial, la terapia de acupuntura en los puntos mencionados previamente puede obtener buenos resultados. Si los síntomas duran más de 10 días, un tratamiento continuo llevará más tiempo, pero se pueden lograr buenos resultados.

El tratamiento acupuntural de esta enfermedad es más efectivo que otros métodos terapéuticos, por lo que debe ser el tratamiento de preferencia en estos pacientes. Si no se pueden obtener resultados satisfactorios, debe suspenderse hasta tener un diagnóstico definitivo.

Lesión del Erector de la Columna Cervical

La lesión del músculo erector de la columna cervical está causado principalmente por una inmovilidad prolongada del cuello por escribir, asistir a conferencias, ver televisión, dibujar, cargar algo pesado sobre un hombro o la cabeza, o un episodio traumático. Cada una de estas condiciones implicará una tensión muscular durante periodos prolongados de tiempo, por lo que la parte más larga del músculo que se inserta en la apófisis transversa y el músculo espinal que se inserta en la apófisis espinosa sufren de tensión persistente y repetitiva. Esta condición puede exacerbarse después del ejercicio o cuando el clima cambia, como en días nublados, lluviosos o con nieve.

【MANIFESTACIONES CLÍNICAS】

Clínicamente, la enfermedad tiene un inicio súbito y ocurre cuando el paciente gira la cabeza súbita y bruscamente. El dolor normalmente se presenta alrededor de la sexta y séptima vértebras cervicales. Inicialmente no es evidente, pero empeora durante el primer día, especialmente al girar la cabeza. Mientras el cuello se mantiene en posición fija, el paciente no experimentará dolor. Sin embargo, el dolor es severo al girar ligeramente la cabeza o moverla hacia abajo o hacia atrás, lo que se disemina a las regiones de la espalda, hombro y garganta. El paciente puede necesitar la ayuda de otras personas para incorporarse después de estar sentado.

【DIFERENCIACIÓN DE SÍNDROMES Y TRATAMIENTO】

La medicina china cree que esta enfermedad está relacionada a la tensión crónica del cuello durante mucho tiempo. Trabajar con el cuello en una posición fija genera una tensión muscular prolongada. Los músculos y tendones se extienden en exceso y flexionan, lo que finalmente resulta en el estancamiento de qi y sangre, además de la malnutrición de canales, colaterales, huesos y tendones. Posteriormente los canales son bloqueados por la invasión de viento, humedad y frío en el cuello. Como resultado, ocurre la enfermedad y empeora debido al ataque por viento-frío o a la fatiga. De acuerdo a los síntomas clínicos puede clasificarse en los siguientes tipos:

1. Tipo Súbito

El paciente con este tipo tiene antecedentes de tensión muscular cervical crónica. Ocurre frecuentemente en un solo lado del cuello y se manifiesta como incomodad o rigidez dolorosa. Tejer o realizar cualquier otro movimiento puede agravar el dolor, pero este desaparece de forma natural en dos o tres días. La enfermedad puede inducirse o agravarse mediante estímulos como girar la cabeza, toser, estornudar o agacharse a recoger objetos. El dolor en el cuello alcanza su pico en 30 minutos. Inicialmente el dolor sólo afecta al cuello. Más tarde, las molestias y el dolor distensivo pueden aparecer en la parte superior de la espalda y escápula. Cuando el dolor es grave, sentarse y dormir durante mucho tiempo puede empeorar los síntomas. Otros signos son lengua roja con saburra delgada y pulso rápido.

Principio de tratamiento: drenar y regular los tendones y canales, promover el flujo sanguíneo para detener el dolor.

Combinación de puntos:

IG 4 (*hé gǔ*) (lado afectado)	Punto *luò jǐng* (lado afectado)	V 12 (*fēng mén*) (lado afectado)
Punto doloroso en la sexta vértebra cervical (lado afectado)		
Punto doloroso en la séptima vértebra cervical (lado afectado)		

2. Tipo de Inicio Retardado

El paciente con esta afección tiene una historia previa de tensión muscular de larga evolución del cuello. Esta condición ocurre a uno o ambos lados del cuello como incomodidad o rigidez. Normalmente los movimientos agravan los síntomas y se puede recuperar sin intervención en dos o tres días. Algunos movimientos como girar la cabeza, toser, estornudar o coger objetos pueden inducir la enfermedad. Inicialmente, el dolor no es tan severo, y tan solo incomodidad al igual que antes, por lo que muchos pacientes no le prestan mucha atención. Sin embargo, durante los siguientes tres días el dolor aumenta gradualmente hasta alcanzar su pico. El dolor afecta principalmente al cuello y parte superior de la espalda. En casos graves, la distensión y el dolor pueden aparecer en la parte superior e inferior de la escápula. Otros signos son lengua pálida con saburra blanca y pulso profundo.

Principio de tratamiento: dispersar el viento, eliminar la humedad y activar los colaterales para detener el dolor.

Combinación de puntos:

VB 20 (*fēng chí*) (lado afectado)	EX-CC 15 (*jǐng bǎi láo*) (lado afectado)	ID 11 (*tiān zōng*) (lado afectado)
V 12 (*fēng mén*) (lado afectado)	VB 21 (*jiān jǐng*) (lado afectado)	

【TRATAMIENTO】

1. Puntos y Técnicas Acupunturales

1) **Primer punto sensible:** un punto evidentemente sensible localizado a 0.5 *cun* (unidad corporal

proporcional) lateral al punto medio de la sexta vértebra cervical. Usar una aguja filiforme del Nº 30 de 1,5 *cun* (40 mm) de longitud. Aplicar la desinfección local rutinaria. Insertar la aguja hacia la apófisis transversa aproximadamente 1.3 *cun* (35 mm). Sensación de la aguja: dolor distensivo local. (Fig. 1-21)

2) **Segundo punto sensible:** un punto evidentemente sensible localizado a 0.5 *cun* lateral a la séptima vértebra cervical. Use una aguja filiforme del Nº 30, de 2 *cun* (50 mm) de longitud. Aplicar la desinfección local rutinaria. Insertar la aguja hacia la apófisis transversa aproximadamente 1,5 *cun* (40 mm). Sensación de la aguja: dolor distensivo local. (Fig. 1-21)

3) **VB 20 (*fēng chí*) (bilateral):** en el cuello, por debajo del hueso occipital, en la depresión entre el músculo esternocleidomastoideo y trapecio, horizontal a DU 16 (*fēng fŭ*). Usar dos agujas filiformes del Nº 30, de 2 *cun* (50 mm) de longitud. Aplicar la desinfección local rutinaria. Insertar las agujas aproximadamente 1,8 *cun* (45 mm) en dirección hacia la columna. Sensación de la aguja: dolor distensivo alrededor del cuello o dolor irradiándose al hueso parietal lateral a lo largo del occipital. (Fig. 1-9)

4) **Punto *luò jĭng*:** en el punto medio de la línea que conecta ID 17 (*tiān róng*) y ID 16 (*tiān chuāng*) en el cuello. Usar una aguja filiforme del Nº 30, de 1,5 *cun* (40 mm) de longitud. Aplicar la desinfección local rutinaria. Insertar la aguja hacia la columna vertebral aproximadamente 1,4 *cun* (38 mm). Sensación de la aguja: dolor distensivo del cuello. (Fig.1-19)

5) **EX-CC 15 (*jĭng bǎi láo*):** en el cuello, 2 *cun* verticalmente por encima de DU 14 (*dà zhuī*), 1 *cun* (unidad corporal proporcional) lateral a la línea media posterior. Usar una aguja filiforme del Nº 30, de 2 *cun* (50 mm) de longitud. Aplicar la desinfección local rutinaria. Insertar la aguja hacia la columna vertebral aproximadamente 1,5 *cun* (45 mm). Sensación de la aguja: dolor distensivo alrededor del cuello. (Fig. 1-9).

6) **V 12 (*fēng mén*):** en la parte superior de la espalda, 1.5 *cun* (unidad corporal proporcional), lateral a la depresión entre la apófisis espinosa de la segunda y tercera vértebra torácica. Usar una aguja filiforme del Nº 30, de 2 *cun* (50 mm) de longitud. Aplicar la desinfección local rutinaria. Insertar la aguja hacia la columna vertebral

Fig. 1-21 Punción de los puntos sensibles, localizados en el punto medio entre la sexta y séptima vértebras cervicales

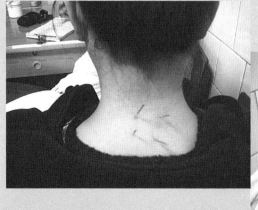

Fig. 1-22 VB 21 (*jiān jĭng*)

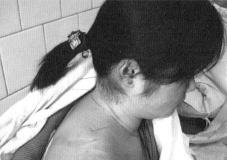

aproximadamente 1,5 *cun* (45 mm). Sensación de la aguja: dolor distensivo local.

7) VB 21 (*jiān jǐng*): en el hombro, en el punto medio de la línea que conecta DU 14 (*dà zhuī*) y el acromion Usar una aguja filiforme del Nº 30, de 2 *cun* (50 mm) de longitud. Aplicar la desinfección local rutinaria. Insertar la aguja hacia la parte superior de la espina de la escápula aproximadamente 1,8 *cun* (45 mm). Sensación de la aguja: dolor distensivo localizado. (Fig. 1-22)

8) ID 11 (*tiān zōng*) (lado afectado): en la región escapular, en el centro de la fosa infraescapular, horizontal a la cuarta vértebra torácica. Usar una aguja filiforme del Nº 30, de 2 *cun* (50 mm) de longitud. Aplicar la desinfección local rutinaria. Insertar la aguja oblicuamente hacia arriba hasta topar con el hueso con la punta de la aguja. Sensación de la aguja: dolor distensivo localizado. (Fig. 1-2)

2. Postura, Manipulación y Duración del Tratamiento

El paciente que padece el tipo uno está sentado. El tipo uno se caracteriza por dolor del cuello y parte superior de la espalda. Seleccionar los cinco puntos mencionados previamente. Insertar las agujas con el método de manipulación neutra de tonificación y dispersión y retenerlas en los puntos durante 40 minutos. Luego aplicar ventosas durante un minuto aproximadamente, una vez al día. Un ciclo de tratamiento dura 10 días. Se requiere un intervalo de tres días de descanso entre dos ciclos de tratamiento. Si los síntomas se alivian debe aplicarse un ciclo más. Si no hay efecto o el paciente se recupera por completo al final del ciclo, el tratamiento debe cesar.

El paciente que padece el tipo dos, caracterizado por dolor en el cuello, parte superior de la espalda y región escapular, está en posición sentada durante el tratamiento. Seleccionar los cinco puntos correspondientes. Insertar las agujas con la manipulación neutra de tonificación y dispersión y dejar las agujas durante 40 minutos. Luego aplique ventosas durante un minuto aproximadamente, una vez al día. Un ciclo de tratamiento dura 10 días. Se requiere un intervalo de cinco días de descanso entre dos ciclos de tratamiento. Si los síntomas se alivian debe aplicarse un ciclo más. Si no hay efecto o el paciente se recupera por completo al final del ciclo, el tratamiento debe cesar.

【EXPERIENCIA Y ANÁLISIS】

El músculo erector de la columna es el músculo más grande y largo del cuerpo humano. Se encuentra entre el hueso occipital y el sacro-cóccix. Durante las actividades diarias, el músculo erector de la columna es más susceptible de lesionarse que otros músculos durante la actividad diaria. Cuando el paciente trabaja con el cuello en una posición fija durante mucho tiempo, se puede padecer de esta enfermedad por hiperextensión o flexión prolongada.

La medicina china cree que la enfermedad está íntimamente relacionada con la tensión muscular crónica del cuello. Trabajar con el cuello en una posición fija durante un tiempo prolongado resulta en rigidez de los músculos del cuello. Los músculos y tendones se extienden en exceso y se flexionan, lo que junto a la falta de nutrición, resulta en estancamiento de qi y sangre en huesos, tendones y canales. Posteriormente, los canales son bloqueados por invasión de viento, humedad y frío al cuello. Como resultado aparece la enfermedad y empeora debido al ataque del viento-frío o fatiga excesiva. De acuerdo a los síntomas clínicos, puede clasificarse en dos tipos. Uno es de inicio repentino, cuyas

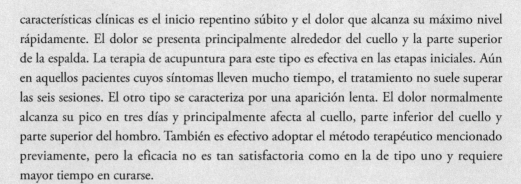

características clínicas es el inicio repentino súbito y el dolor que alcanza su máximo nivel rápidamente. El dolor se presenta principalmente alrededor del cuello y la parte superior de la espalda. La terapia de acupuntura para este tipo es efectiva en las etapas iniciales. Aún en aquellos pacientes cuyos síntomas lleven mucho tiempo, el tratamiento no suele superar las seis sesiones. El otro tipo se caracteriza por una aparición lenta. El dolor normalmente alcanza su pico en tres días y principalmente afecta al cuello, parte inferior del cuello y parte superior del hombro. También es efectivo adoptar el método terapéutico mencionado previamente, pero la eficacia no es tan satisfactoria como en la de tipo uno y requiere mayor tiempo en curarse.

El inicio de esta enfermedad es muy similar a la rigidez de cuello y a la espondilopatía cervical de la raíz nerviosa. Estas tres enfermedades pueden ser diagnosticadas erróneamente. Sus principales características son las siguientes:

1) Los pacientes con rigidez de cuello suelen presentar la enfermedad después de dormir, mientras que los pacientes con lesión del músculo erector de la columna, asocian la aparición de la enfermedad a razones específicas.

2) La espondilopatía cervical de la raíz nerviosa se caracteriza principalmente por dolor de cuello inicial. En el estadio avanzado, el dolor puede irradiarse a hombros, brazos y manos acompañado de parestesias. En caso de lesión del músculo erector de la columna, el síntoma principal es dolor.

Con el tratamiento de acupuntura mencionado anteriormente, se pueden alcanzar resultados satisfactorios para cada uno de los tipos anteriores. Si no se alcanzan resultados en seis sesiones para el tipo uno o en diez sesiones para el tipo dos, se debe ahondar en el diagnóstico, confirmarlo y decidir los métodos terapéuticos correspondientes. El tratamiento combinado con masaje, terapia de rehabilitación física e iontoforesis de la medicina china pueden alcanzar resultados satisfactorios.

Sección 8

Trastorno de la Articulación Temporomandibular

El trastorno de la articulación temporomandibular (ATM) o articulación TM, es un síndrome de alteraciones funcionales causado por diversas lesiones que afectan la articulación.

El desorden de la ATM está causado principalmente por factores como la masticación unilateral prolongada, morder objetos duros o un trauma a la articulación, lo que genera una alteración de la oclusión, espasmo y fatiga de los músculos maseteros, así como desplazamiento del disco cartilaginoso y la disfunción de la articulación debido a las lesiones articulares. Otros factores asociados como una prolongada constitución débil del paciente, insomnio y artritis reumatoide tienden a provocar esta condición.

La ATM está compuesta por la mandíbula inferior suspendida del hueso temporal, y es la única articulación móvil de la cara. Su borde anterior es más delgado que el posterior y en la parte externa se encuentra el ligamento temporomandibular que fortalece a la cápsula articular. La cavidad articular está separada por un menisco (disco) con la superficie anterior cóncava mirando a la cara superior y la parte posterior a la inferior. La circunferencia de los meniscos conecta con la cápsula articular. Ambos lados de la parte inferior de la articulación mandibular deben actuar simultáneamente para abrir y cerrar la mandíbula, así como desplazarla hacia adelante y hacia atrás.

【MANIFESTACIONES CLÍNICAS】

El desorden de la ATM prevalece más en jóvenes. Se caracteriza por incomodidad o dolor mandibular, chasquidos del lado afectado, movimiento limitado de la boca y disfunción de los movimientos de la masticación cuando el paciente está mascando.

Se examina mediante la presión con los pulgares de la ATM (alrededor del punto E 7 (*xià guān*) y el lado afectado presenta dolor o incomodidad. El chasquido puede verse en algunos pacientes. En casos graves, cerrar fuertemente la boca puede causar dolor del lado afectado y limitación del movimiento mandibular.

Hallazgos radiológicos: la artrografía de la ATM puede mostrar cambios óseos.

【DIFERENCIACIÓN DE SÍNDROMES Y TRATAMIENTO】

La medicina china sostiene que esta enfermedad está asociada con la invasión de viento y frío patógenos. Debido a que el frío tiende a coagular y contraer los músculos, tendones y vasos sanguíneos del paciente mientras duerme, esto puede causar un espasmo muscular de la mandíbula. El trauma o hipertensión de la boca también son factores de riesgo, lo que puede causar dolor mandibular y movimientos limitados de la boca debido al espasmo muscular de la mandíbula. En base a las causas y los diferentes síntomas clínicos, el desorden de la ATM puede dividirse en dos tipos.

1. Tipo Viento-Frío

Esta enfermedad tiene un inicio lento e inicialmente los síntomas no son muy evidentes, pero se agravan gradualmente. La condición puede ocurrir en un solo lado o en ambos. De acuerdo a la teoría de la medicina china, el viento y el frío son factores patógenos, que tienden a obstruir los canales y contraer los músculos faciales del paciente debido a una exposición prolongada a los mismos durante el sueño. En consecuencia, pueden observarse síntomas como: espasmo muscular crónico y dificultad para extender la mandíbula, distensión y dolor, debilidad, rigidez, chasquido de la ATM, movimientos bucales limitados y movimientos anormales de la mandíbula inferior. En aquellos pacientes que sufren de esta condición durante mucho tiempo, pueden verse complicaciones como mareo, tinnitus, debilidad, complexión pálida y fatiga, debido a una prolongada dificultad para tragar, disminución de la ingesta de alimentos y debilitamiento de la constitución. Otros signos incluyen saburra delgada y blanca y pulso filiforme y débil.

En el examen físico aparece una clara sensibilidad en la región del cóndilo mandibular y el músculo masetero. Al presionar la ATM (alrededor del punto E 7 (*xià guān*) con los pulgares, el lado afectado muestra aparente chasquido que puede acompañarse de dolor.

Principio terapéutico: dispersar el frío y drenar los canales para detener el dolor.

Combinación de puntos:

E 7 (*xià guān*) (Unilateral or bilateral)	EX-CC 5 (*tài yáng*) (Unilateral or bilateral)	VB 20 (*fēng chí*) (Unilateral or bilateral)
IG 4 (*hé gǔ*) (lado afectado)		

2. Tipo Traumático

Esta condición generalmente es unilateral. Los ataques violentos causan inflamación y dolor de la cara alrededor de la ATM. Al desinflamarse gradualmente, los pacientes experimentarán dolor o limitación de movimientos del lado afectado al masticar o abrir la boca. Algunos pacientes presentan cefalea y problemas de audición. Otros signos son capa fina amarilla y pulso profundo.

El examen físico muestra que el lado afectado del mentón está más elevado que el lado sano. Además hay una clara sensibilidad alrededor de la ATM, movimientos limitados de la boca y chasquido mandibular.

Principio de tratamiento: eliminar la estasis para drenar los canales, activar el flujo sanguíneo para detener el dolor.

Combinación de puntos:

E 7 (*xià guān*) (lado afectado)	EX-CC 5 (*tài yáng*) (lado afectado)	IG 4 (*hé gǔ*) (lado afectado)
VB 8 (*shuài gǔ*) (lado afectado)		

【TRATAMIENTO】

1. Puntos y Técnicas Acupunturales

1) E 7 (*xià guān*): en la cara, anterior a las orejas, en la depresión entre el arco

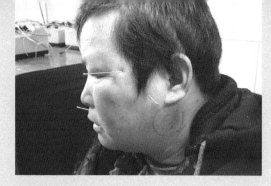

Fig. 1-23   E 7 (*xià guān*), EX-CC 5 (*tài yáng*)

cigomático y el proceso condilar de la mandíbula. Usar una aguja filiforme del Nº 30, de 2 *cun* (50 mm) de longitud. Aplicar la desinfección local rutinaria. Insertar la aguja perpendicularmente aproximadamente 1,8 *cun* (45 mm). Sensación a la punción: dolor distensivo alrededor de la ATM. (Fig. 1-23).

2) VB 8 (*shuài gǔ*): por encima del ápex auricular, 1.5 *cun* (unidad corporal proporcional), por encima de la línea del cabello, verticalmente por encima de SJ 20 (*jiǎo sūn*). En el punto medio de la línea que conecta EX-CC 6 (*ér jiān*) y el tubérculo del parietal. Usar una aguja filiforme del Nº 30, de 1,5 *cun* (40 mm) de longitud. Aplicar la desinfección local rutinaria. Insertar las agujas perpendicularmente hacia la parte posterior aproximadamente 1,3 *cun* (35 mm). Sensación de la aguja: dolor distensivo en la sien. (Fig. 1-10)

3) EX-CC 5 (*tài yáng*): en la depresión 1 *cun* posterior al punto medio entre el borde lateral de la ceja y el canto externo del ojo. Usar una aguja filiforme del Nº 30, de 2 *cun* (50 mm) de longitud. Aplicar la desinfección local rutinaria. Insertar la aguja aproximadamente 1,8 *cun* (45 mm) hacia el mentón. Sensación de la aguja: dolor distensivo. (Fig. 1-23)

4) VB 20 (*fēng chí*): por debajo del hueso occipital del cuello, en la depresión entre el músculo esternocleidomastoideo y trapecio, horizontal a DU 16 (*fēng fǔ*). Usar dos agujas filiformes del Nº 30, de 2 *cun* (50 mm) de longitud. Aplicar la desinfección local rutinaria. Insertar las agujas hacia la columna aproximadamente 1,8 *cun* (45 mm). Sensación de la aguja: dolor distensivo alrededor del cuello o dolor que se disemina a la región del hueso parietal lateral a lo largo del occipital. (Fig. 1-8)

5) IG 4 (*hé gǔ*) (lado afectado): en el dorso de la mano, entre el primer y segundo huesos metacarpianos, en el punto medio del segundo metacarpo en el lado radial. Usar una aguja filiforme del Nº 30, de 2,5 *cun* (65 mm) de longitud. Aplicar la desinfección local rutinaria. Insertar la aguja en dirección a ID 3 (*hòu xī*) aproximadamente 2,3 cun (60 mm). Sensación de la aguja: dolor distensivo localizado. (Fig. 1-4)

2. Postura, Manipulación y Duración del Tratamiento

Colocar al paciente con el tipo uno sentado y seleccione los puntos de acupuntura E 7 (*xià guān*), EX-CC 5 (*tài yáng*), VB 20 (*fēng chí*) e IG 4 (*hé gǔ*). Insertar las agujas con el método de manipulación neutra de tonificación y dispersión y retenerlas durante 40 minutos. Aplicar una vez al día. Un ciclo de tratamiento dura 6 días. Se requiere un intervalo de cinco días de descanso entre dos ciclos de tratamiento. Si los síntomas se alivian debe aplicarse un ciclo más. Si no hay efecto o el paciente se recupera por completo al final del ciclo, el tratamiento debe cesar.

El paciente con el tipo dos también se encuentra sentado. Seleccionar E 7 (*xià guān*), EX-CC 5 (*tài yáng*), VB 8 (*shuài gǔ*) e IG 4 (*hé gǔ*). Insertar las agujas con el método de dispersión y luego retenerlas durante 40 minutos, una vez al día. Un ciclo de tratamiento dura seis días. Se requiere un intervalo de cinco días de descanso entre dos ciclos de tratamiento. Si los síntomas se alivian debe aplicarse un ciclo más. Si no hay efecto o el paciente se recupera por completo al final del ciclo, el tratamiento debe cesar.

【EXPERIENCIA Y ANÁLISIS】

De acuerdo a las teorías de la medicina china, el trastorno de la ATM está asociado al viento, al frío o a un trauma. La invasión por viento y frío patógenos causa la contracción de músculos y tendones, artralgia y dificultad para realizar movimientos faciales. La estasis de sangre en la región facial o en la sien, resultado de trauma externo, estimula las articulaciones de la cara y en consecuencia, causa esta condición.

La enfermedad se divide en dos tipos. Una es el tipo por viento-frío, causada principalmente por la invasión de viento y frío patógenos, lo que genera alteración motora y dolor de las articulaciones faciales. Los síntomas frecuentes de este tipo son dolor distensivo, debilidad, rigidez y chasquido de las articulaciones afectadas, movimientos limitados de la boca y movimientos alterados de la mandíbula inferior. En etapas iniciales, la selección de los siguientes puntos tiene buenos efectos: E 7 (*xià guān*), EX-CC 5 (*tài yáng*), VB 20 (*fēng chí*) e IG 4 (*hé gǔ*), en etapas avanzadas, el tratamiento es más complicado. Sin embargo, aún así los resultados serán satisfactorios si el médico dedica mucha atención al tratamiento. El otro tipo es el traumático y resulta de lesiones de la cara o sien, que se acompañan de dolor severo y limitación de los movimientos de la boca al masticar o abrir la boca. Algunos pacientes tienen síntomas acompañantes como cefalea y alteraciones auditivas. La selección de los puntos E 7 (*xià guān*), EX-CC 5 (*tài yáng*), VB 8 (*shuài gǔ*) e IG 4 (*hé gǔ*), puede ser efectiva si se aplica en cuanto aparece el dolor. En la última fase, los pacientes con este tipo pueden presentar adherencias articulares y dificultad al abrir la boca. El tratamiento con acupuntura, aunque es más complicado en esta etapa, puede combinarse con terapia de bloqueo para obtener resultados satisfactorios, aunque requiere más tiempo.

En resumen, la terapia con acupuntura es efectiva en el tratamiento del desorden de la ATM tanto en el tipo uno como en el tipo dos, en la fase inicial. El tratamiento es mas difícil para articulaciones con chasquido y limitación de los movimientos de la boca, debido a las adherencias que afectan a la ATM en la última etapa de los dos tipos, pero la combinación con terapia de bloqueo puede conseguir resultados satisfactorios.

Capítulo 2
Lesiones del Tronco

Este capítulo
describe principalmente las
lesiones del tronco y la terapia acupuntural
para enfermedades que suceden en el tórax, espalda,
costillas, cintura, abdomen, sacro, glúteos y cadera.

Este capítulo se centra en la etiología, patogénesis, puntos claves del diagnóstico y tratamiento con terapia acupuntural, en base a la causa de las enfermedades, según el diagnóstico apropiado. Consta de diecinueve secciones que describen diferentes enfermedades. Al inicio de cada sección, el autor describe el inicio, las causas y el diagnóstico de la enfermedad desde el punto de vista de la biomedicina. A continuación, según la diferenciación de síndromes y el tratamiento de la medicina china, el autor divide la enfermedad en diferentes tipos y describe sus principales síndromes, principios de tratamiento, descripción de puntos y técnicas de inserción, utilizando ilustraciones de los puntos de acupuntura para la comodidad de los lectores. Las prescripciones mencionadas han sido seleccionadas y probadas por el autor durante sus años de experiencia clínica. Además, también se mencionan detalles sobre la evolución del tratamiento para cada enfermedad.

La última parte de cada sección: experiencia y análisis, es una
evaluación de la eficacia del tratamiento y menciona
algunos detalles que requieren una atención
especial durante y después del
tratamiento.

Sección 1

Trastornos de la Columna Dorsal

Esta enfermedad se caracteriza por dolor en la espalda y en el pecho, lo que resulta de lesiones que causan la dislocación de las pequeñas articulaciones de la columna torácica. También se le llama subluxación de las pequeñas articulaciones de las vértebras torácicas o interposición sinovial de las articulaciones posteriores de las vértebras torácicas.

Las vértebras torácicas en su posición normal son estables y están alineadas. Debido a que la mayoría de los movimientos normales y de ejercicio no involucran a la parte superior del pecho, los músculos en esta región son débiles. Aunque el tórax tiene el soporte de las costillas, la parte superior del tórax es considerablemente menos capaz de amortiguar las fuerzas traumáticas que las áreas cervical y lumbar. Un impacto violento o una torsión súbita de la parte superior del tórax pueden causar que las articulaciones de las vértebras torácicas se desplacen lateralmente, y no puedan regresar a su posición normal de manera natural porque lo impide la membrana sinovial de la articulación.

Las principales causas de lesiones externas son: hiperextensión o torsión de la columna torácica (cuando los trabajadores dejan objetos pesados lateralmente), lesiones en la parte superior o lateral de la espalda (por ejemplo cuando la gente practica deportes como la lucha), con rotación de la parte superior del tórax. Debido a que la columna torácica experimenta torsión severa, las pequeñas articulaciones son desplazadas, lo que eventualmente origina esta condición.

【CUADRO CLÍNICO】

Las vértebras torácicas de T3 a T7 son las más frecuentemente afectadas por esta enfermedad. Se ve comúnmente en jóvenes y adultos. Las manifestaciones típicas son síntomas leves posteriores a la lesión y agudización de los mismos al día siguiente. Normalmente, el dolor es unilateral, aunque en casos severos ambos lados pueden verse afectados. Conforme la condición empeora, el dolor se extiende a la zona cervical del músculo sacroespinal, el dorsal largo, trapecio, parte inferior del sacroespinal, parte baja de la espalda o lumbar, músculos intercostales alrededor de la vértebra afectada y se refiere a la parte superior del pecho y abdomen. El dolor se concentra en las vértebras torácicas afectadas. Algunos pacientes presentan incluso desviación de las apófisis espinosas de la columna torácica, lo que resulta en uno o más puntos sensibles sobre el ligamento supraespinoso. Si la condición no se trata adecuadamente durante la fase aguda el paciente desarrollará síntomas crónicos como dolor y distensión en la espalda que suelen ser inducidos por cambios en el clima, estar sentado o parado durante mucho tiempo y por flexión de la cintura.

Hallazgos de rayos X: el 50%-60% de los pacientes presentan desviación de las apófisis espinosas de la línea media, mientras que el resto no presenta cambios evidentes.

【DIFERENCIACIÓN DE SÍNDROMES Y TRATAMIENTO】

La medicina china sostiene que las vértebras torácicas conforman el grupo de articulaciones más estable del cuerpo. Debido a que la columna torácica no es tan flexible como la columna cervical o lumbar, los músculos, tendones y ligamentos en la región torácica son débiles e incapaces de proporcionar mucha protección. Cuando el tórax se gira bajo una fuerza considerable, las vértebras torácicas se moverán lateralmente y serán incapaces de regresar a su posición original por la obstrucción sinovial, causando así la enfermedad.

La condición es leve poco tiempo después de la lesión y empeora al día siguiente. Los pacientes inicialmente presentan dolor distensivo en la espalda, enfocado en la zona afectada y con sensación de pesadez en la misma. Gradualmente el dolor se disemina a la región intercostal superior del tórax. En casos graves, los pacientes cambian frecuentemente su postura al sentarse durante mucho tiempo. Cuando los pacientes caminan, el movimiento corporal les causará dolor en la espalda, pecho y región intercostal, lo que se agravará al toser, estornudar, respirar profundamente, acostarse o levantarse.

Examen físico: el doctor debe revisar primero si hay alteración de la curvatura de la columna vertebral. Si la desviación lateral no es evidente, el doctor puede presionar con el dedo índice y medio a ambos lados de las apófisis espinosas a lo largo de la columna. De esta manera se evalúa la escoliosis según las marcas de los dedos (línea hiperémica). A continuación, se presiona a ambos lados de las apófisis espinosas desde la vértebra T1 con los pulgares, vértebra por vértebra para ver la relación de estas con la línea media posterior y determinar si hay una curvatura de cifosis o lordosis. Se señala el sitio afectado y se repite dos veces la misma maniobra de exploración. Si las revisiones posteriores son concordantes con las previas y los sitios señalados donde el paciente refiere sensibilidad son idénticos, puede establecerse el diagnóstico de desorden de las articulaciones de las vértebras torácicas.

Principio de tratamiento: relajar y regular los tendones y músculos, promover la circulación sanguínea para aliviar el dolor.

Combinación de puntos:

SJ 5 (*wài guān*) (lado afectado o bilateral)	V 40 (*wěi zhōng*) (lado afectado o bilateral)	Puntos doloroso regionales

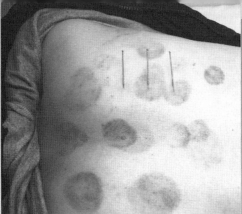

Fig. 2-24   Inserción en los puntos sensibles de la región superior de la espalda

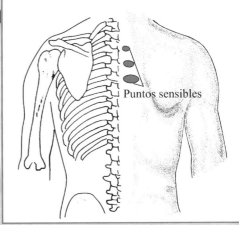

Puntos sensibles

Fig. 2-a   Puntos sensibles de la región superior de la espalda

【TRATAMIENTO】

1. Puntos y Técnicas Acupunturales

1) SJ 5 (*wài guān*): en la cara dorsal del antebrazo, sobre la línea que conecta a IG 5 (*yáng xī*) con la punta del codo, 2 *cun* (unidad proporcional del cuerpo), por encima del pliegue transverso del dorso de la muñeca, entre el cúbito y el radio. Usar una aguja filiforme del Nº 30, de 2 *cun* (50 mm) de longitud. Aplicar la desinfección local rutinaria. Insertar las agujas perpendicularmente alrededor de 1,5 *cun* (40 mm). Sensación de la aguja: dolor distensivo localizado o dolor que se disemina al dorso de la mano. (Fig. 1-7)

2) Puntos sensibles en la zona: en la espalda, se pueden encontrar 3 puntos sensibles lateral a las apófisis espinosas de las vértebras torácicas. Usar tres agujas filiformes del Nº 30, de 1,5 *cun* (40 mm) de longitud. Aplicar la desinfección local rutinaria. Insertar las agujas hacia la columna vertebral alrededor de 1,4 *cun* (38 mm). Sensación de la aguja: dolor distensivo localizado o dolor con irradiación al las costillas o a la parte superior del tórax en el mismo lado del punto. (Fig. 2-24, Fig.2-a)

3) V 40 (*wěi zhōng*): posterior a la articulación de la rodilla, en el punto medio del pliegue transverso de la fosa poplítea, entre los tendones del bíceps femoral y el músculo semitendinoso. Usar una aguja filiforme del Nº 30, de 2 *cun* (50 mm) de longitud. Aplicar la desinfección local rutinaria. Insertar la aguja hacia arriba oblicuamente alrededor de 1,8 *cun* (45 mm). Sensación de la aguja: dolor distensivo localizado de la fosa poplítea o dolor con irradiación al gastrocnemio (Fig. 2-25)

2. Postura, Manipulación y Duración del Tratamiento

Con el paciente en posición prona, pinchar primero SJ 5 (*wài guān*) con método de dispersión. Luego, pinchar V 40 (*wěi zhōng*) con método de dispersión. Finalmente, localizar con precisión los tres puntos sensibles de las zonas reflejas en la espalda y pinchar con el método de manipulación neutra de tonificación y dispersión. Retener las agujas durante 40 minutos y aplicarlo diariamente. Un ciclo de tratamiento dura 6 días. Se requiere un intervalo de tres días de descanso entre dos ciclos de tratamiento.

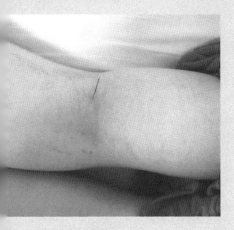

Fig. 2-25   V 40 (*wěi zhōng*)

Si no hay efecto o el paciente se recupera por completo al final del ciclo, el tratamiento debe suspenderse.

APÉNDICE: reducción manipulativa

Indicaciones: si la condición ha persistido durante tres días, tal vez pueda curarse por medio de una única reducción manipulativa. Si se ha padecido la enfermedad durante más de tres semanas, se puede considerar una lesión antigua, que reaparecerá fácilmente después de la manipulación. A los pacientes que han padecido la condición durante más de medio año, se les debe indicar que guarden reposo en cama después de la manipulación repetida, y se debe combinar el tratamiento con la acupuntura, así como con la aplicación del tratamiento externo con *Sān Shēng Sǎn* compuesto de *chuān wū* crudo (Radix Aconiti Praeparata), *cǎo wū* crudo (Radix Aconiti Kusnezoffi) y *tiān nan xīng* crudo (Rhizoma Arisaematis).

Procedimiento: el paciente en posición prona sostiene con sus manos los barandillas de la cama (moviendo la escápula lateralmente para reducción). Un asistente tracciona ligeramente los tobillos del paciente a lo largo del eje de cuerpo para ayudar a relajar los músculos e incrementar el espacio intervertebral. En este momento, permaneciendo de pie al lado izquierdo del paciente, el médico localiza una vez más la apófisis espinosa afectada y decide la dirección de la corrección. Tan pronto como el espacio intervertebral aumenta lo suficiente para realizar la reducción, el médico empuja la apófisis espinosa afectada hacia la línea media. Cuando se realiza la reducción, la mayoría de los pacientes pueden escuchar sonidos provenientes de las vértebras lo que sugiere una reducción exitosa. Si el médico siente que la fuerza para la manipulación es insuficiente, puede usar la región hipotenar de la mano para empujar lateralmente hacia una posición normal la apófisis espinosa afectada, mientras coloca la otra mano sobre el hombro a través de la axila del lado afectado. Así, las dos manos trabajan de manera conjunta para manipular la parte superior dañada de la columna y recuperar la posición normal. Después de una reducción exitosa , los pacientes pueden realizar movimientos activos, sin embargo los pacientes con condiciones crónicas deben permanecer recostados sobre la cama durante treinta minutos antes de levantarse, para evitar recurrencia debido a un sobreesfuerzo o rotación de la columna. Aplicar la reducción manipulativa cada tres días. Si los síntomas desaparecen después de tres sesiones de tratamiento, este debe cesar.

【EXPERIENCIA Y ANÁLISIS】

Los trastornos de la columna dorsal son una enfermedad común en la clínica y se acompañan de síntomas en la parte superior de la espalda y dolor en el tórax. La medicina china sostiene que los giros violentos de la parte superior espalda y tórax ocasionan dislocación de las articulaciones de las vértebras torácicas o una obstrucción sinovial que ocasiona una serie de síntomas.

Normalmente, no es difícil hacer el diagnóstico. Pero como se puede confudir fácilmente con enfermedades como raquitismo, anormalidades congénitas, osteomalacia, protrusión de discos intervertebrales, epifisitis, tuberculosis vertebral, etc., son necesarios métodos diagnósticos de ayuda para realizar un diagnóstico preciso especialmente antes de realizar una apropiada reducción manipulativa. Tanto la reducción manipulativa como la acupuntura son efectivas para los pacientes en etapas iniciales. Sin embargo, si se aplica acupuntura después de la manipulación, el efecto será mayor. La mayoría de los pacientes en estado avanzado, después de tres sesiones de reducción, seguirán presentando síntomas menores en la espalda o bien la enfermedad puede volver a aparecer debido a un cambio en el clima. En este caso, se recomienda aplicar uno o dos ciclos más de acupuntura para consolidar la eficacia del tratamiento. Habiéndose recuperado por completo, los pacientes deben realizar ejercicios para fortalecer los músculos del tórax por ejemplo. En pocas palabras, la eficacia deseada puede obtenerse al combinar las terapias mencionadas previamente.

Sección 2

Lesión del Músculo Torácico Sacroespinal

La lesión del músculo torácico sacroespinal, está causada por tensión muscular prolongada en la espalda, hombros y protrusión del tórax. Dicha tensión crónica es común en maestros que escriben en la pizarra o en porteros que cargan materiales pesados en la espalda durante mucho tiempo, y puede dañar al músculo erector espinal de la espalda y causar dolor eventualmente.

【MANIFESTACIONES CLÍNICAS】

Esta enfermedad tiene un inicio crónico. Normalmente, ocurre unilateralmente posterior a un movimiento torácico, dormir o levantar un objeto pesado de un solo lado. El dolor generalmente se inicia en la región 2-4 cm lateral a la parte posterior de las vértebras torácicas y se acompaña de clara sensibilidad que empeora gradualmente. En casos graves, puede haber afectación de los músculos intercostales profundos manifestado por dolor intercostal. Incluso respirar, toser o estornudar pueden causar un dolor insoportable. Algunos pacientes presentan alteraciones motoras de la escápula.

Examen físico: en la región dolorosa de la espalda se pueden encontrar puntos o franjas sensibles. La sensibilidad evidente puede sentirse alrededor de los músculos intercostales afectados. Pero no hay un punto doloroso en particular en el área torácica o escapular.

Hallazgos de rayos X: las placas torácicas no muestran signos positivos en las vértebras torácicas.

【DIFERENCIACIÓN DE SÍNDROMES Y TRATAMIENTO】

La medicina china sostiene que la aparición de esta enfermedad es debida a un esfuerzo prolongado que causa tensión del músculo sacroespinal torácico. El estancamiento en los tendones y los vasos sanguíneos obstruye la circulación en los canales. Los músculos, tendones y vasos sanguíneos no pueden ser nutridos debido a la obstrucción del qi y la sangre. Inicialmente, el dolor aparece en los músculos lesionados en la espalda y tórax, pero se extiende a las capas musculares más profundas según se desarrolla la enfermedad. Los músculos intercostales, el dorsal largo, el supraespinoso y el infraespinoso pueden verse afectados, lo que causa dolor en los músculos intercostales o diseminarse a la región escapular. Esta enfermedad ocurre principalmente en un solo lado, y con menos frecuencia en ambos lados. Puede clasificarse en el tipo unilateral y el tipo bilateral.

1. Tipo Unilateral

Este tipo de afección cursa con dolor unilateral leve en la fase inicial. Síntomas como distensión o dolor pueden ocurrir tras un ejercicio torácico violento o al dormir. El dolor permanece durante 3-5 días y desaparece después del reposo o ejercicio. Sin embargo, la sensación de dureza y distensión al realizar movimientos permanece después de curarse el cuadro sin intervención alguna. Cada reincidencia del cuadro cursa con agravamiento del dolor, y es más severo cuando el paciente inspira, gira el cuerpo, tose o estornuda. En casos severos, el dolor se puede irradiar a la región escapular e intercostal. Debe hacerse diagnóstico diferencial de la enfermedad coronaria cardiaca en los pacientes con síntomas del lado izquierdo e irradiación del dolor a la zona intercostal. Otros signos son saburra blanca y pulso profundo.

Examen físico: puntos o franjas con masas sensibles a modo de cuerda pueden encontrarse cerca de la tercera y la séptima vértebras torácicas. Cuando el área escapular o intercostal están afectadas sin una reacción positiva en esa zona, el dolor en estas se puede aliviar después de presionar los puntos sensibles.

Principio terapéutico: relajar los músculos, activar y drenar los canales y colaterales para detener el dolor.

Combinación de puntos:

PC 6 (*nèi guān*) (lado afectado)	V 40 (*wěi zhōng*) (lado afectado o bilateral)	Puntos sensibles (lado afectado)

2. Tipo Bilateral

Este cuadro suele iniciarse con dolor bilateral, inicialmente leve, que afecta a 1 ó 2 vértebras en la espalda. Síntomas como distensión o dolor pueden aparecer por escribir, sentarse, cargar peso, ejercicio torácico violento o dormir, durante mucho tiempo. El dolor permanece durante 3-5días y desaparece después del reposo o ejercicio. Sin embargo, la sensación de dolor y distensión pueden permanecer después de que la dolencia se haya curado por sí mismo. Con cada ataque reincidente el dolor empeora, y es más severo cuando el paciente inspira, gira el cuerpo, tose o estornuda. El dolor se puede irradiar a la región escapular e intercostal en casos severos, lo que se agravará con el ejercicio y se aliviará con el descanso. El dolor suele acompañarse de molestia torácica, respiración corta, poca memoria y apetito y sueño alterado. Otros signos son capa blanca amarillenta y pulso profundo y filiforme.

Examen físico: pueden encontrarse puntos o masas a modo de cuerda sensibles, cerca de la 3ª-7ª vértebras torácicas. Cuando las áreas escapular e intercostal están afectadas sin reacción positiva en esa zona, el dolor se puede aliviar después de presionar los puntos sensibles.

Principio terapéutico: calmar la mente y drenar los canales, aliviar el espasmo y el dolor

Combinación de puntos:

PC 6 (*nèi guān*) (lado afectado)	V 40 (*wěi zhōng*) (lado afectado)	Puntos sensibles (bilaterales)
VB 34 (*yáng líng quán*) (bilateral)		

【TRATAMIENTO】

1. Puntos y Técnicas Acupunturales

1) Puntos sensibles: el dolor normalmente se presenta en la zona a 2 cm al lado de las 3ª-7ª vértebras torácicas. Los puntos sensibles pueden encontrarse y señalarse mediante presión sobre los músculos erectores torácicos. Usar de tres a ocho agujas filiformes del Nº 30, de 2 *cun* (50 mm) de longitud. Aplicar la desinfección local rutinaria. Insertar tres agujas hacia la columna vertebral aproximadamente 45 mm. Sensación de la aguja: dolor distensivo localizado (Fig. 2-26, Fig.2-b)

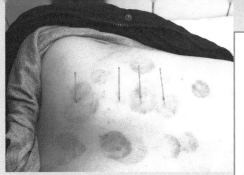

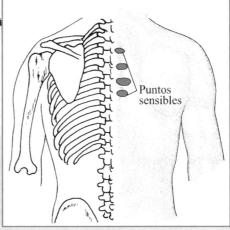

Fig. 2-26 Aplicación de agujas en los puntos sensibles de la parte superior de la espalda.

Fig. 2-b Puntos sensibles de la parte superior de la espalda

2) PC 6 (*nèi guǎn*): 2 *cun* por encima del pliegue transverso de la muñeca entre los tendones del músculo palmar largo y flexor radial del carpo. Usar una aguja filiforme del Nº 30, de 1,5 *cun* (40 mm) de longitud. Aplicar la desinfección local rutinaria. Insertar las agujas hacia SJ 5 (*wài guǎn*) alrededor de 1,3 *cun* (35 mm). Sensación de la aguja: dolor distensivo localizado o dolor que se disemina al dorso de la mano y dedo medio. (Fig. 1-20)

3) V 40 (*wěi zhōng*): posterior a la articulación de la rodilla en el punto medio del pliegue transverso de la fosa poplítea, entre los tendones del bíceps femoral y el músculo semitendinoso. Usar una aguja filiforme del Nº 30, de 2 *cun* (50 mm) de longitud. Aplicar la desinfección local rutinaria. Insertar la aguja oblicuamente hacia arriba alrededor de 1,8 *cun* (45 mm). Sensación de la aguja: dolor distensivo localizado de la fosa poplítea o dolor con irradiación al gastrocnemio (Fig. 2-25)

4) VB 34 (*yáng líng quán*): en la superficie anterolateral de la pierna, en la depresión inferior y anterior al cóndilo del peroné. Usar una aguja filiforme del Nº 30, de 2 *cun* (50 mm) de longitud. Aplicar la desinfección local rutinaria. Insertar las agujas perpendicularmente alrededor de 1,6 *cun* (45 mm). Sensación de la aguja: dolor distensivo localizado o dolor con irradiación al dorso del pie a lo largo de la tibia. (Fig. 1-12)

2. Postura Manipulación y Duración del Tratamiento

El paciente con el tipo uno está en posición prona. Primero pinchar PC 6 (*nèi guǎn*) en un solo lado con método de dispersión. A continuación se pincha V 40 (*wěi zhōng*) con método neutro de de tonificación y dispersión. Después se localiza el lugar preciso de los puntos claramente sensibles en la espalda, se pinchan con el método de dispersión y se dejan las agujas durante 40 minutos. Aplicar una vez al día. Un ciclo de tratamiento dura 6 días. Se requiere un intervalo de tres días de descanso entre dos ciclos de tratamiento. Si los síntomas se alivian durante el ciclo de tratamiento, este debe continuarse. Si no hay efecto o el paciente se recupera por completo al final del ciclo, el tratamiento debe cesar.

El paciente con el tipo dos también está en posición prona. Se localizan los 6-8 puntos claramente sensibles, laterales a las 3ª-7ª vértebras torácicas (3-4 puntos a cada lado). Primero, pinchar estos puntos con el método neutro de tonificación y dispersión, y luego pinchar bilateralmente PC 6 (*nèi guān*), V 40 (*wěi zhōng*) y VB 34 (*yáng líng quán*), con método neutro de tonificación y dispersión, y luego retener las agujas durante 40 minutos. Aplicar la terapia acupuntural una vez al día. Un ciclo de tratamiento dura 10 días. Se requiere un intervalo de cinco días entre dos ciclos de tratamiento. Si los síntomas se alivian durante el ciclo de tratamiento, este debe continuarse. Si no hay efecto o el paciente se recupera por completo al final del ciclo, el tratamiento debe cesar.

【EXPERIENCIA Y ANÁLISIS】

Según la medicina china, la lesión del músculo sacroespinal, está asociada con trabajo forzado y prolongado, lo que genera tensión del músculo sacroespinal. El estancamiento en los tendones y vasos sanguíneos impide la función de transporte de los canales y vasos, lo que origina una falta de nutrición debido a la obstrucción de qi y sangre. El dolor torácico y de espalda aparece, en general unilateralmente, aunque en otros casos puede ser bilateral. En los casos unilaterales, el lado derecho es el más frecuentemente afectado porque la mayoría de los pacientes son diestros. El tipo bilateral suele aparecer en personas que cargan peso con los hombros, hacen trabajos manuales o escriben mucho. Debido a que este tipo tiene un principio insidioso, el paciente tiende a visitar al médico más tarde.

La enfermedad puede dividirse en dos tipos: uno es el tipo unilateral, que se caracteriza por dolor de un solo lado. En casos leves, solo está afectado el músculo sacroespinal torácico en la espalda. En casos severos, el dolor se extiende a la zona escapular e intercostal del lado afectado. La acupuntura para este tipo, como se mencionó previamente, es extremadamente efectiva. Si además hay adherencias en el músculo sacroespinal torácico, la condición es más difícil de tratar y requiere mucho tiempo de tratamiento para obtener resultados satisfactorios. El otro tipo es bilateral y los síntomas afectan a ambos lados de los músculos sacroespinal en la espalada. En la mayoría de los casos el dolor se concentra inicialmente en la parte superior de la espalda y el tórax, pero en algunos casos, por tratamiento inapropiado, puede irradiarse gradualmente a las regiones escapulares y parte superior del tórax a lo largo de los músculos intercostales. La terapia con acupuntura en los pacientes que sólo sufren de dolor de espalda es muy efectiva. Si las regiones escapulares e intercostales están involucradas, el tratamiento también puede dar resultados satisfactorios, aunque requerirá más tiempo.

En resumen, como se menciona previamente, el tratamiento con la acupuntura para la lesión del músculo sacroespinal en su porción torácica es efectivo y de resultado rápido, especialmente para los casos leves o de corta evolución. El dolor puede aliviarse en gran parte en seis sesiones de tratamiento. Sin embargo, es común la reincidencia, por lo que los pacientes deben evitar estar sentados durante mucho tiempo y el ejercicio continuado o de uno o ambos brazos. Se les aconseja realizar ciertos ejercicios que son beneficiosos para el hombro y tórax, como correr, nadar o expandir el tórax. Si los síntomas reinciden, la aplicación de las técnicas anteriormente descritas también puede ser efectiva.

Sección 3

Lesión del Músculo Pectoral Mayor

Esta enfermedad se refiere a aquellos síntomas clínicos causados por una lesión a la entesis del músculo pectoral mayor debido a trauma directo o indirecto.

El músculo pectoral mayor, que cubre una porción importante de la pared torácica anterior, es un músculo en forma de abanico. Surge de la parte medial de la clavícula, superficie anterior del esternón, los seis cartílagos costales y la pared anterior de la aponeurosis del recto abdominal. Los tres haces de fibras musculares convergen hacia su inserción y todas confluyen en un tendón plano que se inserta en la cresta del tubérculo mayor del húmero. Para poder realizar adecuadamente la extensión y elevación del brazo, los músculos del pectoral mayor no se cruzan cuando se realiza la abducción, rotación externa y elevación del brazo. El pectoral mayor tiene la función de aducción y rotación interna, movimientos que pueden disminuir considerablemente después de la lesión.

Esta enfermedad suele estar causada por un esfuerzo excesivo en la parte superior del brazo o por trauma externo. Se puede atribuir a factores tales como movimientos que implican hiperextensión del pectoral mayor durante el trabajo físico, una contracción excesiva o hiperextensión del pectoral mayor al realizar movimientos de las extremidades superiores, y a un trauma directo como en el boxeo u otros deportes de contacto. Los pacientes pueden sufrir este tipo de lesión debido a hiperextensión o contracción muscular desequilibrada, cuando se carga gran peso sobre los hombros o brazos, existe fatiga corporal o exposición al frío. La lesión normalmente ocurre en la unión músculo-tendinosa, o incluso provocar rotura en el vientre muscular, o en la inserción de los tendones.

【MANIFESTACIONES CLÍNICAS】

Los pacientes con lesión del músculo pectoral mayor, suelen presentar un claro historial de traumatismo, inflamación y dolor distensivo en el pecho. Si la lesión ocurre en el origen del pectoral mayor, inicialmente solo se observan equimosis, inflamación y dolor. El dolor gradualmente se extiende y afecta a los nervios intercostales en una semana, lo que causa irradiación del dolor a la espalda. Si la parte anterior e inferior del húmero o la parte anterior de la axila están afectadas, la abducción del brazo, rotación externa y elevación agravará el dolor en la zona del hombro, causando una sensibilidad específica o un dolor referido sobre el área lesionada.

Examen físico: en etapas iniciales, la inflamación y el dolor serán evidentes en el área del pectoral mayor lesionado.

Prueba de resistencia de la clavícula: el examinador le pide al paciente que eleve el brazo más arriba que el hombro, mientras sostiene la porción cubital del codo y tira hacia afuera con fuerza. Mientras tanto, el paciente realiza la aducción y rotación interna del brazo contra la resistencia. Si hay dolor, la prueba es positiva.

Prueba de resistencia de la región costoesternal: se le indica al paciente que baje recto su brazo y luego que haga abducción ligera del mismo. Después el examinador toma el extremo distal del antebrazo y tira hacia afuera con fuerza. Mientras tanto, al paciente se le pide que haga aducción y rotación interna del brazo. Si hay dolor, la prueba es positiva.

La rotura del pectoral mayor dará lugar a dolor del hombro y pecho, sonidos provenientes de la región del pecho cuando el músculo se rompe, o equimosis e inflamación progresivas. Si la rotura ocurre en el extremo proximal, la inflamación y equimosis estarán presentes en la pared torácica anterior y aparecerá una protuberancia axilar cuando el vientre muscular se retrae hacia la zona axilar. Cuando la rotura ocurre en el extremo distal, la inflamación y equimosis se presentarán en la parte anterior del hombro y pecho, y la protuberancia aparecerá en el tórax anterior debido a la contracción muscular hacia esta área. Otros síntomas son dolor y deformidad muscular que son más significativos cuando el paciente trata de hacer aducción de los brazos contra resistencia, al estar hiperextendidos y rectos. En el caso de alteración motora del hombro hay debilidad de la aducción y rotación interna, las pruebas de resistencia clavicular y costoesternal son positivas.

Hallazgos de rayos X: generalmente sin hallazgos patológicos

【DIFERENCIACIÓN DE SÍNDROMES Y TRATAMIENTO】

La medicina china sostiene que las causas de la enfermedad son:

1) Trauma violento externo: una caída repentina, caídas de altura, boxeo, aplastamiento o impacto súbito, como una explosión, pueden causar una lesión directa del pectoral mayor.

2) Lesión por esfuerzo excesivo: la lesión al músculo pectoral mayor se puede dar por un repentino mantenimiento de la respiración al cargar peso, empujar objetos pesados o por esfuerzo al escalar.

Debido a estos factores, puede ocurrir una lesión directa o esguince del pectoral mayor. La rotura del tendón del pectoral mayor puede causar desgarro muscular, disminución del flujo sanguíneo a los colaterales y coágulos sanguíneos (estancamiento) en la pared torácica anterior, moratones y con la consecuente aparición de equimosis en el área afectada. Esta condición tiende a ocurrir como resultado del bloqueo por la sangre estancada en los canales y vasos, lo que impide la circulación normal y produce dolor. De acuerdo a la gravedad, duración y tipo de dolor en la lesión, la enfermedad se puede clasificar en los siguientes dos tipos:

1. Tipo Lesión por Trauma

Suele aparecer en un lado debido a un impacto violento externo al pecho. Los pacientes típicamente presentan inflamación y dolor poco después de la lesión. En casos leves, los pacientes experimentan una inflamación y clara sensibilidad de la parte afectada.

La inflamación desaparece gradualmente en 3-5 días. En casos severos, la inflamación y el dolor son mucho más serios y el dolor puede afectar a los músculos y nervios intercostales, causando irradiación del dolor al pecho. En casos muy severos, el dolor puede dificultar la respiración, agravarse al respirar profundamente, toser o estornudar. La lesión al pectoral mayor puede exacerbarse al elevar los brazos. La lesión a la parte inferior del pectoral mayor normalmente se acompaña de dolor sofocante en el pecho e hipocondrio y de respiración difícil.

A la exploración física se encuentra inflamación e hipersensibilidad evidente de la parte afectada. Otros signos son lengua carmesí con saburra delgada y un pulso ondulante rápido.

Principio terapéutico: promover la circulación sanguínea y dispersar el estancamiento, drenar los canales para detener el dolor.

Combinación de puntos:

R 22 (*bù láng*) (lado afectado)	R 23 (*shén fēng*) (lado afectado)	R 24 (*líng xū*) (lado afectado)
P 1 (*zhōng fǔ*) (lado afectado)	PC 6 (*nèi guān*) (lado afectado)	

2. Lesión por Esfuerzo Excesivo

Generalmente aparece en un lado debido al esfuerzo excesivo que genera una rotura de las fibras musculares del pectoral mayor o por una torsión excesiva del músculo. Ambos cuadros resultan en la rotura del músculo y tendones del pectoral mayor, retirando el flujo sanguíneo de los colaterales, causando inflamación local y la aparición de dolor distensivo. Este tipo de lesión suele ocurrir en la parte externa del tercer y cuarto espacio intercostal en el pecho. Al principio, los pacientes sólo tienen inflamación y sensación de pesadez en los músculos del área. Después de 48 horas la inflamación y el dolor serán evidentes y se agravarán gradualmente. En casos leves, el dolor es soportable y no se agrava al respirar, toser o estornudar. En casos severos, el dolor se agravará gradualmente durante las siguientes 48 horas y puede empeorar al respirar profundo, estornudar, toser o ejercitar la extremidad superior del lado afectado. Sin embargo, en la mayoría de los pacientes la distensión e inflamación local no es evidente.

Examen físico: clara sensibilidad y palpación de una masa oculta en la zona afectada (ver contenido previo para exploración detallada). Otros signos son lengua roja con poca capa y pulso rápido.

Principio terapéutico: promover la circulación sanguínea para eliminar la estasis, activar los canales y detener el dolor.

Combinación de puntos:

PC 6 (*nèi guān*) (lado afectado)	VB 34 (*yáng líng quán*) (lado afectado)	Puntos sensibles en el pecho (lado afectado)

【TRATAMIENTO】

1. Puntos y Técnicas Acupunturales

1) PC 6 (*nèi guān*): 2 *cun* (unidad corporal proporcional) por encima del pliegue transverso de la muñeca entre los tendones del músculo palmar largo y flexor radial del carpo. Usar una aguja filiforme del Nº 30, de 1,5 *cun* (40 mm) de longitud. Aplicar la desinfeción rutinaria. Insertar las agujas hacia SJ 5 (*wài guān*) alrededor de 1.3 *cun* (35 mm). Sensación de la aguja: dolor distensivo localizado o que se disemina al dorso de la mano y al dedo medio. (Fig. 1-20)

2) VB 34 (*yáng líng quán*): en la superficie anterolateral superior de la pierna, en la depresión inferior y anterior al cóndilo del peroné. Usar una aguja filiforme del Nº 30, de 2 *cun* (50 mm) de longitud. Aplicar la desinfeción rutinaria. Insertar las agujas perpendicularmente alrededor de 1,5 *cun* (45 mm). Sensación de la aguja: dolor distensivo localizado o dolor que se irradia al dorso del pie a lo largo de la tibia. (Fig. 1-12)

3) Puntos sensibles en el pecho: sobre el pecho del lado afectado, se pueden encontrar puntos claramente sensibles entre el tercer y cuarto espacio intercostal. Encontrar los 3 puntos más dolorosos y pinchar. Usar una aguja filiforme del Nº 30, de 2 *cun* (50 mm) de longitud. Aplicar la desinfeción rutinaria. Insertar las agujas transversalmente a lo largo del espacio intercostal hacia fuera alrededor de 1,5 *cun* (45 mm). Sensación de la aguja: dolor distensivo localizado. (Fig. 2-28, Fig.2-c)

4) R 22 (*bù láng*): en el pecho, a nivel del quinto espacio intercostal, 2 *cun* lateral a la línea media anterior a nivel de REN 16 (*zhōng tíng*). Usar una aguja filiforme del Nº 30, de 3 *cun* (75 mm) de longitud. Aplicar la desinfeción rutinaria. Insertar la aguja transversalmente a lo largo del espacio intercostal hacia fuera aproximadamente 2,8 *cun* (70mm). Sensación de la aguja: dolor distensivo localizado. (Fig.2-27)

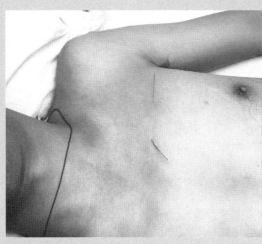

Fig. 2-28 Aplicación de agujas en los puntos sensibles en el pecho

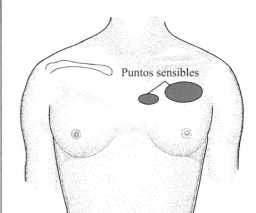

Fig. 2-c Puntos sensibles en el pecho

Puntos sensibles

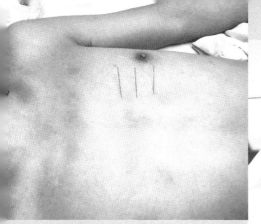

Fig. 2-27   R 22 (*bù láng*), R 23 (*shén fēng*),
R 24 (*líng xū*)

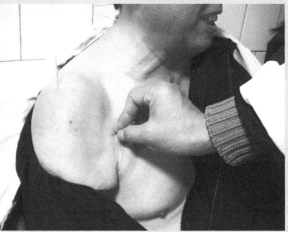

Fig. 2-29   P 1 (*zhōng fǔ*)

5) R 23 (*shén fēng*): en el tórax, en el cuarto espacio intercostal, 2 *cun* lateral a la línea media anterior, a nivel de REN 17 (*dàn zhōng*). Usar una aguja filiforme del Nº 30, de 3 *cun* (75 mm) de longitud. Aplicar la desinfeción rutinaria. Insertar la aguja transversalmente a lo largo del espacio intercostal hacia fuera, alrededor de 2,8 *cun* (70 mm). Sensación de la aguja: dolor distensivo localizado (Fig.2-27)

6) R 24 (*líng xū*): en el tórax, en el tercer espacio intercostal, 2 *cun* lateral a la línea media anterior a nivel de REN 18 (*yù táng*). Usar una aguja filiforme del Nº 30, de 3 *cun* (75 mm) de longitud. Aplicar la desinfeción rutinaria. Insertar la aguja transversalmente a lo largo del espacio intercostal hacia fuera alrededor de 2,8 *cun* (70 mm). Sensación de la aguja: dolor distensivo localizado. (Fig.2-27)

7) P 1 (*zhōng fǔ*): en la parte superolateral del pecho, a 6 *cun* lateral de *ren mai*, a nivel del primer espacio intercostal. Usar una aguja filiforme del Nº 30, de 2 *cun* (50 mm) de longitud. Aplicar la desinfeción rutinaria. Insertar las agujas perpendicularmente hacia la articulación del hombro aproximadamente 1,8 *cun* (45 mm). Sensación de la aguja: dolor distensivo localizado. (Fig. 2-29)

2. Postura, Manipulación y Duración del Tratamiento

El paciente con lesión tipo uno está en posición supina. Seleccionar los puntos R 2 (*rán gǔ*), R 23 (*shén fēng*), R 24 (*líng xū*), P 1 (*zhōng fǔ*) y PC 6 (*nèi guān*). Primero, insertar la aguja en PC 6 (*nèi guān*) con el método de dispersión, y luego pinchar los otros cuatro puntos torácicos con el método neutro de tonificación y dispersión. Dejar las agujas en los puntos durante 40 minutos cada sesión y aplicar diariamente. Un ciclo de tratamiento dura 10 días. Un intervalo de cinco días se requiere entre dos ciclos de tratamiento. Si no hay efecto o hay una recuperación total al final del ciclo, el tratamiento debe cesar.

Para el paciente con el tipo dos, primero localizar con precisión la zona intercostal donde se distribuyen los puntos dolorosos. Dividir la zona y determinar 2-3 puntos distribuidos de manera uniforme, e insertar las agujas en esos puntos con el método neutro de tonificación y dispersión. Finalmente, pinchar PC 6 (*nèi guān*), VB 34 (*yáng líng quán*) con el método de dispersión. Retener las agujas durante 40 minutos cada sesión. Aplicar la terapia acupuntural una vez al día. Un ciclo de tratamiento dura 6 días. Se requiere un intervalo de tres días entre dos ciclos de tratamiento. Si no hay ningún efecto o hay recuperación total al final del ciclo, el tratamiento debe cesar.

【EXPERIENCIA Y ANÁLISIS】

La lesión al pectoral mayor es una enfermedad común en la clínica que se acompaña de dolor en el pecho. La medicina china sostiene que la condición es el resultado de un traumatismo externo violento y lesión interna por esfuerzo. Tales factores como el desgarro de las fibras musculares del pectoral mayor, la sangre desbordándose de los colaterales y coágulos en la pared del tórax anterior pueden generar bloqueo de sangre estancada en los meridianos y vasos, lo que impide la circulación normal y produce dolor. Como consecuencia, aparecen inflamación y dolor en la parte afectada.

Puede clasificarse en dos tipos: uno por lesión traumática, causada por impacto o golpe directo externo y se presenta con inflamación y dolor del pecho debido a una lesión del pectoral mayor. Yo normalmente selecciono los puntos de R 22 (*bù láng*), R 23 (*shén fēng*), R 24 (*líng xū*), P 1 (*zhōng fǔ*) y PC 6 (*nèi guān*). La inflamación y dolor pueden aliviarse con diez sesiones de acupuntura sobre los puntos adecuados y con la técnica de punción apropiada. Si el dolor se alivia temporalmente cuando se manipula la aguja y se recurre al retirar las mismas, se requerirá de un examen adicional como radiografías para excluir una fractura costal o neumotórax antes de continuar con el tratamiento. El otro tipo es el tipo por esfuerzo excesivo. Ocurre cuando el paciente hace un movimiento particular que causa una hiperextensión del pectoral mayor. El resultado es desgarro del músculo con la consecuente aparición de inflamación y dolor del área afectada. Estos síntomas desaparecerán rápidamente al puncionar los puntos sensibles de la zona pectoral, PC 6 (*nèi guān*) y VB 34 (*yáng líng quán*). El tratamiento puede ser largo en los pacientes con rotura del pectoral mayor, pero con buenos resultados.

Esta sección se centra principalmente en la lesión del pectoral mayor y la efectividad de los métodos terapéuticos discutidos previamente. Si se confirma fractura costal o neumotórax, se debe dar el tratamiento de urgencia oportunamente. El dolor remanente en el área del pectoral mayor después del tratamiento de la fractura o neumotórax, puede ser tratado efectivamente con los métodos descritos anteriormente.

Sección 4

Costocondritis

La costocondritis es una enfermedad no supurativa que se caracteriza por dolor e inflamación del cartílago costal. También es conocida como síndrome de Tietze o hiperostosis del cartílago costal.

Las costillas constituyen la estructura ósea de la pared torácica y juegan un papel importante en el soporte y protección del corazón y pulmón. El cartílago costal es el tejido cartilaginoso que conecta directamente la costilla y el esternón. Las lesiones al cartílago costal, las cuales suelen resultar de una contusión violenta o aplastamiento de la pared torácica anterior, trauma agudo o repetitivo y movimientos del brazo, son difíciles de curar y pueden causar inflamación no supurativa.

【MANIFESTACIONES CLÍNICAS】

La enfermedad ocurre frecuentemente en mujeres jóvenes y de mediana edad. El sitio principalmente afectado tiende a ser de la segunda a la quinta unión costocondral. Normalmente suele afectar a un solo lado y tiene antecedentes previos de trauma. El paciente que padece de lesión de la pared torácica anterior inicialmente presentará dolor y distensión en el área afectada en la etapa inicial, que se resolverán en una semana aproximadamente. En los casos crónicos, la inflamación inicial no es tan clara, pero el dolor es gradualmente más intenso. Aparece una masa rígida fija a la costilla que va aumentando de tamaño. No hay dolor inicialmente, sin embargo aparecerán dolor distensivo localizado e incomodidad en el pecho. Otro síntoma es dolor referido por debajo del hombro del lado afectado y que se agrava al toser, respirar profundamente y extender el tórax, y que incluso puede irradiarse a la espalda.

Examen físico: aumento mínimo en la temperatura de la piel sobre el sitio afectado. Se puede palpar o ver una masa sensible.

X-ray finding: Hallazgos de rayos X: Algunos casos sugieren calcificación en el cartílago costal.

【DIFERENCIACIÓN DE SÍNDROMES Y TRATAMIENTO】

La medicina china sostiene que esta enfermedad está relacionada con factores como un trauma directo, aplastamiento del cartílago costal, hiperextensión del tórax y movimientos frecuentes del brazo. Debido a que el cartílago costal de la costilla experimenta presión y estiramiento excesivos, se genera un estancamiento de qi y sangre en la parte afectada, así como bloqueo del qi y de la circulación sanguínea. El paciente sufre de inflamación crónica de la costilla afectada durante mucho tiempo, lo que es difícil de curar y resultará eventualmente en osificación de la costilla.

La enfermedad ocurre principalmente en mujeres jóvenes y adultas. Los pacientes tienen un historial de trauma previo en la etapa inicial y tienen dolor, distensión e inflamación en el pecho después de la lesión, que puede aliviarse de forma natural o con tratamiento. Sin embargo, el dolor vago crónico en la parte del pecho inicialmente afectada, se agravará al hacer ejercicio o toser. Esta condición tratada de manera inapropiada, puede causar un aumento de la inflamación del pecho y dolor intermitente, lo que empeorará al padecer un resfriado común o con el ejercicio físico. La afección puede permanecer de 2 a 5 años debido a tratamiento inadecuado y en algunos casos puede agudizarse al toser, estornudar o respirar profundamente, en algunos casos.

Examen físico: hay hipersensibilidad sin masas aparentes que puedan ser palpadas. En las fases avanzadas, hay una clara sensibilidad y masas palpables en el pecho. Si el examen corresponde con las descripciones previas y los sitios evidentemente sensibles son los que causan las quejas del paciente, puede diagnosticarse la costocondritis.

Principio terapéutico: relajar los músculos y activar la circulación sanguínea, resolver la inflamación y aliviar el dolor.

Combinación de puntos:

Puntos dolorosos en el pecho (lado afectado)	PC 6 (*nèi guān*) (lado afectado)	VB 34 (*yáng líng quán*) (lado afectado)

【TRATAMIENTO】

1. Puntos y Técnicas Acupunturales

1) Puntos sensibles en el pecho: encontrar los puntos o masas claramente sensibles, en el pecho del lado afectado. Usar dos agujas filiformes del Nº 30, de 2 *cun* (50 mm) de longitud. Aplicar la desinfección local rutinaria. Insertar las agujas perpendicularmente siguiendo el trayecto del espacio inercostal en dirección al esternón aproximadamente 1,8 *cun* (45 mm). Sensación de la aguja: dolor distensivo localizado. (Fig. 2-28)

2) PC 6 (*nèi guān*): 2 *cun* por encima del pliegue transverso de la muñeca, entre los tendones del músculo palmar largo y el flexor radial del carpo. Usar una aguja filiforme del Nº 30, de 1,5 *cun* (40 mm) de longitud. Aplicar la desinfección local rutinaria. Insertar la aguja perpendicularmente hacia SJ 5 (*wài guān*) alrededor de 1,3 *cun* (35 mm). Sensación de la aguja: dolor distensivo localizado o dolor que se disemina al dorso de la mano y al dedo medio. (Fig. 1-20)

3) VB 34 (*yáng líng quán*): en la superficie anterolateral superior de la pierna, en la depresión inferior y anterior al cóndilo del fémur. Usar una aguja filiforme del Nº 30, de 2 *cun* (50 mm) de longitud. Aplicar la desinfección local rutinaria. Insertar las agujas perpendicularmente alrededor de 1,5 *cun* (45 mm). Sensación de la aguja: dolor distensivo localizado o dolor con irradiación al dorso del pie a lo largo de la tibia. (Fig. 1-12)

2. Postura, Manipulación y Duración del Tratamiento

El paciente está en posición supina. Primero, insertar las agujas en los puntos sensibles del pecho con método de dispersión. Luego, pinchar PC 6 (*nèi guān*) y VB 34 (*yáng líng quán*) con el método neutro de tonificación y dispersión. Retener las agujas durante 40 minutos cada sesión. Aplicar la terapia acupuntural diariamente. Un ciclo de tratamiento dura 10 días. Un intervalo de cinco días se requiere entre dos ciclos de tratamiento. Si no hay ningún efecto o hay recuperación total al final del ciclo, el tratamiento debe cesar.

APENDICE: terapia de bloqueo en los puntos dolorosos

Seleccionar una jeringa estéril desechable de 5 ml y una aguja intramuscular esterilizada del N° 6 que contenga procaína al 2% 1 ml y 500 µg de vitamina B12 (1 ml), 25 mg de prednisolona (1 ml) y 40 mg de kenacort (1 ml), preparada para la inyección.

Procedimiento: el paciente está en posición supina. Aplicar la desinfección rutinaria local. El médico encuentra la costilla cercana al punto sensible e introduce la aguja en el medio del punto sensible. Cuando la aguja alcance al esternón o a la costilla, retroceder el émbolo confirmando la ausencia de sangre. Aplicar la medicina empujando el émbolo lentamente hasta el final. Eliminar la aguja y en caso de sangrado, presionar firmemente sobre el sitio de inyección con una bola de algodón. Aplicar la inyección cada tres días. Un ciclo de tratamiento es de seis sesiones. Si no hay efecto, el tratamiento debe cesar.

【EXPERIENCIA Y ANÁLISIS】

La costocondritis en una enfermedad frecuente en la clínica que se caracteriza por dolor en el pecho. Se relaciona con ciertos factores como un trauma directo, aplastamiento del cartílago costal, hiperextensión del tórax y movimientos frecuentes del brazo. Debido a que el cartílago costal experimenta presión y estiramiento excesivos, se genera un estancamiento de qi y estasis sanguínea en la parte afectada que causa bloqueo del qi y de la circulación sanguínea en la parte afectada. Como consecuencia, el paciente presenta una inflamación crónica de la costilla dañada y eventualmente aparece la enfermedad.

En las etapas iniciales de la costocondritis, hay una masa insignificante, hipersensibilidad y una leve incomodidad en la región dolorosa. En esta etapa, el uso de la acupuntura es muy efectivo. Un retraso en el tratamiento, causará una persistencia de la condición caracterizada por dolor repetitivo en el pecho. Una masa suave y plana que se hace cada vez más visible en el sitio afectado en el pecho, indica cronicidad de la lesión. El paciente presentará inicialmente dolor localizado que afecta a los músculos intercostales y que se disemina al hombro y espalda. Para aliviar el dolor se puede tratar inicialmente con acupuntura y si no es efectiva, se puede usar la terapia de bloqueo mencionada previamente. La mayoría de los pacientes obtendrán resultados satisfactorios. Si la masa es más grande y rígida con calcificación significativa, confirmada por rayos X, debe tratarse primero con acupuntura y terapia de bloqueo. Si no hay respuesta a estas terapias, se debe considerar la extirpación quirúrgica del cartílago hiperplásico. El dolor postquirúrgico local puede tratarse con acupuntura y terapia de bloqueo, lo que logrará un efecto curativo satisfactorio.

Sección 5

Dolor por Fractura Costal

La fractura costal es una afección frecuente en la clínica. Esta sección se enfoca en el tratamiento para el dolor localizado posterior a la inmovilización de la fractura sin desplazamiento de una o más costillas, y en el dolor torácico presente durante la recuperación gradual de la fractura.

Las fracturas costales aparecen principalmente de la tercera a séptima costillas debido a trauma violento directo o indirecto. Para la fractura sin desplazamiento, el dolor persiste después de la inmovilización.

Después del tratamiento, la fractura se recupera gradualmente sin ningún dolor u otra secuela, en la mayoría de los casos. Pero algunos pacientes pueden tener dolor persistente en la zona afectada del tórax debido al daño a vasos sanguíneos, músculos y tendones, o debido a la formación de cicatrices o adherencias fibrosas posteriores a la lesión de músculos y tendones.

【MANIFESTACIONES CLÍNICAS】

Los pacientes con fractura costal tienen un claro historial de trauma. Las fracturas de costillas discutidas en esta sección son generalmente leves y se caracterizan por incomodidad y dolor poco después de un chasquido de la zona afectada en el momento de la fractura. El dolor, que inicialmente no es severo, y no empeora con la inspiración o al toser, suele aparecer en 6-12 horas. Si la tercera o cuarta costilla están involucradas, las funciones de elevación y aducción del miembro superior de ese lado se verán alteradas, y el dolor se agravará por su movimiento.

Las fracturas se recuperan gradualmente, sin embargo permanecen la inflamación y el dolor de la parte torácica afectada en algunos casos.

Examen físico: si la fractura no tiene desplazamiento de los bordes, habrá hipersensibilidad y crepitación ósea pero no causará deformidad torácica. Si se aplica la prueba de presión torácica será positiva. En la etapa avanzada, aunque algunos pacientes no presentan crepitación ósea y tienen un signo negativo de la prueba de compresión torácica, sí habrá una evidente hipersenibilidad o masa por formación de callo que puede palparse en el área de la fractura.

【DIFERENCIACIÓN DE SÍNDROMES Y TRATAMIENTO】

La medicina china considera a la caja torácica, junto con la piel, músculos, tendones y ligamentos, como parte de las estructuras de protección de los órganos en el interior del tórax. Las fracturas costales son principalmente causadas por trauma violento directo o indirecto y en ocasiones por toser, estornudar o por un esfuerzo torácico menor en pacientes ancianos. Debido a las lesiones a los vasos sanguíneos que rodean al sitio de la fractura, y la obstrucción del movimiento del qi causado por el estancamiento de sangre, aparecen inflamación y dolor en la región. Además, la estasis sanguínea debida a las fracturas costales, interfiere con la circulación en canales, colaterales, qi y sangre. Es por esta razón que, a pesar de que las fracturas costales se recuperen durante el tratamiento, el dolor torácico puede permanecer debido a la estasis sanguínea, así como los canales y colaterales obstruidos, y músculos y tendones que no se han recuperado o liberado. De acuerdo a sus síntomas, esta enfermedad puede clasificarse en dos tipos.

1. Tipo Lesión Reciente

Esta condición ocurre en la etapa inicial de las fracturas costales. El trauma violento directo o indirecto del tórax causa una o más costillas rotas. El énfasis en esta sección se realiza sobre la fractura simple no desplazada. Inmediatamente después del episodio traumático, los pacientes pueden escuchar o sentir un clic en el sitio de la fractura. El dolor inicialmente es leve y aumenta gradualmente alcanzando su pico a los 3-5 días, pero sin inflamación local evidente. En casos severos, el dolor se puede agravar al toser, estornudar o respirar profundo.

Examen físico: se puede sentir una clara sensibilidad a la palpación en el sitio de la fractura, y en algunos casos puede haber crepitaciones óseas también. La inflamación local no es evidente y la prueba de presión torácica es positiva. Otros signos son lengua violácea oscura y un pulso ondulante y rápido.

Principio de tratamiento: drenar los meridianos y regular los tendones, activar la circulación sanguínea para aliviar el dolor.

Combinación de puntos:

Punto local sensible (lado afectado)	PC 6 (*nèi guān*) (lado afectado)	VB 34 (*yáng líng quán*) (lado afectado)

2. Tipo Lesión Antigua

Los pacientes se pueden recuperar por completo de las fractura costales con la aplicación de inmovilización. Sin embargo, el dolor persistente puede aparecer en el sitio afectado y acompañarse de inflamación, sensibilidad a la presión y aumento en la temperatura en la zona de lesión. Esto es principalmente por la lesión grave a los tendones, canales y músculos, secundaria a fracturas costales, o por adherencias de tejidos en la zona durante el proceso de consolidación de la fractura. Si el dolor es severo, se agravará al toser, estornudar o respirar profundo.

Examen físico: la curación del callo óseo de la fractura se palpa como una masa rígida en el sitio de la fractura. Durante un episodio doloroso puede sentirse un aumento de la temperatura local en la piel y clara sensibilidad en el área cuando ataca el dolor. Otros signos son lengua violácea oscura y pulso rápido y de cuerda.

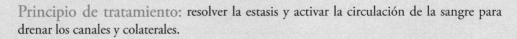

Principio de tratamiento: resolver la estasis y activar la circulación de la sangre para drenar los canales y colaterales.

Combinación de puntos:

Punto sensible local (lado afectado)	PC 6 (*nèi guān*) (lado afectado)	VB 34 (*yáng líng quán*) (lado afectado)
REN 12 (*zhōng wǎn*)		

【TRATAMIENTO】

1. Puntos y Técnicas Acupunturales

1) Puntos sensibles locales: en la zona afectada, se pueden encontrar de 2 a 4 puntos claramente sensibles. Usar 2-4 agujas filiformes del Nº 30, de 1,5 *cun* (40 mm) de longitud. Aplicar la desinfección rutinaria. Insertar las agujas transversalmente en los puntos dolorosos a lo largo del espacio intercostal aproximadamente 1,3 *cun* (35 mm). Sensación de la aguja: dolor distensivo localizado. (Fig.2-d)

2) PC 6 (*nèi guān*): 2 *cun* por encima del pliegue transverso de la muñeca entre los tendones del músculo palmar largo y flexor radial del carpo. Usar una aguja filiforme del Nº 30, de 1,5 *cun* (40 mm) de longitud. Aplicar la desinfeción rutinaria. Insertar las agujas hacia SJ 5 (*wài guān*) alrededor de 1,3 *cun* (35 mm). Sensación de la aguja: dolor distensivo localizado o dolor que se disemina al dorso de la mano y al dedo medio. (Fig. 1-20)

3) REN 12 (*zhōng wǎn*): en la parte superior del abdomen, sobre la línea media anterior, 4 *cun* por encima del ombligo. Usar una aguja filiforme del Nº 30,

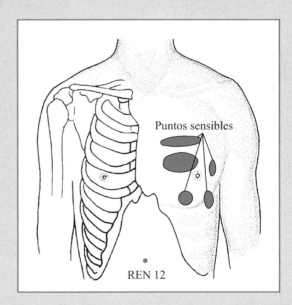

Fig. 2-d   Puntos sensibles locales

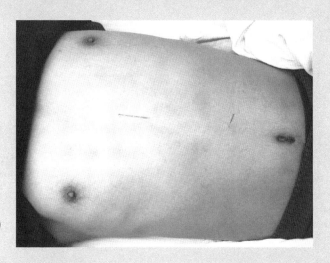

Fig. 2-30   REN 12 (*zhōng wǎn*)

de 2 *cun* (50 mm) de longitud. Aplicar la desinfección rutinaria. Insertar perpendicularmente aproximadamente 1,5 *cun* (50 mm). Sensación de la aguja: dolor distensivo localizado. (Fig. 2-30)

4) VB 34 (*yáng líng quán*): en la superficie anterolateral de la pierna, en la depresión inferior y anterior al cóndilo del peroné. Usar una aguja filiforme del Nº 30, de 2 *cun* (50 mm) de longitud. Aplicar la desinfección rutinaria. Insertar las agujas perpendicularmente alrededor de 1,8 *cun* (45 mm). Sensación de la aguja: dolor distensivo localizado o dolor con irradiación al dorso del pie a lo largo de la tibia. (Fig. 1-12)

2. Postura, Manipulación y Duración del Tratamiento

El paciente con el tipo uno está en posición supina. Primero, insertar las agujas en PC 6 (*nèi guān*) y VB 34 (*yáng líng quán*) con el método de dispersión. A continuación, pinchar dos o tres puntos sensibles en el pecho con método neutro de tonificación y dispersión. Retener las agujas en los puntos durante 40 minutos cada vez. Aplicar la terapia acupuntural una vez al día. Un ciclo de tratamiento dura 10 días. Se requiere un intervalo de cinco días entre dos ciclos de tratamiento. Si los síntomas se alivian durante el ciclo de tratamiento, este debe continuar. Si no hay efecto, o el paciente se recupera por completo al final del ciclo, el tratamiento debe cesar.

El paciente con lesión de tipo dos está en posición supina. Primero, insertar las agujas en los puntos sensibles con el método neutro de tonificación y dispersión. A continuación, pinchar REN 12 (*zhōng wǎn*) con el método de tonificación. Finalmente, insertar las agujas en PC 6 (*nèi guān*) y VB 34 (*yáng líng quán*) con método neutro de tonificación y dispersión. Retener las agujas durante 40 minutos cada vez. Aplicar la terapia acupuntural una vez al día. Un ciclo de tratamiento dura 10 días. Se requiere un intervalo de cinco días entre dos ciclos de tratamiento. Si los síntomas se alivian durante el ciclo de tratamiento, este debe continuar. Si no hay efecto o el paciente se recupera por completo al final del ciclo, el tratamiento debe cesar.

【EXPERIENCIA Y ANÁLISIS】

La fractura costal es una de las patologías torácicas que se ven frecuentemente en la clínica. La medicina china sostiene que el trauma violento externo, por leve que sea, puede resultar en fracturas debido a la fragilidad ósea relacionada con la edad o fusión. La fractura costal también está asociada con el impacto directo o indirecto al pecho. Una vez que ocurre la fractura, las lesiones a los tendones, vasos sanguíneos y músculos causarán inflamación localizada y dolor debido a la excesiva estasis sanguínea y a la obstrucción del movimiento del qi.

Esta condición puede clasificarse en dos tipos: una es la lesión reciente causada por el trauma violento externo o por impacto leve en las costillas debido a los huesos débiles en los pacientes ancianos. El dolor en el pecho es intenso y aparece poco después de la fractura, y empeora gradualmente acompañado por un incremento localizado de la inflamación. Si se confirma una fractura sin desplazamiento mediante Rayos X, se puede tratar de manera efectiva con los métodos terapéuticos correspondientes y la prescripción de puntos mencionada o después de otros tratamientos como inmovilización. El otro tipo es la lesión antigua, en el que el dolor localizado permanecerá aunque la fractura costal se haya recuperado después del tratamiento. Requerirá más tiempo para curar, pero la eficacia también puede ser satisfactoria.

Debe resaltarse que el tratamiento con acupuntura en los pacientes con lesión de tipo uno, cuya condición se agrava al toser, estornudar o respirar profundamente, es efectivo durante la sesión de acupuntura. El dolor regresará a las dos horas de retirar las agujas, aunque la intensidad será menor y se aliviará considerablemente después de 6 sesiones de tratamiento. En aquellos pacientes cuya fractura esté fijada con una venda elástica, los síntomas como incomodidad torácica y dolor agravados al respirar o estornudar, pueden aliviarse pinchando los puntos PC 6 (*nèi guān*) y VB 34 (*yáng líng quán*), del lado afectado en lugar de utilizar puntos locales.

Sección 6

Lesión del Músculo Recto Anterior del Abdomen

La lesión del músculo recto anterior del abdomen se acompaña de dolor abdominal causado por contracción o extensión excesivas de los músculos abdominales.

El músculo recto anterior del abdomen consiste en un par de músculos en forma de cinta separados por la línea alba. La parte inferior de la vaina del recto anterior del abdomen contiene al recto y al piramidal. La vaina del recto anterior del abdomen consiste de dos capas: anterior y posterior. La capa anterior está formada por la pared superficial de las vainas del oblicuo externo y el oblicuo interno abdominal, y la capa posterior está formada por la vaina del oblicuo interno y el transverso. Tienen el mismo grosor y terminan en la pequeña línea semicircular del tamaño de un dedo en el punto medio de la sínfisis púbica por debajo del ombligo. El recto anterior del abdomen, por debajo de la línea semicircular, no tiene vaina posterior, pero la anterior es bastante gruesa. El recto anterior del abdomen, junto con los músculos del abdomen y espalda, juegan un papel antagónico o coordinado. Las funciones principales son flexionar el cuerpo desde la cintura mientras los músculos bilaterales del recto anterior del abdomen se contraen y hacen flexionar el cuerpo al lado correspondiente, el recto lateral del abdomen y el sacroespinal están contraídos.

La lesión está causada principalmente por una contracción excesiva o una extensión repetitiva al levantar pesas, hacer gimnasia o carreras de larga distancia lo que generará lesión o rotura de la aponeurosis del músculo oblicuo del abdomen incluido en la vaina del recto abdominal. La acumulación de sustancias ácidas en el recto anterior del abdomen, causada por exceso de ejercicio estimula la lesión de los tejidos y causa dolor.

【MANIFESTACIONES CLÍNICAS】

La enfermedad ocurre comúnmente entre jóvenes y adultos del sexo masculino. El síntoma típico es dolor después del ejercicio, que se centra en la parte superior del recto anterior del abdomen por debajo del arco costal o en la parte media por encima del ombligo, mientras que la parte inferior rara vez es afectada. El dolor suele ocurrir dentro de las seis horas posteriores a hacer deporte. Inicialmente, sólo hay una sensación de molestia en la pared abdominal. Gradualmente, el dolor alcanza su pico en 24 horas acompañado de incapacidad para caminar recto y agravado por un estiramiento del estómago, tos, estornudos, rotar o girar el cuerpo.

Examen físico: no hay inflamación abdominal aparente, pero hay tensión del músculo del recto anterior del abdomen y clara sensibilidad en la vaina anterior del músculo por debajo del arco costal o sobre el ombligo. El dolor empeora durante la prueba de resistencia, que consiste en presionar el abdomen del paciente mientras el paciente contiene la respiración.

【DIFERENCIACIÓN DE SÍNDROMES Y TRATAMIENTO】

La medicina china sostiene que en condiciones normales, cada músculo o tendón está localizado en el sitio apropiado y funciona de manera individual y coordinada. Sin embargo, el exceso de esfuerzo o hiperextensión puede lesionar los músculos y tendones. La aparición de la enfermedad está asociada a una contracción excesiva o hiperextensión de los músculos abdominales.

Esta enfermedad suele afectar a jóvenes y adultos del sexo masculino que no realizan ejercicios abdominales de manera regular. Después del ejercicio intenso, o extensiones y contracciones repetidas del músculo abdominal, los pacientes experimentan dolor, que inicialmente no es evidente, así como un malestar en la región abdominal. El dolor normalmente alcanza su pico en 6-24 horas y aparece principalmente en el abdomen superior o en ambos lados por debajo del arco costal. En casos severos, el paciente siente un dolor sordo persistente por debajo del arco costal a ambos lados del ombligo y en la parte inferior del abdomen. El dolor puede agravarse al inspirar, toser, estornudar y ponerse de pie después de estar sentado debido a la tensión de los músculos abdominales.

Examen físico: rigidez presente en ambos lados del recto anterior abdominal. Además, hay una clara sensibilidad al tacto debajo del arco costal, alrededor del ombligo y parte inferior del abdomen. Si la afección dura largo tiempo, podrá palparse un músculo con forma de cuerda en el abdomen lesionado.

Principio de tratamiento: regular los músculos para activar la circulación sanguínea, calmar los tendones y aliviar el dolor.

Combinación de puntos:

Puntos sensibles abdominales (bilaterales)	E 36 (*zú sān lǐ*) (bilateral)

【TRATAMIENTO】

1. Puntos y Técnicas Acupunturales

1) Puntos sensibles abdominales: se encuentran en ambos lados del abdomen superior o alrededor del ombligo y suelen cubrir un área extensa, pero su localización está limitada a la vaina del recto. Usar 2 agujas filiformes del Nº 30, de 2 *cun* de longitud (50 mm). Aplicar la desinfección rutinaria. Insertar la aguja transversalmente de arriba hacia abajo en el punto sensible del abdomen, el cual está en el abdomen superior, a lo largo del recto anterior del abdomen aproximadamente 1,9 *cun* (48 mm). A continuación, pinchar los puntos sensibles alrededor del ombligo. Insertar la aguja transversalmente hacia arriba aproximadamente 1,9 *cun* (48 mm). Sensación de la aguja: dolor distensivo localizado. (Fig. 2-31, Fig. 2-e)

2) E 36 (*zú sān lǐ*): en la superficie anterolateral de la pierna, 3 *cun* inferior a E 35 (*wài xī yǎn*), 1 dedo medio lateral a la cresta anterior de la tibia. Usar una aguja filiforme del Nº 30, de 2 *cun* (50 mm) de longitud. Aplicar la desinfección rutinaria. Insertar la aguja perpendicularmente alrededor de 1,5 *cun* (45 mm). Sensación de la aguja: dolor distensivo

Fig. 2-31   Puntos sensibles en la región abdominal

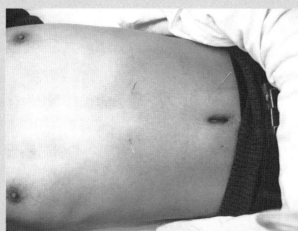

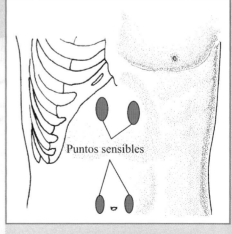

Fig. 2-e   Puntos sensibles en la región abdominal

localizado o dolor con irradiación al dorso del pie. (Fig. 1-17)

El paciente está en posición supina. Primero, insertar la aguja en E 36 (*zú sān lǐ*), con el método de dispersión. A continuación, localizar de 4 a 6 puntos abdominales sensibles e insertar las agujas con el método neutro de tonificación y dispersión. Aplicar la terapia una vez al día, un ciclo de tratamiento dura 6 días. Se requiere un intervalo de 3 días de descanso entre 2 ciclos. Si los síntomas se alivian durante el ciclo de tratamiento, este debe continuar. Si no hay efecto o hay una recuperación total al final del ciclo, el tratamiento debe cesar.

【EXPERIENCIA Y ANÁLISIS】

La lesión del recto anterior abdominal está causada principalmente por una extensión sostenida o una contracción excesiva de los músculos abdominales que resulta en daño a los músculos y tendones. Debe hacerse un diagnóstico diferencial con otras enfermedades de órganos abdominales. Por ejemplo, debe diferenciarse del dolor causado por una gastritis en el abdomen superior, pero en este caso no habrá rigidez muscular y no hay hipersensibilidad evidente. Los pacientes con pancreatitis se quejan frecuentemente de dolor abdominal alrededor de REN 12 (*zhōng wǎn*), vómito y aumento de temperatura corporal. El dolor por apendicitis se caracteriza por irradiarse al abdomen inferior derecho lo que significa que el dolor migra del abdomen superior debajo del cartílago enciformis o desde el área umbilical al abdomen inferior derecho. El punto más importante del diagnóstico diferencial es que la lesión del recto anterior abdominal tiene un historial típico de una extensión sostenida o una contracción excesiva de los músculos abdominales antes de que ocurra la enfermedad.

La lesión del recto anterior abdominal no es muy frecuente. En casos leves los pacientes se recuperan por sí solos en 10 días, en casos severos el tratamiento con acupuntura tendrá resultados satisfactorios. Generalmente en pacientes con cuadros leves se requieren 3 sesiones para aliviar el dolor y alrededor de 6 sesiones en los casos más severos. Se recomienda a los pacientes no realizar movimientos abdominales intensivos durante 1 mes para evitar lesiones.

Sección 7

Fracturas por Compresión de las Vértebras Toracolumbares

Este tipo de fracturas ocurre frecuentemente en paciente mayores y afecta desde la onceava vértebra torácica (T11), a la segunda vértebra lumbar (L2).

Las vértebras T 11- L 5 son las más móviles y las que soportan mayor carga de la columna vertebral, por lo que son más susceptibles a lesionarse. Las fracturas son causadas principalmente por un impacto indirecto que resulta de una caída a una determinada altura o caerse sobre la cadera o pies. La intensidad del impacto contra el suelo y la gravedad sobre el cuerpo en la parte de la columna más flexible provocará fracturas por compresión del borde anterior de la columna, en la que la disminución de la altura vertebral no es más de la mitad. Las fracturas conminutas acompañados por paraplejia resultan en lesión medular y son excluidas de esta sección.

【MANIFESTACIONES CLÍNICAS】

La enfermedad ocurre comúnmente en adultos mayores de 50 años con historial de traumatismo previo como caída, caídas de altura, etcétera. Sin embargo, aquellos pacientes sin lesiones obvias pueden tener un historial de esguinces o contusiones por estornudar, toser o tomar objetos del suelo. Muchos de los pacientes sufren de fracturas por compresión que involucran a una o dos vértebras, presentan dolor bilateral insoportable en los cuerpos vertebrales afectados y experimentan dificultad para estar de pie y caminar después de la lesión. Al segundo día, el dolor lumbar alcanza su máximo acompañado de síntomas como incapacidad para estar de cuclillas, rotar el cuerpo y acostarse de lado al dormir, así como dolor severo cuando el paciente está sentado. El dolor se agravará al toser, estornudar o incluso respirar profundamente en los casos graves. Normalmente, hay síntomas gastrointestinales acompañantes como distensión abdominal, incomodidad, borborigmos y estreñimiento, en la etapa intermedia y avanzada. Algunos pacientes no tienen síntomas en el momento de la lesión, o sólo presentan dolor leve o dolor distensivo de la cintura, que puede empeorar después de 3-5 días. Los pacientes que han padecido esta patología por mucho tiempo (más de un mes), pueden presentar otros síntomas como distensión abdominal, malestar y estreñimiento.

Examen físico: el dolor se manifiesta en sí a 3 cm a ambos lados de la vértebra fracturada. Si la fractura por compresión ocurre en un cuerpo vertebral, el dolor usualmente suele centrarse a ambos lados y afecta a los músculos paravertebrales de unas tres vértebras por encima o por debajo de la vértebra fracturada. Si la fractura ocurre en dos o más vértebras, el dolor es más extenso y algunos pacientes tienen dolor referido a la parte inferior de la espalda, cintura, abdomen y extremidades inferiores. El dolor usualmente aparece a ambos lados de la columna o sobre la línea media posterior.

Hallazgos de rayos X: estos hallazgos pueden reveler con exactitud el sitio, severidad y cambios en las pequeñas articulaciones.

【DIFERENCIACIÓN DE SÍNDROMES Y TRATAMIENTO】

La medicina china sostiene que la fragilidad física debido a la edad avanzada, junto con la insuficiencia de qi de riñón, impide la nutrición de la médula ósea, lo que genera la progresiva pérdida de densidad ósea conocida como osteoporosis. El hueso es llenado con la médula, la cual absorbe la nutrición de la esencia del riñón. Si la esencia de riñón es suficiente, el hueso será fuerte, de lo contrario el hueso se vuelve poroso y hay riesgo de fractura. Esta sección busca aportar los métodos terapéuticos para tratar casos leves de fracturas por compresión de las vértebras toracolumbares, excepto casos con lesión grave de la columna. De acuerdo a las manifestaciones clínicas o zonas lesionadas, esta enfermedad se puede clasificar en dos tipos:

1. Tipo Vértebras Torácicas

Las vértebras torácicas desde T 5-T 12 son susceptibles de lesionarse, sin embargo, en la clínica la fractura más frecuente es la de las vértebras T 11 y T 12 en pacientes mayores de 50 años de edad. Hay muchas causas de esta enfermedad, como levantar una carga pesada con los brazos u hombros, caer sobre la cadera o pecho. En casos leves, los pacientes tienen malestar localizado y un dolor distensivo inicial en la columna lesionada que se agrava al día siguiente o durante los 3 días siguientes. Las fracturas por compresión de T 5 y T 6 se manifiestan como dolor que se extiende desde el punto medio en la cresta dorsal, gradualmente a uno o dos lados de los espacios intercostales o tórax. Se suele acompañar de opresión torácica y empeora al inspirar profundamente, toser o estornudar. En las fracturas por compresión de T 11 y T 12, el dolor se centra sobre la línea media posterior y gradualmente se irradia al abdomen superior. Puede empeorar al inspirar profundamente, toser, estornudar y ejercitar el abdomen.

Examen físico: clara sensibilidad de la apófisis espinosa de la vértebra fracturada, en ocasiones se puede palpar una masa o una curvatura lateral formada por la apófisis espinosa. En algunos casos aparecen inflamación y edema en el sitio de la fractura.

Principio terapéutico: eliminar la estasis sanguínea para aliviar el dolor, promover la circulación sanguínea para remover la obstrucción de los canales.

Combinación de puntos:

DU 12 (shēn zhù)	V 40 (wěi zhōng) (bilateral)	Puntos sensibles locales (bilaterales)

2. Tipo Vértebras Lumbares

Las fracturas por compresión de las vértebras lumbares están causadas por impacto violento de un culetazo y la gravedad del cuerpo en algunos cuerpos vertebrales lumbares cuando el paciente cae de altura, o una caída sobre la cadera o pies. En la mayoría de los casos la fractura por compresión es resultado de un aplastamiento excesivo del cuerpo vertebral, lo que causa una lesión del borde espinal anterior. La terapia mencionada en esta sección es indicada sólo para los casos de fractura leve por compresión, pero no para los casos acompañados por lesión en la médula espinal. Al principio, el dolor es leve y se concentra en la parte media de la apófisis transversa y a uno o ambos lados de la cadera. El dolor empeora durante el segundo o tercer día y puede acompañarse de distensión abdominal o estreñimiento. En casos graves, los pacientes sufrirán un dolor insoportable al girar el cuerpo, levantarse, acostarse, toser o estornudar. Los pacientes generalmente caminan con uno o los dos brazos apoyados en la cintura para disminuir el dolor.

Examen físico: evidente sensibilidad a la palpación en el sitio de la fractura, principalmente sobre la línea media posterior o lateral a la columna. Aquellos pacientes cuya afección dura más de una semana, presentan inflamación y edema en el sitio de fractura. Si las fracturas ocurren en L 2 y L 3 el dolor se irradiará a la cadera; el dolor de las fracturas en L 4 y L 5 se irradia desde el punto medio hacia los lados.

Principio de tratamiento: disolver la estasis sanguínea y drenar los canales, promover la circulación sanguínea para detener el dolor.

Combinación de puntos:

VB 30 (*huán tiào*) (bilateral)	V 40 (*wěi zhōng*) (bilateral)	Puntos sensibles locales (bilaterales)

【TRATAMIENTO】

1. Puntos y Técnicas Acupunturales.

1) Puntos sensibles torácicos: en la parte superior de la espalda se pueden encontrar puntos claramente sensibles, 3 cm laterales a la apófisis espinosa de las vértebras torácicas. Usar de 4 a 6 agujas filiformes del Nº 30, de 2 *cun* (50 mm) de longitud. Aplicar la desinfección rutinaria. Insertar las agujas hacia la columna vertebral alrededor de 1,8 *cun* (45 mm). Sensación de la aguja: dolor distensivo localizado. (Fig. 2-32, Fig. 2-f)

2) Puntos sensibles lumbares: en la región de la cintura se pueden encontrar puntos hipersensibles 3 cm laterales a la apófisis espinosa de las vértebras lumbares. Usar de 4 a 6 agujas filiformes del Nº 30, de 2,5 *cun* (60 mm) de longitud. Aplicar la desinfección rutinaria. Insertar las agujas hacia la columna vertebral alrededor de 2,3 *cun* (55 mm).

Fig. 2-32 Puntos sensibles locales

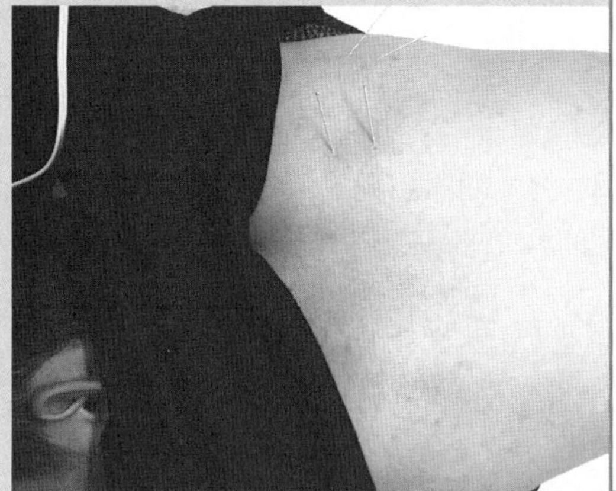

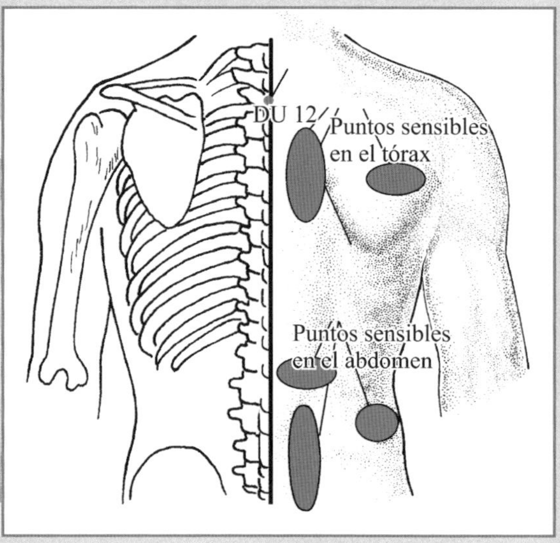

Fig. 2-f   Puntos sensibles locales

Sensación de la aguja: dolor distensivo localizado o dolor que se disemina a los miembros inferiores del mismo lado del punto. (Fig. 2-32, Fig. 2-f)

3) DU 12 (*shēn zhù*): en la línea media posterior de la parte superior de la espalda, en la depresión entre la tercera y cuarta vértebra torácica. Usar una aguja filiforme del Nº 32, de 2 *cun* (50 mm) de longitud. Aplicar la desinfección rutinaria. Insertar la aguja oblicuamente hacia arriba alrededor de 1,8 *cun* (45 mm). Sensación de la aguja: dolor distensivo localizado. (Fig. 1-11)

4) V 40 (*wěi zhōng*): posterior a la articulación de la rodilla en el punto medio del pliegue transverso de la fosa poplítea, entre los tendones del bíceps femoral y el músculo semitendinoso. Usar una aguja filiforme del Nº 30, de 2 *cun* (50 mm) de longitud. Aplicar la desinfección rutinaria. Insertar la aguja hacia arriba oblicuamente alrededor de 1,8 *cun* (45 mm). Sensación de la aguja: dolor distensivo localizado de la fosa poplítea o dolor con irradiación al gastrocnemio (Fig. 2-25)

5) VB 30 (*huán tiào*): en la parte lateral inferior del glúteo, en la unión del tercio lateral y medial de la línea que conecta el punto más alto del trocánter mayor y el hiato del sacro. Para facilitar la localización de este punto, pedir al paciente que se acueste de lado con la pierna de abajo estirada y la de arriba flexionada. Usar una aguja filiforme del Nº 30, de 4 *cun* (100 mm) de longitud. Aplicar la desinfección rutinaria. Insertar las agujas hacia el gran foramen sacrociático alrededor de 3,8 *cun* (95 mm). Sensación de la aguja: dolor distensivo localizado o dolor con irradiación a las extremidades inferiores y pie del mismo lado. (Fig. 1-14)

2. Postura, Manipulación y Duración del Tratamiento

El paciente está en posición prona. En el tratamiento del tipo uno; primero, insertar la aguja en DU 12 (*shēn zhù*) con el método de dispersión. Localice luego los puntos sensibles en el sitio de la fractura y pinchar con el método de dispersión. Finalmente insertar la aguja en V 40 (*wěi zhōng*) con el método neutro de tonificación y dispersión. Retener las agujas durante 40 minutos, luego, aplicar ventosas durante 1 minuto diariamente. Un ciclo de tratamiento dura 10 días. Se requiere un intervalo de 5 días de descanso entre 2 ciclos. Si los síntomas se alivian durante el ciclo de tratamiento, este debe continuarse. Si no hay efecto o hay una recuperación total al final del ciclo, el tratamiento debe cesar.

En el tratamiento de las fracturas de tipo dos, insertar primero las agujas en los puntos sensibles en la zona lumbar con el método de dispersión. Luego, pinchar VB 30 (*huán tiào*) y V 40 (*wěi zhōng*) con método neutro de tonificación y dispersión, y retenerlas durante 40 minutos, luego aplicar ventosas durante 1 minuto diariamente. Un ciclo de tratamiento dura 10 días. Se requiere un intervalo de 5 días de descanso entre 2 ciclos. Si los síntomas mejoran durante el ciclo de tratamiento, este debe continuarse. Si no hay efecto o hay una recuperación total al final del ciclo, el tratamiento debe cesar.

【EXPERIENCIA Y ANÁLISIS】

La medicina china asocia esta patología a la debilidad física en edad avanzada, a la deficiencia de qi de riñón y vacío de los huesos, lo que causa la fractura por compresión de las vértebras torácicas y lumbares por impacto violento. Sin embargo, la enfermedad también ocurre en jóvenes y adultos con una afectación grave. En esta sección sólo discutiremos la terapia para casos leves. Debido a la alteración de los vasos sanguíneos, sangrado interno, estasis sanguínea y estancamiento de qi, se presentará inflamación y dolor. Los huesos y músculos se conectan mediante un tejido conocido como los tendones. Mientras que el esqueleto da soporte a los músculos, son los tendones los que se insertan y se anclan al músculo durante la contracción. La contracción muscular produce el movimiento del cuerpo humano. Por lo tanto, en casos de fractura habrá afectación de los tendones. Como resultado, una fractura torácica puede provocar dolor en la parte anterior del pecho que se agravará cuando los tendones y colaterales sean afectados por tos u otros movimientos. El dolor en la cintura causado por una fractura lumbar puede extenderse a la cadera y parte inferior del abdomen.

Esta enfermedad puede clasificarse en dos tipos, uno de ellos es el tipo vértebras torácicas: la fractura por compresión de las vértebras torácicas. Para los casos leves sin paraplejia, es eficaz tratar mediante el correspondiente método terapéutico y la prescripción de puntos mencionada anteriormente, durante dos ciclos (20 días) con los métodos y puntos mencionados previamente, es efectivo. El otro tipo es el tipo vértebras lumbares; la fractura por compresión de las vértebras lumbares. Para los pacientes cuya condición es leve sin paraplejia, también es eficaz la adopción del método terapéutico y la prescripción de puntos mencionados anteriormente, y muchos pacientes podrán conseguir resultados satisfactorios después de 10 sesiones de tratamiento.

De acuerdo a mi experiencia, la acupuntura para las fracturas toracolumbares por compresión de las vértebras dorsales y lumbares, puede aliviar el dolor y recuperar la función de los músculos afectados. El tiempo adecuado de tratamiento (3-5 días después de la fractura) y la localización precisa de los puntos son esenciales para una recuperación efectiva. En el tratamiento de 70 casos de los tipos anteriores, les aplicaba terapia acupuntural unos 5 días después de la fractura. Los pacientes que experimentaban dolor en la cintura fueron tratados con éxito, y después de la sexta sesión, podían girar el cuerpo y moverse libremente. En aquellos pacientes con lesión del tórax, se alivió el dolor en 15 días. Durante los siguientes 3 meses, los pacientes se recuperaron por completo del dolor siguiendo los correspondientes métodos terapéuticos y la prescripción de puntos mencionados. Hay que recomendar a los pacientes que duerman sobre una superficie dura y plana, y que eviten ejercicios fuertes como levantar peso y caminar durante mucho tiempo. Mientras tanto los pacientes pueden comer más frutas frescas, vegetales y mariscos para mantener los movimientos intestinales y promover la recuperación de la fractura.

Lesión del Ligamento Supraespinoso

El ligamento supraespinoso se inserta en los extremos de las apófisis espinosas y sirve para estabilizar la columna coordinadamente. Las manifestaciones clínicas debida a la lesión del ligamento supraespinoso están causadas por varios factores.

El ligamento supraespinoso se origina en la séptima vértebra cervical y se expande como el ligamento de la nuca a lo largo de la región cervical. Discurre verticalmente hasta alcanzar la cresta del sacro insertándose en las apófisis espinosas. El ligamento está cubierto por la piel y es bastante sensible y fuerte porque está compuesto de fibras de colágeno a modo de cuerda. Tiene la función de coordinar y estabilizar la columna vertebral.

La lesión del ligamento supraespinoso está asociada con factores como esfuerzo físico prolongado que incluye flexión de la cintura, un esfuerzo al cargar o mover objetos pesados o por movimientos súbitos como tos y estornudos. Debido a estos factores, una contracción súbita cuando el ligamento está laxo, puede resultar fácilmente en lesión del ligamento supraespinoso, rotura ligamentosa en determinadas apófisis espinosas, inflamación o hematoma de gran tamaño y dolor intenso. Con el tiempo, más apófisis espinosas y el borde dorsal se verán afectadas, lo que causará un dolor insoportable.

【MANIFESTACIONES CLÍNICAS】

La lesión ocurre frecuentemente de manera súbita en hombres jóvenes y adultos. Incluso fuerzas menores pueden causar un esguince. Las vértebras T4-T6 y L3-L5 se ven frecuentemente afectadas por esta patología. Inicialmente, los síntomas son solamente dolor y sensibilidad en las apófisis espinosas afectadas o entre los espacios vertebrales de las vértebras torácicas y lumbares afectadas. Un día después de la lesión, el dolor empeora hasta el punto de que el paciente es forzado a mantener la espalda y la cintura recta y no las puede flexionar. Al principio, los pacientes pueden realizar la flexión lateral desde la cintura pero, gradualmente, el dolor en la zona afectada será mayor al toser, estornudar y puede expandirse hacia arriba o hacia abajo a otras apófisis espinosas, lo que podría causar un espasmo del ligamento interespinal y del sacroespinal más cercano (normalmente unilateral). Como resultado, se puede observar una postura antálgica de la columna. Movimientos como sentarse, acostarse, recoger objetos o ponerse los zapatos pueden agravar el dolor. Los pacientes caminan lentamente y mantienen la cintura recta o bien la sujetan con sus brazos.

Examen físico: clara sensibilidad de la apófisis espinosa lesionada o del espacio intervertebral afectado. No hay sensibilidad evidente de la región sacroespinal.

Los rayos X y exámenes de laboratorio no suelen tener valor diagnóstico.

【DIFERENCIACIÓN DE SÍNDROMES Y TRATAMIENTO】

La medicina china sostiene que la enfermedad está relacionada con la carga de peso prolongada o por contracción de la espalda y flexión de la cintura, durante la que los ligamentos y tendones de la espalda sufren de contracción y extensión excesivas durante mucho tiempo. Gradualmente, los músculos y tendones se vuelven más laxos y susceptibles de romperse cuando el cuerpo sufre un impacto interno o externo, lo que causará estasis sanguínea y estancamiento del movimiento del qi. Eventualmente, los pacientes experimentarán dolor localizado.

En esta enfermedad suele verse un claro historial traumático. Después de la lesión, las zonas torácica, lumbar y sacra sufrirán de dolor desgarrador. Normalmente, el dolor es leve al principio pero se hará gradualmente intenso en 6-24 horas. Cuando se flexiona la columna, se pueden ver síntomas como alteración motora y dolor severo en las zonas torácica, lumbar y media del sacro. Inicialmente, el dolor se presenta entre las apófisis espinosas y se localiza en las vértebras afectadas. Si el tratamiento es inapropiado, el dolor se irradiará hacia arriba o hacia abajo, pero el sitio más doloroso será aún en el lugar afectado. En casos graves, el dolor se irradiará hacia la parte anterior del tórax (cuando la lesión del ligamento supraespinoso ocurre en la parte superior del tórax), parte superior del abdomen (cuando la lesión ocurre en la región torácica inferior) y bajo abdomen o región perineal (cuando la lesión afecta a la zona lumbar). La terapia de bloqueo inyectando procaína puede ayudar a llegar al diagnóstico final. Procedimiento: seleccionar una jeringa estéril desechable de 2 ml que contenga 2 ml de procaína. Localizar el área más sensible sobre la línea media posterior. Primero, aplicar la desinfección local rutinaria entre las dos apófisis espinosas, luego pinchar perpendicularmente en este punto aproximadamente 1,5 cm y retroceder el émbolo para asegurarse de que no haya sangre. Aplicar el medicamento empujando el émbolo lentamente hasta el final. Durante el proceso insertar la aguja a una profundidad mayor de 1,5 cm. Finalmente, observar los efectos. En la mayoría de los casos, los sitios dolorosos en la zona torácica anterior, parte superior del abdomen, parte inferior del tórax, parte inferior del abdomen y región perineal, todos se aliviarán a los tres minutos de la inyección. Pero después de que pase el efecto de la procaína, el dolor recurrirá por lo que el paciente puede ser diagnosticado con lesión del ligamento supraespinoso.

Principio de tratamiento: drenar y regular el *du mai*, remover el estancamiento para aliviar el dolor.

Combinación de puntos:

DU 26 (*rén zhōng*)	DU 14 (*dà zhuī*)	DU 12 (*shēn zhù*)
DU 11 (*shén dào*)	DU 8 (*jīn suō*)	DU 6 (*jí zhōng*)
DU 4 (*mìng mén*)	DU 3 (*yāo yáng guān*)	DU 2 (*yāo shù*)
V 40 (*wěi zhōng*) (bilateral)		

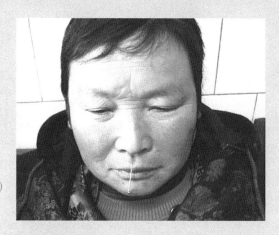

Fig. 2-34   DU 26 (*rén zhōng*)

【TRATAMIENTO】

1. Puntos y Técnicas Acupunturales

1) DU 26 (*rén zhōng*): en la unión del tercio superior con el tercio medio del surco nasolabial. Usar una aguja filiforme del Nº 30, de 1 *cun* (25 mm) de longitud. Aplicar la desinfección local rutinaria. Insertar la aguja oblicuamente hacia arriba en un ángulo de 45 grados alrededor de 0,8 *cun* (20 mm). Sensación de la aguja: dolor distensivo localizado. (Fig. 2-34)

2) DU 14 (*dà zhuī*): en la parte superior de la espalda, sobre la línea media posterior en la depresión entre la apófisis espinosa de la séptima cervical y la primera vértebra torácica. Usar una aguja filiforme del Nº 30, de 1,5 *cun* (45 mm) de longitud. Aplicar la desinfección local rutinaria. Insertar la aguja perpendicularmente alrededor de 1,3 *cun* (35 mm). Sensación de la aguja: dolor distensivo localizado. (Fig.1-9)

3) DU 12 (*shēn zhù*): en la parte superior de la espalda, sobre la línea media posterior, en la depresión entre la tercera y cuarta vértebra torácica. Usar una aguja filiforme del Nº 30, de 2 *cun* (50 mm) de longitud. Aplicar la desinfección local rutinaria. Insertar la aguja oblicuamente hacia arriba alrededor de 1,8 *cun* (45 mm). Sensación de la aguja: dolor distensivo localizado. (Fig. 1-11)

4) DU 11 (*shén dào*): en la espalda, sobre la línea media posterior, en la depresión entre la quinta y sexta vértebra torácica. Usar una aguja filiforme del Nº 30, de 2 *cun* (50 mm) de longitud. Aplicar la desinfección local rutinaria. Insertar la aguja oblicuamente hacia arriba alrededor de 1,8 *cun* (45 mm). Sensación de la aguja: dolor distensivo localizado.

5) DU 8 (*jīn suō*): en la espalda, sobre la línea media posterior, en la depresión entre la novena y décima vértebra torácica. Usar una aguja filiforme del Nº 30, de 2 *cun* (50mm) de longitud. Aplicar la desinfección local rutinaria. Insertar la aguja perpendicularmente alrededor de 1,9 *cun* (48 mm). Sensación de la aguja: dolor distensivo localizado.

6) DU 6 (*jí zhōng*): en la espalda, sobre la línea media posterior, en la depresión entre la onceava y doceava vértebra torácica. Usar una aguja filiforme del Nº 30, de 2 *cun* (50 mm) de longitud. Aplicar la desinfección local rutinaria. Insertar la aguja oblicuamente hacia arriba alrededor de 48 mm. Sensación de la aguja: dolor distensivo localizado.

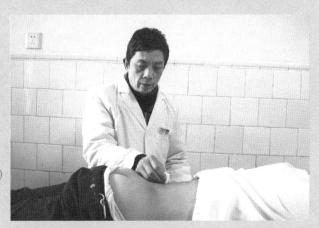

Fig. 2-35   DU 3 (*yāo yáng guān*)

7) DU 4 (*mìng mén*): en la parte inferior de la espalda, sobre la línea media posterior, en la depresión entre la segunda y tercera vértebra lumbar. Usar una aguja filiforme del Nº 30, de 2,5 *cun* (65 mm) de longitud. Aplicar la desinfección local rutinaria. Insertar la aguja perpendicularmente alrededor de 2,3 *cun* (60 mm) Sensación de la aguja: dolor distensivo localizado.

8) DU 3 (*yāo yáng guān*): en la parte inferior de la espalda, sobre la línea media posterior, en la depresión entre la cuarta y quinta vértebra lumbar. Usar una aguja filiforme del Nº 30, de 2,5 *cun* (65 mm) de longitud. Aplicar la desinfección local rutinaria. Insertar la aguja perpendicularmente alrededor de 2,3 *cun* (60 mm). Sensación de la aguja: dolor distensivo localizado. (Fig. 2-35)

9) DU 2 (*yāo shù*): en el sacro, sobre la línea media posterior en la depresión inferior a la cresta del sacro, en el hiato del sacro. Usar una aguja filiforme del Nº 30, de 2,5 *cun* (65 mm) de longitud. Aplicar la desinfección local rutinaria. Insertar la aguja perpendicularmente alrededor de 2,3 *cun* (60 mm). Sensación de la aguja: dolor distensivo localizado.

10) V 40 (*wěi zhōng*): posterior a la articulación de la rodilla, en el punto medio del pliegue transverso de la fosa poplítea, entre los tendones del bíceps femoral y músculo semitendinoso. Usar una aguja filiforme del Nº 30, de 2 *cun* (50 mm) de longitud. Aplicar la desinfección local rutinaria. Insertar la aguja hacia arriba oblicuamente alrededor de 1,8 *cun* (45 mm). Sensación de la aguja: dolor distensivo localizado de la fosa poplítea o dolor con irradiación al gastrocnemio (Fig. 2-25)

2. Postura, Manipulación y Duración del Tratamiento

Al paciente con lesión del ligamento supraespinoso del tórax superior se le coloca sentado en una silla. Seleccionar los puntos DU 26 (*rén zhōng*), DU 14 (*dà zhuī*), DU 12 (*shēn zhù*) y DU 11 (*shén dào*). Primero insertar la aguja en DU 26 (*rén zhōng*) con el método neutro de tonificación y dispersión y luego insertar las agujas en DU 14 (*dà zhuī*), DU 12 (*shēn zhù*) y DU 11 (*shén dào*) con método de tonificación. Retener las agujas durante 40 minutos. Aplicar la acupuntura diariamente. Un ciclo de tratamiento dura

6 días. Se requiere un intervalo de 3 días entre 2 ciclos. Si los síntomas se alivian durante el ciclo de tratamiento, debe aplicarse uno más. Si no hay efecto o hay una recuperación total al final del ciclo, el tratamiento debe cesar.

Al paciente con lesión del tórax inferior se le coloca sentado en una silla. Seleccionar los puntos DU 26 (*rén zhōng*), DU 14 (*dà zhuī*), DU 8 (*jīn suō*) y DU 6 (*jí zhōng*). Primero, insertar la aguja en DU 26 (*rén zhōng*) con el método neutro de tonificación y dispersión, y luego insertar las agujas en DU 8 (*jīn suō*) y DU 6 (*jí zhōng*) con el método de tonificación. Retener las agujas durante 40 minutos. Aplicar la acupuntura diariamente. Un ciclo de tratamiento dura 6 días. Se requiere un intervalo de 3 días entre 2 ciclos. Si los síntomas se alivian durante el ciclo de tratamiento, debe aplicarse uno más. Si no hay efecto o hay una recuperación total al final del ciclo, el tratamiento debe cesar.

Al paciente con lesión lumbar se le coloca en posición prona. Seleccione los puntos DU 4 (*mìng mén*), DU 3 (*yāo yáng guān*), DU 2 (*yāo shù*) y V 40 (*wěi zhōng*). Primero, insertar la aguja en V 40 (*wěi zhōng*) con el método de dispersión y luego, insertar las agujas en DU 4 (*mìng mén*), DU 3 (*yāo yáng guān*) y DU 2 (*yāo shù*) con el método neutro de tonificación y dispersión. Aplicar la acupuntura diariamente. Un ciclo de tratamiento dura 6 días. Se requiere un intervalo de 3 días de descanso entre 2 ciclos. Si los síntomas se alivian durante el ciclo de tratamiento, debe aplicarse uno más. Si no hay efecto o hay una recuperación total al final del ciclo, el tratamiento debe cesar.

APÉNDICE: terapia de bloqueo

Seleccionar una jeringa esterilizada de 2 ml con una cabeza del Nº 6 rellena con una solución que contiene 10mg de procaína (1 ml) y 25 mg prednisolona (o 40 mg kenacort). Localizar el área de mayor sensibilidad en la zona torácica o en medio de la zona lumbar. Aplicar primero la desinfección rutinaria local. Luego, insertar perpendicularmente la aguja en el punto, entre las dos apófisis espinales del sitio doloroso 3 cm aproximadamente. Cuando el paciente sienta dolor distensivo localizado, retroceder el émbolo para asegurar la ausencia de sangre. Administrar el medicamento empujando el émbolo lentamente hasta el final. Retirar la aguja y en caso de sangrado presione con una bola de algodón. Aplicar la inyección diariamente durante tres días (un ciclo de tratamiento). Si los síntomas desaparecen después del primer ciclo, el tratamiento debe cesar. Si no hay efecto al final del ciclo, usar otros métodos en su lugar.

【EXPERIENCIA Y ANÁLISIS】

La medicina china incluye a la lesión del ligamento supraespinoso en la categoría de lesión de los tendones. De acuerdo a los clásicos *Zá Bìng Yuán Liú Xī Zhuó* y *Sù Wèn,* la comida recibida por el estómago se convierte en esencia nutritiva a través del proceso de absorción del bazo y luego el pulmón la distribuye por el cuerpo, nutriendo así a los tendones. La medicina china sostiene que cuando el hígado tiene una función normal, se fortalecen los tendones. La deficiencia de qi del hígado causa atrofia y debilidad de los mismos. Debido a que estos factores, la medicina china afirma que el ligamento supraespinoso es susceptible a invasión de patógenos externos o a un impacto externo.

La lesión del ligamento supraespinoso ocurre frecuentemente en la zona lumbar, y en ocasiones en la región torácica y en su parte inferior. Aunque la prescripción de puntos para tratar las lesiones en cada zona es algo diferente, el principio general es el de seleccionar los puntos en las áreas dolorosas, así como seleccionar los puntos empíricos para el tratamiento del dolor. La terapia con acupuntura para el dolor de la parte superior e inferior del tórax, y área lumbar, tal y como se comentó anteriormente, es extremadamente efectiva. En los pacientes con miedo a las agujas o que no pueden llevar una terapia a largo plazo, la terapia de bloqueo puede dar resultados satisfactorios. Después de la recuperación total, se debe indicar a los pacientes que fortalezcan su constitución corporal y articulaciones vertebrales mediante ejercicios como correr o caminar hacia atrás en casos recurrentes.

Sección 9

Prolapso del Disco Intervertebral Lumbar

El disco intervertebral consta de tres partes: el núcleo pulposo, el anillo fibroso y el cartílago. La columna lumbar soporta una gran carga y es susceptible a un impacto externo. La extrusión del disco intervertebral como resultado de una lesión puede presionar la raíz nerviosa y causar dolor alrededor del área inervada por el nervio.

El disco intervertebral que está entre los cuerpos vertebrales, se localiza anterior a cada vértebra y está compuesto del núcleo pulposo, el anillo fibroso y el cartílago. El disco intervertebral junto con la vértebra constituye la articulación de carga que funciona como una bisagra, lo que ayuda a estabilizar la columna, absorber el impacto, amortiguar un trauma externo, soportar la presión y dar flexibilidad a la columna.

Conforme el disco envejece, aparecen cambios degenerativos como deshidratación del núcleo pulposo y estrechamiento del espacio intervertebral. El disco intervertebral también será susceptible de lesión del anillo fibroso, causado por lesión traumática o por daño del cartílago resultante de un esfuerzo prolongado de la cintura.

Debido a varias causas, hay laxitud y rotura del anillo fibroso, que resulta en protrusión del disco intervertebral. Este proceso puede ser lento o súbito. La protrusión del núcleo pulposo puede ejercer presión sobre la raíz nerviosa o la médula espinal, o ambos causando los síntomas.

【MANIFESTACIONES CLÍNICAS】

Clínicamente, el prolapso del disco intervertebral lumbar puede clasificarse en cuatro tipos como se describe a continuación:

1. Tipo Protrusión Derecha

El núcleo pulposo está localizado en el centro del disco intervertebral pero puede sufrir protrusión hacia la derecha del disco y comprimir la raíz derecha del nervio espinal. Los síntomas son dolor que normalmente se irradia hacia abajo, lateral al gastrocnemio y al dorso del pie a lo largo del nervio ciático. Existen tres regiones con dolor evidente e incluyen al glúteo inferior, la media parte lateral del muslo y la lateral del gastrocnemio, y un punto de radiación sensible (3 cm lateral por el lado afectado de la parte media de las vértebras L4-L5 o L5-S1). Cuando el médico aplica presión con el pulgar, el paciente siente un dolor que se irradia hacia la parte lateral el pie a lo largo del trayecto del nervio ciático.

2. Tipo Protrusión Izquierda

El núcleo pulposo sufre protrusión del disco intervertebral hacia el lado izquierdo de las vértebras y ejerce presión en la raíz del nervio espinal izquierdo. Los síntomas son los mismos que en el tipo uno.

3. Tipo Protrusión Central

El núcleo pulposo sufre protrusión al punto medio de la vértebra desde el disco intervertebral y ejerce presión sobre la médula espinal. Como resultado, este tipo de enfermedad está caracterizada por parestesia en ambas extremidades inferiores. Gradualmente se presenta algodistrofia y el dolor empeora durante el sueño, acompañado de aversión al frío y debilidad de los miembros inferiores. Después de hacer ejercicio, las parestesias predominarán sobre el dolor y pueden aumentar o diseminarse a uno o dos lados de las extremidades inferiores cuando el médico presiona la vértebra afectada.

4. Tipo Mixto

Este tipo se compone de protrusión central más protrusión derecha o izquierda y se caracteriza por dolor y parestesias a lo largo del nervio ciático así como atrofia de las extremidades inferiores (principalmente en los músculos de la cara lateral de la pierna). Se acompaña frecuentemente de migraña y dolor de la cresta dorsal del mismo lado.

Examen físico: Cuando el médico aplica presión sobre la región con la protrusión discal, el paciente sentirá un claro entumecimiento y dolor distensivo hacia el mismo o a ambos lados de los miembros inferiores. (Fig.2-42, Fig.2-43)

Hallazgos de rayos X: en placas anteriores o laterales puede verse en muchos casos, hipertrofia de la tercera, cuarta y quinta vértebras lumbares o nodos de Schmorl.

Mielografía del canal espinal: sugiere directamente la localización y la gravedad de la protrusión.

Tomografía: generalmente, hallazgos similares a los de la mielografía, pero no la sustituye.

Resonancia Magnética: muestra una imagen precisa por lo que ayuda a hacer un diagnóstico

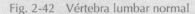

Fig. 2-42 Vértebra lumbar normal

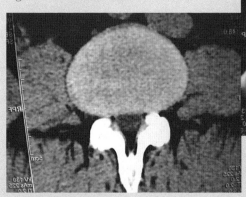

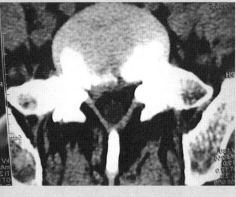

Fig. 2-43 Prolapso del disco intervertebral lumbar

temprano.

Electromiografía (EMG): normalmente la actividad eléctrica anormal de los músculos dominados por los nervios afectados se detecta en forma de fibrilación o una onda positiva en pico, V o H.

【DIFERENCIACIÓN DE SÍNDROMES Y TRATAMIENTO】

La medicina china sostiene que esta enfermedad pertenece a la categoría de "dolor de la espalda y pierna" o "dolor de espalda que involucra a las rodillas". La medicina china sostiene que el riñón gobierna a los lumbares y las piernas. Por tanto, el dolor de la espalda y pierna está íntimamente relacionado con el estancamiento de qi y sangre, la deficiencia de qi del riñón e hígado, así como con la invasión de viento, frío y humedad patógenos.

La mayoría de los pacientes tienen un historial de traumatismo en la espalda de intensidad variable, pero generalmente es un esguince lumbar. Un esguince lumbar severo puede causar un inicio insidioso o súbito que complica la condición de las vértebras, ligamentos articulares, tendones y músculos. En los pacientes sin un claro historial de traumatismo previo, se suele establecer una relación con un excesivo esfuerzo de la zona lumbar, un dolor crónico de espalda, o impacto vertebral por incremento de la presión abdominal por tos o estornudo violento, o bien una invasión de viento, frío y humedad patógenos en la zona lumbar.

Generalmente los síntomas en los pacientes ancianos, se acompañan de insuficiencia del hígado y riñón, degeneración del disco intervertebral aparente e hiperostosis del cuerpo vertebral.

Los síntomas principales son lumbalgia e irradiación del dolor a las extremidades inferiores y su severidad depende del grado de protrusión del disco intervertebral y la compresión de la raíz nerviosa. Clínicamente, el dolor de la parte baja de los lumbares o unilateral del nervio ciático, debido a la protrusión posterior y externa del disco intervertebral L4-L5 y L5-S1, es lo más común. Sin embargo, la protrusión del disco intervertebral L3-L4 y L2-L3 es comparativamente más rara y estos pacientes pueden padecer dolor en el área inervada por el nervio femoral.

En la fase inicial, debido a la ruptura del disco intervertebral, la herniación del núcleo pulposo y el estancamiento localizado de qi y sangre, la mayoría de los pacientes padecen un dolor severo en la espalda y pierna, así como un espasmo musculotendinoso, limitación de flexión, extensión y rotación de la cintura, y dificultad para andar. Los pacientes adoptan posturas antiálgicas con las manos en la cintura. El dolor se aliviará al acostarse y será menos severo durante el día, sin embargo, se agravará al hacer movimientos súbitos y durante la noche. Toser, estornudar y defecar agravarán el dolor a tal grado que los pacientes son incapaces de moverse y estar acostados de forma cómoda. En algunos casos de afectación bilateral, el dolor puede aparecer alternadamente de lado a lado o ser más intenso en un lado que en el otro. Dado que la masa que sufre la protrusión es mayor en el tipo de protrusión central, aparecerán dolor unilateral o bilateral, parestesias en las extremidades inferiores y síntomas causados por la compresión de la cola de caballo, tales como paraplejia e incontinencia urinaria y anal por compresión de la cauda equina.

La aparición de lumbalgia y dolor en la pierna está relacionada con la severidad de la rotura del disco intervertebral. La mayoría de los pacientes presenta lumbalgia antes que dolor en la pierna. En casos leves, el núcleo pulposo o el anillo fibroso roto no han comprimido a la raíz nerviosa y el edema tampoco ha afectado aún a la raíz nerviosa, por lo que el dolor está localizado en la zona lumbar por la estimulación del cartílago interarticular. Sin embargo, en casos de lesión externa aguda o ruptura y protrusión del núcleo pulposo que estimula a la raíz nerviosa cada vez más, el dolor localizado se agravará y afectará también a la pierna. Algunos pacientes tienen un largo historial de lumbalgia, y durante la exploración física, se pueden encontrar signos de compresión del ciático. Esto ocurre principalmente en pacientes ancianos con insuficiencia de hígado y riñón pero sin antecedentes de trauma externo. Clínicamente, hay diversas enfermedades que causan lumbalgia, a continuación se puede ver la diferenciación en la siguiente Tabla 2-1.

Tabla 2-1   Diagnóstico Diferencial de Causas de Dolor Lumbar entre las Enfermedades Comunes

Enfermedad	Síntomas	Signos	Rayos X
Esguince lumbar agudo	Dolor intenso, limitación de movimientos lumbares, dolor irradiado a glúteos, cadera y extremidades inferiores	Espasmo del sacroespinal, limitación de movimientos espinales, sensibilidad localizada	
Esguince lumbar crónico	Dolor sordo, se agrava por ejercicio.	Sensibilidad en región extensa, en ocasiones con espasmo del sacroespinal y movimientos espinales limitados	
Prolapso del disco intervertebral lumbar	Dolor en la cintura que se irradia a la pierna y se agrava al defecar y toser, mientras que se alivia con reposo	Escoliosis, rectificación de la curvatura lumbar, prueba de elevación de la pierna positiva y síntomas neurológicos del miembro inferior	Escoliosis, rectificación de la curvatura lumbar disminución del espacio intervertebral con asimetría derecha-izquierda

Enfermedad	Síntomas	Signos	Rayos X
Tuberculosis en la columna lumbar	Sueño interrumpido por dolor, agravado por ejercicio, pérdida de peso, fatiga, fiebre leve y sudoración nocturna	Espasmo muscular del psoas, limitación de los movimientos de la columna vertebral acompañado de cifosis y absceso	Disminución de los espacios intervertebrales, borde sin nitidez de las vértebras, destrucción ósea, imagen más amplia del psoas en caso de absceso
Espondilitis anquilosante	Dolor sordo, empeora por ejercicio o en un día nublado, rigidez matutina de la zona lumbar	Limitación de flexión y extensión espinal	Hiperosteogenia de los bordes vertebrales y estrechamiento del espacio intervertebral
Artritis reumatoide (tipo central)	Dolor que no se alivia durante el reposo y rigidez de la columna vertebral	Limitación de movimientos de las vertebras de la columna en toda dirección, incluso rigidez y cifosis	Inicialmente hay sombras difusas en la articulación sacroilíaca y proceso articular. En fases avanzadas la columna es como un nudo de bambú
Malformaciones congénitas (espina bífida oculta, sacralización lumbar y lumbarización)	Puede ser asintomático, dolor sordo vago, empeora con movimientos y un movimiento violento causará un esguince agudo	Hipersensibilidad y dolor a la percusión, función limitada a nivel de la zona lumbar	Espina bífida oculta: defecto de cierre parcial de arcos vertebrales en L5 o S1 o ausencia de apófisis espinosa. Sacralización lumbar: hipertrofia de una o ambas apófisis transversas de L5, lo que forma una articulación con el sacro o con el ilion falsa. Lumbarización: no hay sacralización de S1 y otras vértebras sacras
Osteoporosis senil	Dolor sordo o agudo	Limitación de movimientos espinales, puede haber cifosis	Rarefacción ósea, vértebras lumbares en cuña o con doble concavidad

Enfermedad	Síntomas	Signos	Rayos X
Tumor espinal metastático	Dolor severo que se agrava durante la noche	Varios signos según el grado de metástasis	Vértebras lesionadas y comprimidas, espacio intervertebral normal
Enfermedad ginecológica (dismenorrea, prolapso uterino)	Dolor en la zona lumbosacra que se acompaña de dolor abdominal y está relacionado con el periodo menstrual	Sin signos evidentes en la zona lumbar	
Enfermedades del sistema urinario (nefritis, nefroptosis)	Dolor lumbar acompañado de frecuencia urinaria, urgencia, hematuria, piuria o fiebre		

El dolor en la pierna se inicia en el glúteo y el dolor se extiende hacia caudal a lo largo de la raíz comprimida del nervio hacia las áreas de distribución de la raíz del nervio. Clínicamente, es importante identificar el área del dolor diferido para determinar el nivel de la afectación. Si la limitación crónica causa un desplazamiento prolongado de la masa que sufre protrusión, habrá adherencias y degeneración del área alrededor del nervio comprimido, lo que resulta en parestesia y dolor de la pierna, pie y debilidad de los músculos y tendones. Si esta condición no se trata adecuadamente, junto con la deficiencia de hígado y riñón, el paciente será susceptible a patógenos como viento, frío y humedad, que bloquearán los colaterales y la lumbalgia y el dolor de pierna se agravarán.

Examen físico:

1. Espasmo y Atrofia Muscular

Debido a que la masa que sufre la protrusión comprime y estimula la raíz del nervio o la columna, el cuerpo genera un espasmo muscular de protección que normalmente se observa en los músculos sacroespinal, psoas-ilíaco, piriforme y el grupo de músculos de la región posterolateral del muslo. Pueden verse cambios como rigidez muscular e inflamación aséptica de tendones y músculos por obstrucción crónica de los vasos sanguíneos, que ocasionarán eventualmente, mialgia e hipersensibilidad. Debido al dolor y la falta de uso, los músculos que inervan la raíz nerviosa afectada, presentan generalmente atrofia muscular de diferentes grados, siendo los músculos de la pierna los más afectados.

2. Curvatura Anormal y Cambios Funcionales de la Columna Vertebral

Para la mayoría de los pacientes, la lordosis fisiológica se pierde y la curvatura se mueve hacia afuera debido a la protrusión del disco, lo que se acompaña de escoliosis refleja, protrusión posterior y lateral, especialmente una limitación del movimiento de flexión de la región lumbar. Algunos pacientes con el tipo central o protrusión del disco intervertebral, debido a la protrusión del disco, pueden tener una curvatura anterior normal o aumentada. Su inclinación lateral o hacia atrás es limitada, mientras que la flexión anterior está muy afectada debido al espasmo muscular de protección. La dirección de la inclinación lateral de la columna está relacionada con el lugar de compresión radicular por la protrusión. Normalmente, la curvatura de la columna sobresale hacia el lado afectado. Si el disco herniado es orientado hacia fuera y sobre la raíz del nervio, la inclinación lateral es hacia el lado afectado. Si está desplazado hacia adentro y por debajo de la raíz nerviosa, la inclinación será hacia el lado sano. Si el disco herniado se mueve de izquierda a derecha por delante de la raíz nerviosa, se alternará la inclinación. Generalmente la curvatura lateral patológica de la columna se observa en la herniación del disco intervertebral de L4-L5.

3. Hipersensibilidad de la Raíz Nerviosa

Es uno de los métodos de diagnóstico de nivel, ya que al presionar el área adyacente a la columna, la mayoría de los pacientes tendrán dolor que se irradia a la extremidad inferior. En el tipo protrusión central, además de la hipersensibilidad mencionada, los pacientes tendrán irradiación del dolor a las extremidades inferiores y parestesias severas. Hay sensibilidad entre el músculo piriforme, la tuberosidad isquial y el trocánter mayor, así como en la fosa poplítea y la parte inferior del cóndilo del peroné, lo que puede causar dolor ciático referido.

4. Pruebas Especiales

Prueba de elevación recta de la pierna: el paciente está en posición supina y las extremidades inferiores rectas, se eleva la pierna afectada. La prueba es positiva cuando el ángulo de elevación es menor a setenta grados, y aparece dolor que se irradia sobre el trayecto del nervio ciático, o hay una restricción evidente de la elevación del miembro afectado. La prueba sólo es útil en casos de hernia discal a nivel L4-L5 y L5-S1.Los signos positivos se suelen ver en la protrusión en la distribución de la raíz del nervio comprimido o en la protrusión central del área grande, así, algunos pacientes pueden mostrar signos negativos en la prueba. Puede haber isquiodinia cuando el paciente levanta la pierna sana, resultado de la compresión de la manga de la raíz nerviosa.

Prueba de estiramiento del nervio femoral: con el paciente en posición prona y la pierna estirada, el médico presiona en la zona sacroilíaca y con la otra mano sostiene el talón presionándolo hacia la cadera. Si hay dolor irradiado a la parte anterior del muslo, la prueba es positiva. Esta maniobra se aplica en casos de hernia discal de L3-L4 y L2-L3.

Prueba de flexión del cuello: el paciente sentado con las extremidades inferiores estiradas se le indica que flexione el cuello. La flexión pasiva del cuello involucra a la duramadre de la médula espinal, y si hay dolor en la extremidad inferior afectada por estimulación de la raíz nerviosa, la prueba se considera positiva.

Prueba de elevación de la cadera: en decúbito supino el paciente eleva el abdomen y cadera. Si hay dolor en el miembro afectado, se considera positiva. Si no hay respuesta, pedir al paciente que tosa o que no respire y si se presenta dolor en la extremidad inferior, se considera positiva.

Colocación de un cojín bajo el tórax y abdomen: con el paciente en posición prona, colocar un cojín bajo el pecho, lo que causará una hiperextensión de la columna lumbar y aumenta la presión intraabdominal, lo que causará estrechamiento del canal vertebral y el foramen intervertebral. El médico presiona los puntos dolorosos laterales a las apófisis espinosas afectadas con el pulgar y aumenta gradualmente la fuerza. Si aparece dolor localizado y se irradia hacia el glúteo y la extremidad inferior como dolor o parestesia, el doctor puede mover el cojín bajo el abdomen y realizar la maniobra nuevamente. Si el dolor y parestesia de la cintura, glúteo y pierna se alivian o incluso desaparecen, se considera un signo positivo.

Prueba de compresión de los nervios cluneales: el procedimiento es similar al previo. El examinador aplica presión sobre la salida de los nervios cluneales, localizada en la parte interior y superior del gran foramen sacrociático. Si la neuralgia de los nervios cluneales superiores y el dolor referido aparece al presionar la parte inferior de la extremidad inferior, se considera positiva. La prueba tiene un gran valor diagnóstico en pacientes con lumbalgia y dolor en fase inicial de la zona glútea.

Prueba de inclinación lateral de la columna lumbar: también se le llama la prueba de estrechamiento del foramen intervertebral. El paciente se pone de pie con los pies juntos. El examinador se para detrás del paciente y presiona con la mano la parte exterior y superior del hombro no afectado y con la otra mano tira de la parte lateral de la pelvis afectada causando que la columna se incline hacia el lado afectado. El paciente presentará aumento del dolor lumbosacro e irradiación del dolor al miembro afectado. Se repiten los mismos pasos pero del lado sano. Si el dolor desaparece de la zona lumbar, glúteo y extremidad inferior, se considera positiva. La prueba tiene valor diagnóstico para la protrusión y estenosis de la raíz nerviosa, canal neural y foramen intervertebral.

Prueba de compresión del nervio poplíteo: también es llamada prueba de compresión del nervio poplíteo. Con el paciente en posición prona, el examinador sostiene con una mano el tobillo de la extremidad afectada para formar un ángulo de 90 grados, luego con el pulgar de la otra mano presionar la parte medial de la fosa poplítea y suavemente empuja al nervio poplíteo transversalmente. Si el dolor localizado se irradia a las extremidades inferiores, la prueba se considera positiva. Por el contrario, la prueba puede hacerse del lado sano y si el dolor de la parte posterior de la pierna es causado por otra enfermedad que no afecta al canal vertebral, el resultado será negativo.

Las pruebas especiales anteriores deben combinarse con otros métodos diagnósticos para llegar a la conclusión correcta.

5. Prueba de Sensación Cutánea, Fuerza Muscular y Reflejos Tendinosos del Lado Afectado

Es un importante método diagnóstico para determinar el nivel de la enfermedad. Generalmente, la función muscular alterada aparece en el área de las ramas cutáneas de la raíz nerviosa oprimida. El nivel de gravedad está relacionado con el tamaño del disco que sufre la protrusión y la evolución de la enfermedad. Si el disco que sufre la protrusión es pequeño y la evolución es corta, la raíz nerviosa será susceptible a estimulación, habrá sensibilidad cutánea y reflejos tendinosos acentuados. Por el contrario, si es un disco mayor el que sufre la protrusión y de larga evolución puede causar una disminución o desaparición de la sensibilidad cutánea, disminución marcada de la fuerza muscular y ausencia o disminución de reflejos tendinosos que resultan de la compresión y degeneración de la raíz nerviosa.

Tabla 2-2   Manifestaciones clínicas de las alteraciones funcionales nerviosas en el prolapso del disco intervertebral lumbar

Nivel de protrusión	Raíz nerviosa afectada	Área con parestesia	Cambios miodinámicos	Cambios en reflejos tendinosos
L3-L4	L4	Parte medial de la pierna	Músculo tibial anterior afectado, debilidad al estirar la rodilla, dorso del pie y flexión	Habitualmente, reflejos patelares normales
L4-L5	L5	Cara anterolateral de la pierna y dorso de los dedos 1-3 del pie	Afectación del extensor largo del dedo gordo y debilidad de su extensión	Reflejos patelares y del tendón de Aquiles normales
L5-S1	S1	Cara posterolateral de la pierna, parte externa del pie y dorso del 4º-5º dedos	Afectación de ambos músculos fibulares, corto y largo, estrefopodia y debilidad del músculo flexor plantar	Reflejos del tendón de Aquiles normales
L4-L5 o L5-S1 tipo protrusión central	Nervio de Cola de caballo	Área en forma de montura y el lado posterior de las extremidades inferiores	Disfunción vesical, esfínter anal y extremidades inferiores	Reflejos patelares y del tendón de Aquiles normales

Se puede dividir en tres tipos basado en el grado de protrusión:

1. Tipo Insidioso (el tipo incipiente)

Cuando el anillo fibroso no se afecta por completo y la parte externa permanece intacta y el núcleo pulposo es oprimido, habrá protrusión hacia la parte más débil. Durante este movimiento, si el disco soporta gran presión o el anillo fibroso está severamente dañado, el núcleo pulposo continuará realizando su protrusión hacia afuera. Bajo esta condición el paciente tiene que reposar adecuadamente para que el núcleo pulposo y el anillo fibroso se rehabiliten. En esta etapa pude haber isquiodinia, pero puede aliviarse mediante el descanso.

2. Tipo de Protrusión (el tipo transición)

El anillo fibroso sufre una gran fisura, pero no está dañado por completo. La parte externa generalmente permanece intacta, sin embargo el núcleo pulposo protruye en forma de una gran pelota. Este tipo se puede transformar en el tipo de rotura.

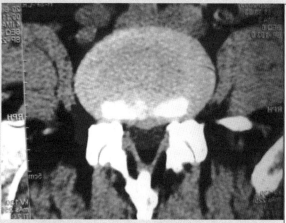

Fig. 2-44   Anillo fibroso roto

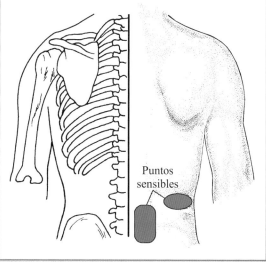

Puntos
sensibles

Fig. 2-g   Puntos sensibles

3. Tipo Rotura (el tipo maduro)

El anillo fibroso está completamente roto y el núcleo pulposo puede realizar la protrusión en el canal neural. La afectación es más severa y con dolor persistente. (Fig. 2-44)

Principio de tratamiento: drenaje y regulación del meridiano *Du Mai*, eliminar el estancamiento para aliviar el dolor.

Combinación de puntos:

VB 30 (*huán tiào*)	V 54 (*zhì biān*)	V 37 (*yīn mén*)
V 40 (*wěi zhōng*)	V 57 (*chéng shān*)	Puntos sensibles

【TRATAMIENTO】

1. Puntos y Técnicas Acupunturales

1) **Puntos sensibles:** localice los puntos dolorosos en el área localizada a 2-4cm lateral a las vértebras L4-L5 ó L5-S1. Usar varias agujas filiformes del Nº 26, de 3 *cun* (75 mm) de longitud según el número de puntos dolorosos. Aplicar la desinfección rutinaria. Insertar las agujas perpendicularmente aproximadamente 2,8 *cun* (70 mm). Sensación de la aguja: dolor distensivo localizado o dolor que se irradia a la extremidad inferior del mismo lado. (Fig.2-g)

2) **VB 30 (*huán tiào*):** en la parte lateral inferior del glúteo, en la unión del tercio lateral y medial de la línea que conecta el punto más alto del trocánter mayor y el hiato del sacro. Para facilitar la localización de este punto, pida al paciente que se acueste de lado con la pierna de abajo estirada y la de arriba flexionada. Usar una aguja filiforme del Nº 30, de 4 *cun* (100 mm) de longitud. Aplicar la desinfección rutinaria. Insertar las agujas hacia el gran foramen sacrociático alrededor de 3,6 *cun* (90 mm). Sensación de la aguja: dolor distensivo localizado o dolor con irradiación a las extremidades

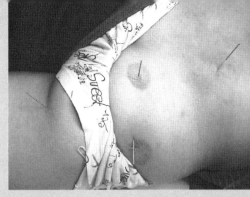

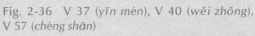
Fig. 2-36   V 37 (*yīn mén*), V 40 (*wěi zhōng*), V 57 (*chéng shān*)

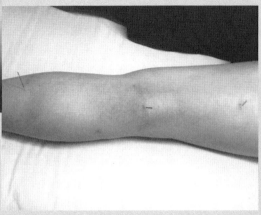

Fig. 2-33   VB 30 (*huán tiào*), V 54 (*zhì biān*), V 25(*dà cháng shù*), V 36(*chéng fú*)

inferiores y pie del mismo lado. (Fig. 1-14)

3) V 54 (*zhì biān*): en el glúteo, horizontal al cuarto foramen sacro, 3 *cun* lateral a la cresta medial del sacro, o 3 *cun* lateral al punto DU 2 (*yāo shù*). Usar una aguja filiforme del Nº 26, de 3 *cun* (75 mm) de longitud. Aplicar la desinfección rutinaria. Insertar las agujas hacia el gran foramen sacrociático alrededor de 2,8 *cun* (70 mm). Sensación de la aguja: dolor distensivo localizado. (Fig. 2-33)

4) V 37 (*yīn mén*): en el centro de la superficie posterior del muslo, en la línea que conecta V 36 (*chéng fú*) y V 40 (*wěi zhōng*), 6 *cun* verticalmente inferior a V 36 (*chéng fú*). Usar una aguja filiforme del Nº 30, de 3 *cun* (75 mm) de longitud. Aplicar la desinfección rutinaria. Insertar las agujas perpendicularmente alrededor de 2,8 *cun* (70 mm). Sensación de la aguja: dolor distensivo localizado o dolor con irradiación a extremidad inferior y al pie. (Fig. 2-36)

5) V 40 (*wěi zhōng*): posterior a la articulación de la rodilla, en el punto medio del pliegue transverso de la fosa poplítea, entre los tendones del bíceps femoral y músculo semitendinoso. Usar una aguja filiforme del Nº 30, de 2 *cun* (30 mm) de longitud. Aplicar la desinfección rutinaria. Insertar las agujas hacia arriba oblicuamente alrededor de 1,8 *cun* (45 mm). Sensación de la aguja: dolor distensivo localizado a la fosa poplítea o dolor con irradiación al gastrocnemio (Fig. 2-36)

6) V 57 (*chéng shān*): en el centro de la fascia crural posterior, 8 *cun* verticalmente inferior a V 40 (*wěi zhōng*), 8 *cun* por arriba de la protuberancia del maléolo externo, en una depresión angulada inferior a la garganta del músculo gastrocnemio cuando se extiende la pierna o se apoya sobre las puntas de los pies separando el talón. Usar una aguja filiforme del Nº 30, de 2 *cun* (50 mm) de longitud. Aplicar la desinfección rutinaria. Insertar las agujas perpendicularmente alrededor de 1,8 *cun* (45 mm). Sensación de la aguja: dolor distensivo localizado. (Fig. 2-36)

2. Postura, Manipulación y Duración del Tratamiento

El paciente está en posición prona. Si lo síntomas son unilaterales, aplique los puntos mencionados unilateralmente. Si ambos lados están afectados, aplique los puntos bilateralmente. En los pacientes cuyos síntomas sólo se limitan a la cintura, insertar bilateralmente los puntos en la cintura y agregue V 40 (*wěi zhōng*). Seleccionar los puntos de acuerdo al tipo presentado y aplicar los métodos de inserción y manipulación correspondientes. Retener las agujas durante 40 minutos, luego aplique ventosas a cada punto alrededor de 1 minuto diariamente. Un ciclo de tratamiento dura 10 días. Un intervalo de cinco días es requerido entre dos ciclos. Si los síntomas se alivian, debe aplicarse otro ciclo de tratamiento. Si no hay efecto al término del primer ciclo o hay una recuperación total durante este periodo, el debe detenerse.

【EXPERIENCIA Y ANÁLISIS】

La incidencia de prolapso del disco intervertebral lumbar es alta y afecta principalmente a jóvenes y adultos de 35 a 45 años de edad. Los síntomas clínicos son unilaterales, o un simple lumbago, aunque en raros casos es bilateral. Los síntomas principales son parestesias y dolor. En la fase inicial, el paciente sufre principalmente de dolor, sin embargo en la fase media y avanzada, se presenta tanto dolor como parestesias. La gravedad se relaciona con el tamaño del disco de la protrusión. Una protrusión leve, suele causar dolor en el área lumbosacra. Una protrusión moderada, suele producir dolor unilateral o bilateral de la extremidad inferior. Si el disco sufre protrusión ligeramente por un lado, aparecerá dolor unilateral en la cintura. Si la protrusión es considerable, inicialmente habrá dolor de la zona lumbar y pierna que se agravará gradualmente y será acompañado de parestesias. En casos graves, la condición resultará en una parálisis secundaria al dolor debido a la afectación funcional del lado afectado. Al principio, los pacientes con protrusión central moderada suelen sufrir dolor y parestesias alternantes en ambos lados de las extremidades inferiores sin afectar las funciones de las mismas. Sin embargo, los pacientes que sufren de una protrusión de disco grande, frecuentemente presentarán parestesias y dolor bilateral en las extremidades inferiores, acompañado de aversión al frío debido a la atrofia progresiva y limitación funcional de los miembros.

La terapia de acupuntura para el tratamiento del prolapso del disco lumbar intervertebral es particularmente efectiva en casos de hernias leves en pacientes que responden a la terapia y cuyo dolor afecta principalmente a la zona lumbar o extremidad inferior. En la protrusión tipo central con herniación discal obvia o en la de tipo protrusión unilateral, pueden presentarse parestesias y dolor en ambos lados de las extremidades inferiores. En estos casos la acupuntura es efectiva en aliviar el dolor, sin embargo, es difícil la recuperación completa y la patología puede reincidir después de ser aliviada temporalmente. Cuando se obtiene un resultado satisfactorio, se le sugiere al paciente seguir con dos ciclos más de tratamiento para reducir el riesgo de recurrencia. Después de aliviar o desaparecer el dolor, el paciente debe dormir sobre una superficie rígida y hacer ejercicios leves con las extremidades inferiores, como caminar hacia atrás para acelerar su recuperación. La aplicación de masaje a los músculos de las extremidades inferiores ayudará a la recuperación y a evitar la atrofia muscular.

Si el paciente tiene síntomas graves que no mejoran después de la acupuntura, el médico puede intentar la tracción o terapia de bloqueo epidural. Si estos métodos son inútiles, se recomienda un procedimiento quirúrgico. Para los pacientes que tienen dolor en la zona lumbar y las extremidades inferiores tras la operación, la acupuntura es más efectiva que de forma previa. En caso de dolor postquirúrgico recurrente en la parte posterior de la pierna, la prescripción de puntos y los métodos adecuados de tratamiento pueden obtener resultados satisfactorios.

Sección 10

Lesión del Músculo Psoas-ilíaco

Las principales manifestaciones clínicas de la lesión del músculo psoas-ilíaco consiste en dolor abdominal y lumbar, así como la parálisis del nervio femoral que resulta de lesiones a la zona inferior de la espalda y cadera.

El músculo psoas-ilíaco está compuesto por los músculos psoas mayor e ilíaco. El psoas mayor nace de la T12, el flanco y las apófisis transversas de L1-L4 y el músculo ilíaco inicia en la fosa ilíaca. Los dos músculos discurren hacia abajo y se insertan en el trocánter menor del fémur. Las funciones del músculo psoas-ilíaco son flexionar la cintura y realizar la flexión ilíaca y la rotación externa de la pierna. Al realizar ejercicios vigorosos (como gimnasia, saltar vallas, lucha, salto de altura o al hacer esfuerzo unilateral con la cintura), los pacientes pueden sufrir de laceración del psoas mayor y músculo ilíaco o incluso rotura muscular parcial por la contracción intensa o la hiperextensión del psoas-ilíaco. Debido a que el espacio entre la aponeurosis del psoas mayor y la membrana abdominal posterior está lleno de tejido conectivo laxo, es muy probable que después de una lesión al músculo psoas-ilíaco se presente sangrado interno en esta región. Los síntomas aparecen porque el hematoma presiona al nervio femoral que se distribuye a lo largo del surco del psoas-ilíaco.

【MANIFESTACIONES CLÍNICAS】

Los pacientes tienen un historial de trauma previo y los primeros síntomas son dolor y distensión en la zona inferior de la espalda y cadera que se agrava gradualmente. Otros síntomas incluyen debilidad y parálisis del cuadriceps femoral y estreñimiento. Los pacientes suelen realizar movimientos como flexionar la cintura o la fascia iliaca y rotación externa de la pierna. Tanto toser como estornudar pueden agravar los síntomas.

Examen físico: hay una masa con hematoma evidente en la región de la fosa ilíaca en el bajo abdomen, hipersensibilidad profunda o irradiación del dolor a la cintura al presionar el área. La presión interior causa irradiación del dolor a la región inguinal, zona anterior del muslo y la cara interna de la pierna. Si se hace paracentesis de la masa, el fluido obtenido será hemático. Los pacientes sufren de alteraciones en la marcha porque tienen incapacidad de estirar la fascia iliaca. La prueba de estiramiento del nervio iliofemoral es positiva. Hay una reducción o ausencia de la sensibilidad en la parte anterior del muslo y en zonas sobre el trayecto del nervio femoral. El reflejo patelar puede estar ausente o disminuido. Los pacientes con cuadros crónicos pueden experimentar atrofia del cuadriceps.

【DIFERENCIACIÓN DE SÍNDROMES Y TRATAMIENTO】

La medicina china considera que la lesión del psoas-ilíaco pertenece a la categoría de "lumbago por estancamiento de sangre". En el clásico *Suwen* se menciona que los síntomas de lumbalgia son el resultado del estancamiento de sangre. En el *Zá Bìng Yuán Liú Xī Zhuó*, del autor Shen Jin Ao de la Dinastía *Qin*, se introducen brevemente las causas, patologías y síntomas del lumbago y se menciona que la lesión del psoas-ilíaco causa rotura de las fibras musculares y aponeurosis, y conduce a un estancamiento de qi y de sangre. Debido a este estancamiento, aparecen síntomas como inflamación y dolor. Esta enfermedad puede clasificarse en dos tipos.

1. Tipo Fase Inicial

Los pacientes tienen un claro historial de trauma previo y algunos pacientes pueden escuchar un chasquido al momento de la lesión. El dolor severo unilateral o bilateral de la parte inferior de la espalda o cadera aparece poco después de la lesión y resulta en la incapacidad para mantener la cintura recta. El dolor se agravará cuando los pacientes se inclinen hacia adelante o hacia atrás, se estiren o agachen, giren o se pongan de pie. Normalmente aparece espasmo del psoas en el lado afectado y respirar profundamente, toser y estornudar agravarán el dolor. Generalmente, los pacientes apoyan sus manos en la cintura como posición antiálgica, para evitar el dolor al mover la cintura. En casos graves, los pacientes no se pueden poner de pie y el dolor les causará sudoración abundante. La columna lumbar tiende a curvarse hacia el lado afectado. Si el lado izquierdo del cuerpo está afectado, la flexión hacia el derecho agravará el dolor. En ocasiones, el dolor posterior a la lesión no es grave y no afecta la capacidad de trabajo. Sin embargo, a las 24 horas, aparece el dolor intenso en la cintura y cadera. El dolor es focal y el paciente puede señalar el sitio del mismo. En algunos casos, el dolor se localiza en la fosa ilíaca o se irradia a la parte anterior del muslo o la parte medial pierna. Otros signos físicos son lengua carmesí con saburra amarilla y pulso rugoso.

Examen físico: pruebas de elevación recta de la pierna y rotación de pelvis positivas.

Principio de tratamiento: eliminar el estancamiento y drenar los canales, activar la circulación sanguínea para detener el dolor.

Combinación de puntos:

VB 28 (*wéi dào*) (lado afectado)	B 13 (*fù shè*) (lado afectado)	E 31 (*bì guān*) (lado afectado)
B 10 (*xuè hǎi*) (lado afectado)		

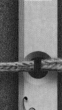

2. Fase Avanzada

Este cuadro resulta del tratamiento tardío o la mala práctica médica. El síntoma principal es dolor, pero este es en la fascia ilíaca y se acompaña de debilidad muscular o atrofia del muslo y parte medial de la pierna. El paciente puede tener estreñimiento, suele defecar una vez cada 3-5 días y después presenta alivio temporal del dolor. Otros signos son lengua ligeramente oscura con marcas equimóticas que indican estancamiento y pulso tenso y de cuerda.

Examen físico: la mayoría de los pacientes tiene dolor en la cintura y cadera. Hay sensibilidad evidente en la espina ilíaca anterosuperior y la fosa ilíaca. Si la condición es crónica, puede haber atrofia muscular del cuadriceps femoral o en la parte medial de la pierna.

Principio de tratamiento: activar la circulación sanguínea y drenar los colaterales, tonificar al qi para recuperarse de la parálisis.

Combinación de puntos:

V 24 (qì hǎi shù) (lado afectado)	VB 27 (wǔ shù) (lado afectado)	VB 28 (wéi dào) (lado afectado)
E 31 (bì guān) (lado afectado)	B 10 (xuè hǎi) (lado afectado)	B 9 (yīn líng quán) (lado afectado)

【TRATAMIENTO】

1. Puntos y Técnicas Acupunturales

1) V 24 (qì hǎi shù): en la cintura, 1,5 cun lateral a la depresión entre los procesos espinosos de las vértebras L3 y L4. Usar una aguja filiforme del N° 30, de 3 cun (75 mm) de longitud. Aplicar la desinfección rutinaria. Insertar la aguja perpendicularmente alrededor de 2,8 cun (70 mm). Sensación de la aguja: dolor distensivo localizado o dolor con irradiación a extremidad inferior del lado afectado.

2) VB 27 (wǔ shù): en el abdomen, en la parte anterior a la espina ilíaca anterosuperior, 3 cun por debajo del ombligo. Otro método de localización es encontrar el punto medio de la línea que conecta a VB 26 (dài mài) y VB 28 (wéi dào). Usar una aguja filiforme del N° 30, de 3 cun (75 mm) de longitud. Aplicar la desinfección rutinaria. Insertar la aguja perpendicularmente alrededor de 2,8 cun (70 mm). Sensación de la aguja: dolor distensivo localizado en la región inguinal.

3) B 13 (fǔ shè): en el abdomen bajo, 4 cun verticalmente hacia abajo del ombligo, 0.7 cun por arriba de B 12 (chōng mén), 4 cun lateral a la línea media anterior. Use una aguja filiforme del N° 30, de 2 cun (50 mm) de longitud. Aplicar la desinfección rutinaria.

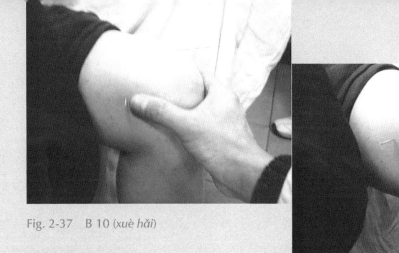

Fig. 2-37   B 10 (xuè hǎi)

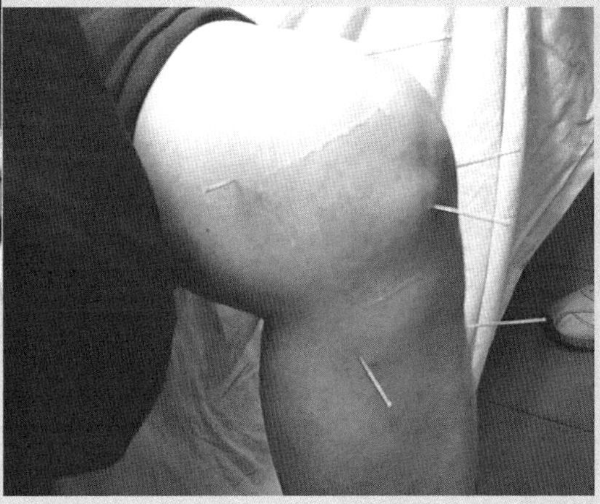

Fig. 2-38   B 10 (xuè hǎi), B 9 (yīn líng quán)

Insertar la aguja perpendicularmente alrededor de 1,8 *cun* (45 mm). Sensación de la aguja: dolor distensivo localizado.

4) VB 28 (*wéi dào*): en la región lateral del abdomen, en la parte anterior e inferior a la espina ilíaca anterosuperior, 0.5*cun* anterior e inferior a VB 27 (*wǔ shū*). Usar una aguja filiforme No.30 de 2,5 *cun* (65 mm) de longitud. Aplicar la desinfección rutinaria. Insertar la aguja hacia la parte interna e inferior del hueso ilíaco alrededor de 2,3 *cun* (60 mm). Sensación de la aguja: dolor distensivo localizado irradiado hacia abajo sobre la superficie anterior del muslo.

5) E 31 (*bì guān*): sobre la superficie anterior del muslo, en la línea que conecta a la espina ilíaca inferior y el borde superior y lateral de la base de la rótula, horizontal al perineo cuando se flexiona la pierna, en la depresión lateral del músculo sartorio, 12 *cun* por encima del borde superior y lateral de la rótula. Usar una aguja filiforme del Nº 30, de 2 *cun* (50 mm) de longitud. Aplicar la desinfección rutinaria. Insertar la aguja perpendicularmente por 1,8 *cun* (45 mm) Sensación de la aguja: dolor distensivo localizado. (Fig 1-16)

6) B 10 (*xuè hǎi*): cuando se flexiona la rodilla, el punto está en el muslo medial, 2 *cun* por encima del borde medial y superior de la base de la rótula, en el área de la protuberancia del cuádriceps femoral medial. Usar una aguja filiforme del Nº 30, de 2 *cun* (50 mm) de longitud. Aplicar la desinfección rutinaria. Insertar la aguja perpendicularmente aproximadamente 1,8 *cun* (45 mm). Sensación de la aguja: dolor distensivo localizado. (Fig. 2-37 y Fig. 2-38)

7) B 9 (*yīn líng quán*): en la parte superior de la fascia medial crural, en la depresión entre el cóndilo medial de la tibia y la cabeza medial del gastrocnemio, normalmente 2 *cun* por debajo de EX-LE 4 (*neì xī yǎn*). Usar una aguja filiforme del Nº 30, de 2 *cun* (50 mm) de longitud. Aplicar la desinfección rutinaria. Insertar la aguja perpendicularmente aproximadamente 1,8 *cun* (45 mm). Sensación de la aguja: dolor distensivo localizado. (Fig. 2-38)

2. Postura, Manipulación y Duración del Tratamiento

El paciente con el tipo uno está en posición supina. Primero, se pincha VB 28 (*wéi dào*) y B 13 (*fū shè*) con la manipulación neutra de tonificación y dispersión, y luego se insertan las agujas en E 31 (*bì guān*) y B 10 (*xuè hǎi*) con método de dispersión. Después de insertar las agujas, retenerlas durante 40 minutos, luego aplicar ventosas alrededor de 1 minuto diariamente. Un ciclo de tratamiento dura 10 días. Un intervalo de cinco días es requerido entre dos ciclos. Si los síntomas se alivian, debe aplicarse otro ciclo de tratamiento. Si no hay efecto al término del primer ciclo o hay una recuperación total durante este periodo, el tratamiento debe cesar.

El paciente en fase avanzada, está en posición lateral. Primero, se inserta la aguja V 24 (*qì hǎi shū*) con el método de dispersión. Luego, se insertan las agujas en VB 27 (*wǔ shū*) y VB 28 (*wéi dào*) con el método de tonificación. Finalmente, insertar las agujas en E 31 (*bì guān*), B 10 (*xuè hǎi*) y B 9 (*yīn líng quán*) con el método de dispersión. Después de pinchar, se puede aplicar electroestimulación a los puntos durante 40 minutos. Luego aplique ventosas a los puntos alrededor de un minuto, diario. Un ciclo de tratamiento dura 10 días. Un intervalo de cinco días es requerido entre dos ciclos. Sí los síntomas se alivian, aplique un ciclo más. Si no hay efecto al final del primer ciclo o no hay ningún progreso, el tratamiento debe cesar.

【EXPERIENCIA Y ANÁLISIS】

En medicina china, la lesión del músculo psoas-ilíaco pertenece a la categoría de "lumbalgia debido a estancamiento de sangre", y se relaciona con un esguince causado por movimiento violento del psoas-ilíaco o por traumatismo y caídas. Debido a esta lesión, el músculo psoas-ilíaco, la aponeurosis y los vasos sanguíneos sufren daño. De acuerdo a la medicina china, el estancamiento de qi y sangre debido a la lesión ocasionará síntomas como inflamación y dolor.

Esta enfermedad puede clasificarse en dos tipos. Uno es el tipo de la fase inicial tiene síntomas tempranos como dolor unilateral o bilateral de la cintura y cadera así como incapacidad para mantener la cintura recta, con dolor agravado al flexionar hacia adelante o hacia atrás, así como al flexionar o estirar el cuerpo, espasmo muscular obvio en el psoas lesionado y el dolor que empeora al respirar profundo, toser o estornudar. Seleccionar los puntos VB 28 (*wéi dào*), B 13 (*fū shè*), E 31 (*bì guān*) y B 10 (*xuè hǎi*). La acupuntura puede ser efectiva si el médico selecciona los puntos correctos. El otro tipo es la fase avanzada. Los síntomas son ligeramente diferentes a los de la fase inicial, por ejemplo el dolor de la fascia iliaca acompañado de debilidad muscular y atrofia en el muslo o parte medial de la pierna. Los pacientes pueden presentar estreñimiento, normalmente una evacuación cada 3-5 días, después de la cual el dolor se alivia o se agrava temporalmente. Seleccione los puntos V 24 (*qì hǎi shù*) del lado afectado, VB 27 (*wǔ shū*), VB28 (*wéi dào*), E 31 (*bì guān*), B 10 (*xuè hǎi*) y B 9 (*yīn líng quán*). La acupuntura en este tipo es menos efectiva que en la fase avanzada, pero con un tratamiento adecuado, se pueden obtener resultados satisfactorios.

Durante el tratamiento, los médicos deben prestar atención a lo siguiente: tipo uno, la terapia con agujas antes mencionada no puede ser usada durante los tres primeros días de la lesión. En este momento puede que la hemorragia no haya remitido y hay una evidente hinchazón, así que la terapia acupuntural podría ser considerada como la causa de dicha hemorragia o inflamación. Por eso es recomendable que el médico realice la terapia cuando la condición sea estable. En pacientes con dolor severo en la cintura y cadera y una masa evidente en la fosa ilíaca, el médico debe primero retirar el hematoma y luego aplicar un vendaje compresivo sobre la herida. Después de 48 horas la terapia con acupuntura será mucho más efectiva. Para el tipo dos, además del tratamiento con electroacupuntura, los pacientes pueden realizar ejercicios con ayuda de familiares o rehabilitación con máquinas para promover la rehabilitación de la función de los muslos y la parte medial de la pierna.

Sección 11

Síndrome de Coccigodinia

La enfermedad es un síndrome crónico doloroso de la fascia sacra causado por tensión y degeneración sacroilíaca, o bien por fractura y dislocación del cóccix.

En el humano las vértebras caudales suelen constar de 4-5 vértebras caudales originales y cartílago. En la clínica son frecuentes la variación y deformación del cóccix incluyendo curvatura excesiva hacia la derecha o izquierda. La primera vértebra en forma de disco intervertebral conecta con S5 y conforma la articulación sacrococcígea. La articulación sacroilíaca es fortalecida por la parte estirada del ligamento longitudinal anterior y posterior, el ligamento sacroilíaco, músculo coccígeo y fibras musculares parciales del glúteo mayor, y se controlan por el plexo nervioso coccígeo compuesto por los nervios de S5 y Co 5 y las ramas anteriores de los nervios Co 3-4. Por lo tanto, debe resaltarse que la articulación sacroilíaca es frágil en estructura, pero contiene abundantes fibras nerviosas.

La lesión a la articulación sacroilíaca generalmente es secundaria a una caída de altura o resbalarse y caer sobre la cadera. Esta condición involucra un cartílago coccígeo fracturado o desplazado que afecta a la articulación sacroilíaca. Debido a que es difícil reposicionar con éxito las vértebras caudales y fijarlas apropiadamente, la condición da lugar a un desplazamiento anterior y una mala consolidación del extremo distal. Algunas mujeres, debido a la alta presión abdominal durante el parto, pueden sufrir de lesión coccígea, ya que la fascia sacra lesionada estimula y comprime a los tejidos circundantes, tendones y nervio coccígeo. En ocasiones, estar sentado durante mucho tiempo puede causar lesión crónica de la articulación sacroilíaca y dolor crónico por compresión repetitiva y fricción de la articulación sacroilíaca.

【MANIFESTACIONES CLÍNICAS】

Esta enfermedad es más frecuente en las pacientes mujeres. La mayoría de las pacientes tienen antecedentes de caídas o trauma durante el parto. La aparición del cuadro sin un historial de lesión previa, puede relacionarse con la ocupación del paciente. Los pacientes presentan un dolor vago, sordo o ardiente en la articulación sacrococcígea en la parte media de del pliegue glúteo. En ocasiones el dolor puede irradiarse a la región perineal. El dolor se agravará al estar sentado durante mucho tiempo sin un asiento cómodo, al defecar, toser o dormir y puede inducirse por la contracción de los músculos a ambos lados de la región glútea. Los pacientes tienden a sentarse elevando la cadera y flexionando las piernas lateralmente. Pueden verse heces duras y dificultad para defecar.

Examen físico: los pacientes tienen un historial de fractura mal consolidada. Un punto doloroso y una parte angulada pueden sentirse durante el tacto rectal.

Hallazgos de rayos X: fractura previa y en algunos casos, desplazamiento del cóccix. En ocasiones se puede encontrar alteración de las articulaciones coccígeas, estrechamiento del espacio articular sacrococcígeo, endurecimiento del cartílago e hiperplasia.

【DIFERENCIACIÓN DE SÍNDROMES Y TRATAMIENTO】

La medicina china sostiene que el esqueleto es una formación estructural importante que sirve para soportar al cuerpo entero y que protege a los órganos internos. El hueso está relleno de médula que contiene a la esencia del riñón. Cuando la médula y la esencia del riñón son abundantes, el hueso es fuerte y crece de manera normal. Tanto la constitución congénita como la nutrición afectan el desarrollo del esqueleto. Esta enfermedad aparece como una deficiencia congénita de la función del riñón lo que dará lugar a una deficiencia postnatal de la función del bazo y estómago, causando cambios en el desarrollo y degeneración del esqueleto. También se asocia con la lesión directa a la fascia sacra o a la mala consolidación de una fractura. En base a diferentes causas, la enfermedad puede clasificarse en dos tipos, tal como sigue.

1. Tipo Congénito

Este tipo está causado principalmente por la degeneración anormal de la articulación sacrococcígea y las vértebras caudales. La displasia en el sacro y cóccix, estimula los tejidos regionales directamente causando la enfermedad. Normalmente ocurre en jóvenes o personas de mediana edad. El sexo femenino es más afectado que el masculino. El dolor se enfoca en la región sacroilíaca, 2 cun por encima de DU 2 (*yāo shù*) a DU 1 (*cháng qiáng*). Inicialmente, el paciente siente inflamación y dolor localizados durante la noche, pero el dolor se alivia al hacer ejercicio o al trabajar. La condición es variable y suele desaparecer después de cierto tiempo. En 3-5 años el dolor se agrava y llega a afectar el sueño. Después de estar sentado durante mucho tiempo, el dolor reincide. En algunas mujeres puede haber leucorrea abundante, menstruación irregular y agravamiento del dolor coccígeo durante la menstruación. Otros signos son lengua con saburra blanca y delgada y pulso profundo.

Examen físico: uno o más puntos hipersensibles pueden palparse en la parte media de la región sacroilíaca. El dolor no aumentará al presionar el cóccix. El tacto anal es útil en el diagnóstico.

Hallazgos de rayos X: la placa sacroilíaca no aporta valor diagnóstico

Principio de tratamiento: drenar los canales y activar los colaterales, dispersar el estancamiento para aliviar el dolor.

Combinación de puntos:

V 54 (*zhì biān*) (bilateral)	V 40 (*wěi zhōng*) (bilateral)	Puntos sensibles locales

2. Tipo Traumático

Debido a un impacto de la región sacroilíaca por muchas causas, el hueso del cóccix se fractura o se desplaza. Es posible el regreso a su posición original, pero una reducción no exitosa puede resultar en coccidinia. El dolor se localiza en las vértebras caudales entre DU 2 (*yāo shù*) y DU 1 (*cháng qiáng*). En las fases iniciales el dolor es grave, especialmente, cuando el paciente se sienta, gira el cuerpo, se levanta, acuesta, sube escaleras o camina rápidamente. En los casos de fractura de las vértebras caudales sin desplazamiento o en fase avanzada, el dolor aparece en la zona sacroilíaca y empeora durante el sueño o al girar el cuerpo, después estar sentado durante mucho tiempo y al orinar o defecar, por aumento de la presión abdominal. Los pacientes con esta afección suelen presentar otros síntomas como heces secas, distensión abdominal y en mujeres se puede acompañar de menstruación irregular, leucorrea con descarga blanquecina-roja y dismenorrea. Otros signos son lengua roja con saburra seca y pulso filiforme y de cuerda.

Examen físico: se puede sentir una sensibilidad evidente a la palpación en la zona sacroilíaca. El dolor aumenta al presionar el cóccix. El tacto anal es útil para hacer el diagnóstico de fractura ósea.

Hallazgos de rayos X: pueden encontrarse vértebras caudales fracturadas o desplazadas.

Principio de tratamiento: dispersar el estancamiento y drenar los canales, activar la circulación sanguínea para aliviar el dolor.

Combinación de puntos:

V 40 (*wěi zhōng*) (bilateral)	Tres agujas en los puntos sensibles locales

【TRATAMIENTO】

1. Puntos y Técnicas Acupunturales

1) **Puntos sensibles locales:** los puntos sensibles pueden encontrarse 2cm por encima de DU 2 (*yāo shù*) y DU 1 (*cháng qiáng*). Aplicar una aguja en cada punto. Usar varias agujas filiformes del Nº 30, de 2 *cun* (50mm) de longitud. Aplicar la desinfección local rutinaria. Insertar las agujas perpendicularmente u oblicuamente hacia arriba aproximadamente 1,8 *cun* (45 mm). Sensación de la aguja: dolor distensivo localizado. (Fig.2-h)

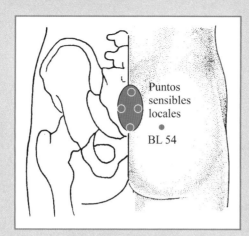

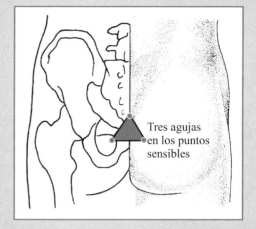

Fig. 2-h   Puntos sensibles locales   Fig. 2-i   Tres agujas en los puntos sensibles

2) Tres agujas en los puntos sensibles: generalmente se puede encontrar un punto claramente sensible a 3 cm de DU 1 (*cháng qiáng*), en el punto medio del pliegue glúteo. Use tres agujas filiformes del Nº 30, de 2 *cun* (50 mm) de longitud. Aplicar la desinfección local rutinaria. Insertar una aguja en la superior y dos en la parte inferior (mantener una distancia de 1,5 a 2 cm entre ellas) formando un triángulo. Todas las agujas se dirigen hacia el centro del punto sensible. Sensación de la aguja: dolor distensivo localizado. (Fig.2-i)

3) V 54 (*zhì biān*): en el glúteo, horizontal al cuarto foramen sacro, 3 *cun* lateral a la cresta medial del sacro, ó 3 *cun* lateral al punto DU 2 (*yāo shù*). Usar una aguja filiforme del Nº 26, de 3 *cun* (75 mm) de longitud. Aplicar la desinfección local rutinaria. Insertar las agujas perpendicularmente alrededor de 2,8 *cun* (70 mm). Sensación de la aguja: dolor distensivo localizado. (Fig. 2-33)

4) V 40 (*wěi zhōng*): posterior a la articulación de la rodilla, en el punto medio del pliegue transverso de la fosa poplítea, entre los tendones del bíceps femoral y el músculo semitendinoso. Usar una aguja filiforme del Nº 30, de 2 *cun* (50 mm) de longitud. Aplicar la desinfección local rutinaria. Insertar las agujas oblicuamente hacia arriba alrededor de 1,8 *cun* (45 mm). Sensación de la aguja: dolor distensivo localizado a la fosa poplítea o dolor con irradiación al gastrocnemio (Fig. 2-25)

2. Postura, Manipulación y Duración del Tratamiento

El paciente con el tipo uno congénito, está en posición prona, insertar las agujas en los puntos sensibles locales, V 54 (*zhì biān*) y V 40 (*wěi zhōng*) con el método neutro de tonificación y dispersión. Después de insertar las agujas, retenerlas durante 40 minutos, luego aplicar ventosas a cada punto alrededor de 1 minuto diariamente. Un ciclo de tratamiento dura 10 días. Un intervalo de cinco días es requerido entre dos ciclos. Si los síntomas se alivian, debe aplicarse otro ciclo de tratamiento. Si no hay efecto al término del primer ciclo o hay una recuperación total durante este periodo, el tratamiento debe cesar.

El paciente con afección de tipo dos traumático, está en posición prona. Primero, insertar tres agujas en el punto sensible y V 40 (*wěi zhōng*) con el método de neutro de tonificación y dispersión, y retenerlas durante 40 minutos, luego aplicar ventosas durante un minuto una vez al día. Un ciclo de tratamiento dura 10 días. Un intervalo de cinco días es requerido entre dos ciclos. Si los síntomas se alivian, debe aplicarse otro ciclo de tratamiento. Si no hay efecto al término del primer ciclo o hay una recuperación total durante este periodo, el tratamiento debe cesar.

APÉNDICE: terapia de bloqueo

Esta terapia se aplica principalmente en casos de coccidinia después de una mala consolidación de una fractura de las vértebras caudales. Con el paciente en posición prona, el médico localiza el sitio más doloroso en la zona sacroilíaca entre DU 2 (*yāo shù*) y DU 1 (*cháng qiáng*). Luego marca la zona.

Usar una jeringa estéril desechable de 5 ml rellena con una solución de 25 mg de prednisolona, 20 mg de lidocaína y 500µg de vitamina B12. Aplicar la desinfección local rutinaria. Presionar la aguja oblicuamente hacia arriba en el punto medio del punto doloroso, alrededor de 30 mm o hasta alcanzar el hueso. Cuando el paciente sienta dolor distensivo localizado, administrar la medicina empujando el émbolo lentamente hasta el final. Retirar la aguja y presione firmemente sobre el sitio de inyección con una pequeña bola de algodón en caso de sangrado. Aplicar la inyección cada tres días, un ciclo de tratamiento consta de tres inyecciones. Si no hay efecto al final del primer ciclo, aplicar otros métodos en su lugar.

【EXPERIENCIA Y ANÁLISIS】

El síndrome de coccigodinia es una enfermedad común que ocurre frecuentemente en pacientes del sexo femenino. La medicina china cree que se relaciona con cambios durante el desarrollo o degeneración del esqueleto, lesión directa a la fascia sacra o a una mala consolidación de una fractura sacrococcígea.

La enfermedad puede clasificarse en dos tipos: uno es el síndrome de coccigodinia de tipo congénito, que se debe a un crecimiento sacroilíaco alterado, debido a factores congénitos. El tratamiento de este tipo con el método terapéutico y puntos introducidos previamente es efectivo, aunque requerirá de mayor tiempo de tratamiento. El tipo dos, es el tipo traumático, y está caracterizado por una tensión crónica de la zona sacroilíaca por estar sentado durante mucho tiempo, un traumatismo externo o una mala consolidación de una fractura del cóccix. Con los métodos de tratamiento correspondientes, la mayoría de los pacientes se recuperan con 20 sesiones de acupuntura. Para los casos en que la acupuntura no es muy efectiva, la terapia de bloqueo puede funcionar perfectamente bien.

Para los pacientes con el tipo uno congénito, es efectivo aplicar el método y puntos descritos previamente. Debido a que los pacientes han padecido esta condición crónicamente, normalmente presentan estancamiento de viento, frío y humedad, y la condición es susceptible de reincidir después de la recuperación. Si esto ocurre, la acupuntura con los métodos mencionados es efectiva. Para el paciente con el tipo dos, el tratamiento con acupuntura no puede realizarse en la fase aguda de la fractura ósea. Si la condición es causada por esfuerzo, lesión durante el parto, manipulación o contusión, la aplicación del método de acupuntura correspondiente tendrá resultados satisfactorios en la mayoría de los casos. Sin embargo, los casos donde la acupuntura no es curativa, especialmente en los casos de mala consolidación de una fractura coccígea, la terapia de bloqueo puede ser muy efectiva. Debe destacarse que después de la terapia de bloqueo, cualquier sensación de distensión local es normal, y que es causada por la absorción de la droga.

Síndrome de la Apófisis Transversa de la Tercera Vértebra Lumbar

La apófisis transversa de la tercera vértebra lumbar es larga y los músculos sacroespinales y el cuadrado lumbar se insertan en su parte posterior, y el músculo psoas mayor en la parte anterior. Por esta razón es susceptible de ser lesionado con manifestaciones clínicas.

Las causas de esta enfermedad se pueden dividir en dos tipos, tal y como se muestra a continuación.

1. Tensión Crónica

La apófisis transversa de la tercera vértebra lumbar es la más larga de todas y por tanto un mayor número de músculos se insertan en la misma, en comparación a las otras. Además del sacroespinal y el cuadrado lumbar, que se insertan en su parte posterior, el psoas mayor se inserta en su parte anterior. Como resultado, la apófisis transversa de la tercera vértebra lumbar funciona como un pivote en la contracción de los músculos de la cintura. En los pacientes, que por trabajo realizan flexión prolongada de la cintura, se encuentran lesiones por tracción crónica en el sitio de inserción de los músculos. Esto a su vez causará una lesión menor del miocele y un espasmo muscular regional debido a la tracción y dolor de la rama sensitiva del nervio lumbar. Además, la tensión crónica causará inflamación crónica que se manifestará como hidropsia, exudado, hiperplasia de las fibras o sinovitis del la apófisis transversa de la tercera vértebra lumbar.

2. Esguince por Flexión Súbita de la Cintura

La flexión súbita y excesiva de la cintura causará un desgarro de la aponeurosis en la zona de la apófisis transversa de la tercera vértebra lumbar. Este trauma causará inflamación y miocele.

【MANIFESTACIONES CLÍNICAS】

Los síntomas son dolor de cintura crónico unilateral, que puede aparecer súbitamente o empeorar cuando los pacientes se levantan por las mañanas o al flexionar la cintura. Los pacientes normalmente presentan dificultar al estirar la cintura durante la flexión y el dolor puede aliviarse después del reposo o ejercicio. Sin embargo, el dolor es muy persistente y se disemina a la región lateral de la rodilla a través del glúteo o el muslo lateral.

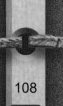

Examen físico: la columna lumbar funciona normalmente pero hay una evidente sensibilidad en la zona de la apófisis transversa de la tercera vértebra lumbar. En ocasiones puede palparse un tejido fibroso o cartilaginoso. Hay una región de parestesia o hipersensibilidad lateral a nivel de L2 o L3 o en la fascia sacra.

Hallazgos de rayos X: la apófisis transversa de la tercera vértebra lumbar es evidentemente muy larga, asimetría bilateral o inclinación posterior.

【DIFERENCIACIÓN DE SÍNDROMES Y TRATAMIENTO】

La medicina china sostiene que la enfermedad está relacionada con ciertos factores tales como deficiencia de hígado y riñón, debilidad de los tendones y huesos, alteraciones congénitas de la columna lumbar y apófisis transversa de la tercera lumbar larga. Trabajar durante mucho tiempo mientras se flexiona la zona lumbar al cargar peso o una sola acción repetida varias veces, puede causar acumulación crónica de la tensión en los tendones, músculos y sarcolema de la zona lumbar o en los tejidos circundantes a la apófisis transversa de la tercera lumbar. Además, un esfuerzo repentino con los lumbares, causa una lesión aguda de los tendones músculos y sarcolema de la zona lumbar o en los tejidos circundantes a la apófisis transversa de la tercera lumbar. El trauma externo que impacta directamente sobre los lumbares o un esguince lumbar por esfuerzo excesivo, también pueden dar lugar a esta enfermedad, debido a que los tejidos circundantes a la apófisis transversa de la tercera lumbar son más susceptibles de ser dañados. Esta enfermedad puede clasificarse en dos tipos según diferentes causas.

1. Tipo Lesión Aguda

Este tipo está causado principalmente por un traumatismo externo que impacta directamente en la zona lumbar, o por un esfuerzo que causa esguince lumbar. Debido a la contracción excesiva del músculo, hay desgarro de pequeñas fibras musculares con mioceles, lesión de tendones, colaterales y músculos e inflamación por sangrado interno, los pacientes sufren de dolor intenso que generalmente se localiza alrededor de la apófisis transversa de la tercera lumbar del lado afectado. El dolor persistente empeora cuando los pacientes flexionan la zona lumbar o se levantan.

Examen físico: los pacientes adoptan una postura en la que el lado afectado está más bajo que el sano. Hay una evidente sensibilidad y puede palparse una masa contracturada alrededor de la apófisis transversa de la tercera lumbar. El dolor es localizado y no afecta a los glúteos o piernas.

Principio de tratamiento: resolver el espasmo y aliviar el dolor, promover la circulación sanguínea para dispersar el estancamiento.

Combinación de puntos:

V 40 (*wěi zhōng*) (lado afectado o bilateral)	Puntos dolorosos en la zona lumbar (lado afectado)

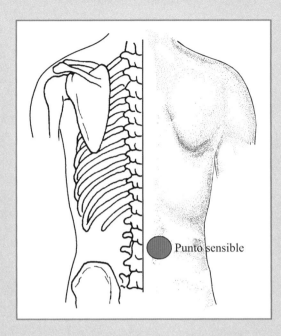

Fig. 2-j   Punto sensible en la cintura

2. Tipo Tensión Crónica

Debido al alargamiento de la apófisis transversa de la tercera lumbar, así como la estimulación repetitiva y a la contracción prolongada por movimientos que involucran flexión de la zona lumbar, pueden aparecer tensiones crónicas en los músculos de la zona y mioceles secundarios a los pequeños desgarros de las fibras musculares de la zona. La lesión crónica de la apófisis transversa de la tercera lumbar causará inflamación crónica que incluye inflamación del sitio afectado, exudado, e hiperplasia de las fibras. Consecuentemente, habrá dolor crónico alrededor de la apófisis transversa de la tercera lumbar, que se agravará después del ejercicio o sentarse durante mucho tiempo y se aliviará después del reposo o el ejercicio.

Examen físico: hay una clara sensibilidad a la palpación en la zona lumbar que puede ser bilateral o afectar al lado lesionado. En algunos casos, se puede palpar una pequeña masa móvil en esta zona.

Principio de tratamiento: relajar los músculos, activar los colaterales, promover el flujo sanguíneo para detener el dolor.

Combinación de puntos:

V 54 (*zhì biān*) (lado afectado o bilateral)	V 40 (*wěi zhōng*) (lado afectado o bilateral)	Puntos dolorosos en la zona lumbar (lado afectado)

【TRATAMIENTO】

1. Puntos y Técnicas Acupunturales

1) Puntos sensibles en la cintura: localizar la zona con los puntos claramente sensibles alrededor de V 23 (*shèn shù*). Seleccionar 2-3 puntos locales dolorosos. Usar varias agujas filiformes del Nº 30, de 2,5 *cun* (65 mm) de longitud. Aplicar la desinfección rutinaria. Insertar las agujas perpendicularmente alrededor de 2,3 *cun* (60 mm). Sensación de la aguja: dolor distensivo localizado. (Fig.2-j)

2) V 54 (*zhì biān*): en el glúteo, horizontal al cuarto foramen sacro, 3 *cun* lateral a la cresta medial del sacro, o 3 *cun* lateral al punto DU 2 (*yāo shù*). Usar una aguja filiforme del Nº 30, de 3 *cun* (75 mm) de longitud. Aplicar la desinfección rutinaria. Insertar las agujas perpendicularmente alrededor de 2,8 *cun* (70 mm). Sensación de la aguja: dolor distensivo localizado. (Fig. 2-33)

3) V 40 (*wěi zhōng*): posterior a la articulación de la rodilla en el punto medio del pliegue transverso de la fosa poplítea, entre los tendones del bíceps femoral y músculo semitendinoso. Usar una aguja filiforme del Nº 30, de 2 *cun* (50 mm) de longitud. Aplicar la desinfección rutinaria. Insertar la aguja hacia arriba oblicuamente alrededor de 1,8 *cun* (45 mm). Sensación de la aguja: dolor distensivo localizado de la fosa poplítea o dolor con irradiación al gastrocnemio (Fig. 2-25)

2. Postura, Manipulación y Duración del Tratamiento

El paciente con el tipo uno agudo está en posición prona. Primero, insertar las agujas en 2-3 puntos sensibles en la cintura con la técnica de punción proximal y con el método neutro de tonificación y dispersión. Después insertar una aguja en V 40 (*wěi zhōng*) con el método de neutro de tonificación y dispersión, una vez al día. Un ciclo de tratamiento dura 6 días. Se recomienda un intervalo de tres días entre dos ciclos. Sí los síntomas se alivian, se debe aplicar un ciclo más. Si no hay efecto al final del primer ciclo o hay una recuperación total durante este periodo, el tratamiento debe cesar.

Los pacientes con el tipo dos crónico están en posición prona y se localiza el punto local más doloroso alrededor de V 23 (*shèn shù*). Insertar dos agujas respectivamente en el lugar por encima y por debajo del punto V 23 (*shèn shù*), con el método neutro de tonificación y dispersión. Luego insertar las agujas en V 54 (*zhì biān*) y V 40 (*wěi zhōng*) con método de dispersión, una vez al día. Un ciclo de tratamiento dura 10 días. Se recomienda un intervalo de cinco días entre dos ciclos. Sí los síntomas se alivian, se debe aplicar un ciclo más. Si no hay efecto al final del primer ciclo o hay una recuperación total durante este periodo, el tratamiento debe cesar.

APÉNDICE: terapia de bloqueo alrededor de la apófisis espinosa de la tercera vértebra lumbar

Medicina: 20 mg de lidocaina (1 ml), 25 mg de prednisolona (o 40 mg de kenacort)

Procedimiento: el paciente está en posición prona. El punto claramente sensible, el cual es particularmente difícil de encontrar en pacientes con el tipo crónico, generalmente puede encontrarse 3-4cm lateral a la apófisis espinosa de la tercera lumbar. Usar una jeringa esterilizada de 5 ml y una cabeza del Nº 6 estéril, llenas con la solución que contiene las medicinas anteriores. Primero, aplicar el método de esterilización rutinario en el área sensible. Después de esto pinchar con la aguja perpendicularmente aproximadamente 4-5 cm o hasta que la cabeza alcance la apófisis transversa.

Retroceder el émbolo para comprobar que no hay sangre, luego aplicar el medicamento empujando lentamente el émbolo hasta el final. Retirar la aguja y presionar firmemente con una bola de algodón en caso de sangrado. El procedimiento para el lado contrario es el mismo. Aplicar la inyección cada tres días. Si no hay efecto después de la tercera inyección, deben aplicarse otros métodos en su lugar.

【EXPERIENCIA Y ANÁLISIS】

Según la medicina china la causa de esta enfermedad es un alargamiento de la apófisis transversa de la tercera lumbar debido a displasia o a un defecto inherente. Al realizar trabajo que involucre flexión de la cintura, cargar, o acciones repetidas prolongadas, se acumulará tensión en los tendones, músculos y sarcolema de la zona lumbar o en los tejidos circundantes a la apófisis transversa de la tercera lumbar. La lesión externa o el esfuerzo excesivo de los lumbares darán lugar a desgarro de los tejidos, lesión a los vasos sanguíneos y estancamiento de sangre y de qi. En consecuencia, aparecerá inflamación y dolor localizados.

De acuerdo a la medicina china, esta enfermedad puede clasificarse en dos tipos. Uno es el tipo lesión aguda, en el que los pacientes presentan síntomas inmediatamente después de la lesión. La terapia de acupuntura en estos casos es muy efectiva. En algunos casos, el tratamiento una semana después del episodio es también efectivo, aunque no tanto como cuando se aplica durante los primeros tres días. Los pacientes con el tipo dos, que es crónico, presentarán menos dolor, pero por la cronicidad del cuadro, la recuperación es más lenta.

En el tratamiento del síndrome de la apófisis transversa de la tercera lumbar, pueden esperarse resultados satisfactorios con la acupuntura en la mayoría de los casos mediante la terapia acupuntural. Puede ser más difícil curar a los pacientes crónicos debido al prolongado tiempo de sus lesiones. Si la terapia con agujas no funciona, será efectivo aplicar la terapia de bloqueo.

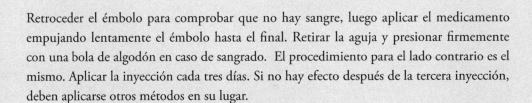

Sección 13

Contractura Glútea

La contractura glútea es el resultado de miodegeneración y contractura del glúteo, posterior a una inyección intramuscular en el tejido corporal.

Esta enfermedad ocurre frecuentemente en niños como resultado de inyecciones en el glúteo de penicilina disuelta en alcohol bencílico. Las investigaciones han revelado que el alcohol bencílico está relacionado con este padecimiento. El grado de contractura está relacionado con el grado de concentración de alcohol bencílico y es proporcional a la frecuencia de inyecciones. Esta enfermedad se encuentra frecuentemente en niños con trastornos de la función de la articulación de la cadera en fase avanzada. Últimamente, la incidencia de la enfermedad ha disminuido en relación con el menor uso de alcohol bencílico como disolvente para las inyecciones de penicilina.

【MANIFESTACIONES CLÍNICAS】

Esta enfermedad frecuentemente afecta a preescolares cuyo glúteo es normal y que tienen un historial de inyecciones intramusculares glúteas frecuentes de penicilina disuelta en alcohol bencílico. Inicialmente, aparece dolor e inflamación en el sitio de inyección. En la fase intermedia aparece dolor irregularmente, desencadenado al hacer esfuerzo o cuando hay cambio en el clima. Generalmente, el dolor es causado por movimientos corporales y aliviado por el reposo. En algunos casos, el dolor se irradia a la parte externa del glúteo. En casos avanzados, el dolor se alivia gradualmente mientras que la degeneración muscular y la contractura del glúteo externo y el glúteo medio aparecen en el lado afectado. Una formación dura claramente sensible en forma de cuerda puede palparse. También hay limitación de la aducción, rotación interna y flexión de la articulación de la cadera. Los pacientes tienen que realizar abducción de la parte superior de la pierna para completar la rotación externa al flexionar la cadera o agacharse en cuclillas. Además se suele acompañar de la enfermedad de Perrin-Ferraton, que consiste en postura alterada al andar con ausencia de dolor.

【DIFERENCIACIÓN DE SÍNDROMES Y TRATAMIENTO】

La medicina china sostiene que la enfermedad pertenece a los "nódulos agrupados de los *Jin* (tendones)". En este caso *Jin* incluye aponeurosis, ligamentos, músculos y tendones. El alcohol bencílico en las inyecciones intramusculares de penicilina causa un estancamiento local e impide la circulación normal de qi y sangre en los músculos, tendones y colaterales de la cadera. Eventualmente, la enfermedad resulta de la pérdida de equilibrio entre el qi nutritivo y el qi defensivo, obstrucción de circulación de qi y sangre, bloqueo de los canales y colaterales y falta de nutrición de los *Jin* por la sangre.

En la etapa inicial, la enfermedad se caracteriza por inflamación y dolor, o masas evidentes en los sitios de inyección. Inicialmente el dolor no es intenso y aparece en la zona superior de la inyección. En algunos casos puede aliviarse con la aplicación de una compresa caliente. El tratamiento inapropiado o retardado de la condición causará adherencias locales, nódulos en racimo de *Jin* en el glúteo externo y medial, debido al estancamiento de la medicina y la obstrucción de circulación de qi y sangre. En la etapa avanzada, hay afectación funcional de los músculos de la cadera, lo cual ocasionará cojera y alteraciones motoras en la misma.

Principio terapéutico: relajar y regular los tendones y músculos, promover la circulación sanguínea y aliviar el dolor.

Combinación de puntos:

VB 31 (*fēng shì*)	Puntos dolorosos locales
(lado afectado)	(lado afectado)

【TRATAMIENTO】

1. Puntos y Técnicas Acupunturales

1) Puntos sensibles: hay puntos claramente sensibles que pueden encontrarse en la parte superior de la cadera, así como una formación en cuerda y en la depresión posterosuperior de la parte más alta del trocánter mayor. Usar tres agujas filiformes del Nº 30, de 3 *cun* (75 mm) de longitud. Aplicar la desinfección rutinaria. Localizar el borde superior y el punto medio de la masa en forma de cuerda en la cadera e insertar las primeras dos agujas perpendicularmente en los dos puntos con la punta alcanzando el hueso. Finalmente, insertar la tercera aguja en el punto sensible situado en la depresión posterosuperior del trocánter mayor y hacia el lado anterior del muslo aproximadamente 2,8 *cun* (70 mm). Sensación de la aguja: dolor distensivo localizado. (Fig. 2-k)

2) VB 31 (*fēng shì*): sobre la línea media que corre a lo largo de la parte lateral del muslo, 7 *cun* por encima por encima del pliegue poplíteo, o donde llega la punta del dedo medio de la mano del paciente al estar de pie con los brazos a los lados. Usar una aguja filiforme del Nº 30, de 2 *cun* (50 mm) de longitud. Aplicar la desinfección rutinaria. Insertar la aguja en este punto en dirección al fémur con la punta de la aguja alcanzando al hueso Sensación de la aguja: dolor distensivo localizado. (Fig. 2-39)

2. Postura, Manipulación y Ciclo de Tratamiento

El paciente acostado sobre su costado (con el lado afectado hacia arriba). Primero, localizar los puntos sensibles en la cadera e insertar tres agujas en ellos con el método de dispersión.

Fig. 2-k   Puntos sensibles locales

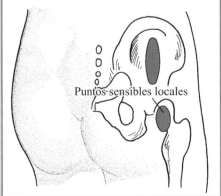

Puntos sensibles locales

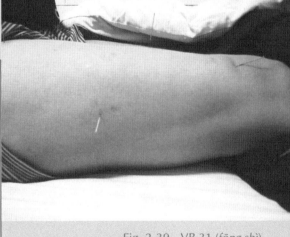

Fig. 2-39   VB 31 (*fēng shì*)

Posteriormente, insertar una aguja en VB 31 (*fēng shì*) con método neutro de tonificación y dispersión. Después de insertar las agujas aplicar electroestimulación y retenerlas durante 40 minutos, luego aplicar ventosas durante un minuto, diariamente. Un ciclo de tratamiento dura 10 días. Se recomienda un intervalo de cinco días entre dos ciclos. Sí los síntomas se alivian, se debe aplicar un ciclo más. Si no hay efecto al final del primer ciclo o hay una recuperación total durante este periodo, el tratamiento debe cesar.

【EXPERIENCIA Y ANÁLISIS】

Debido a la patogénesis y síntomas de este padecimiento, la medicina china incluye la contractura del glúteo en la enfermedad de contracción o nódulos agrupados en los tendones (*Jin*). La afección ocurre debido a la mala absorción y concentración de la medicina que se administra vía inyección intramuscular en la cadera, lo que resulta en adherencias en la aponeurosis, ligamentos y tendones. Consecuentemente, esto impide las funciones normales de los músculos, tendones y colaterales así como la circulación de qi y sangre en la cadera. Finalmente, la enfermedad resulta de la falta de armonía entre el qi defensivo y qi nutritivo, obstrucción de la circulación de qi y sangre, bloqueo de canales y colaterales y falta del aporte nutricio por la sangre a los tendones.

Clínicamente, la contractura glútea es una enfermedad refractaria. Inicialmente, los pacientes no se preocupan y no buscan tratamiento hasta que están en fase intermedia o avanzada. La electroestimulación es efectiva aunque requiere más tiempo. Si en la etapa avanzada el resultado no es satisfactorio con los métodos mencionados, se indica la intervención quirúrgica para el manejo del dolor. Si después de la cirugía hay adherencias o persiste el dolor, mediante la electroestimulación puede obtenerse un resultado efectivo. Después de la recuperación hay que reducir la frecuencia o evitar las inyecciones en la cadera para evitar la reincidencia. Cuando hay susceptibilidad de que ocurra la enfermedad, es efectiva la aplicación del método correspondiente en etapas iniciales.

Sección 14
Chasquido de Cadera

El chasquido de cadera se refiere a la articulación de la cadera que emite un sonido al realizarse flexión o extensión, y que se encuentra generalmente en los jóvenes.

La articulación de la cadera incluye al cóndilo y la cabeza del fémur que está cubierta por fuertes capas musculares. En el movimiento de la cadera, el cóndilo está fijo en una posición normal y la cabeza femoral se mueve suavemente hacia la fosa articular, lo que ocurre en los movimientos de flexión hacia adelante, abducción y rotación externa.

Normalmente, la articulación se mueve sin dolor y sin chasquido. Sin embargo, si hay laxitud muscular o articular por diversos factores, pude haber chasquido al haber fricción entre la parte superior de la tuberosidad y la cavidad del cóccix cuando la articulación de la cadera es estirada o flexionada. El chasquido de cadera a corto plazo, es generalmente indoloro y no tiene consecuencias funcionales en la articulación, mientras que a largo plazo puede haber desgaste de las facetas articulares y dolor.

【MANIFESTACIONES CLÍNICAS】

Los pacientes se quejan de presentar el chasquido sin antecedentes previos de trauma. El chasquido es causado por un engrosamiento de los tejidos del borde iliotibial posterior o del borde anterior del tendón del glúteo externo, que se mueve sobre la prominencia del trocánter cuando la articulación de la cadera se flexiona, estira o se rota. Generalmente, hay una leve molestia en la cadera o un dolor leve. Debido a la estimulación producida por engrosamiento de los tejidos, esta condición puede desarrollar bursitis trocantérica y causar dolor. Puede palparse una masa en forma de cuerda en ciertas regiones. Al estirar, o realizar aducción o rotación interna de la cadera, se puede palpar una banda fibrosa gruesa y rígida que se mueve sobre el trocánter mayor y puede escucharse el chasquido.

Hallazgos de rayos X: los hallazgos radiológicos sirven para descartar luxación congénita de cadera, osteocondritis de la cabeza femoral y otros problemas articulares.

【DIFERENCIACIÓN DE SÍNDROMES Y TRATAMIENTO】

Según los clásicos de medicina china, el *Suwen* y *Zá Bìng Yuán Liú Xī Zhuó*, los tendones y ligamentos son una parte importante del cuerpo y sirven para coordinar los movimientos de los músculos esqueléticos para realizar diversas actividades. Debido a que el borde posterior del tracto iliotibial se vuelve laxo y se engruesa, hay cambios en la estructura de los tendones y ligamentos. Cuando se mueve la articulación de la cadera, los músculos y tendones laxos y débiles producen el chasquido indicando la presencia de la enfermedad.

La enfermedad puede diagnosticarse mediante el síntoma del chasquido en la parte anterior de la gran tuberosidad del fémur, lo que va acompañado de dolor.

Principio terapéutico: relajar y regular los tendones y músculos, drenar los meridianos para promover el flujo sanguíneo.

Combinación de puntos:

El 17º punto EX-P 2 (*jiá jǐ*) (lado afectado)	V 54 (*zhì biān*) (lado afectado)	V 40 (*wěi zhōng*) (lado afectado)

Punto local de chasquido (o punto doloroso del lado afectado)

【TRATAMIENTO】

1. Puntos y Técnicas Acupunturales

1) **Punto local con chasquido (o punto doloroso del lado afectado):** normalmente este punto se encuentra lateral y por encima o por debajo del punto VB 30 (*huán tiào*), sobre el lado afectado. Cuando la pierna se eleva, se pueden apreciar chasquido y dolor en este punto. Usar dos agujas filiformes del Nº 28, de 4 *cun* (100 mm) de longitud. Aplicar la desinfección local rutinaria. Insertar una aguja en ángulo recto en relación con la piel e inserte otra oblicuamente hacia la zona dolorosa o el punto del chasquido aproximadamente 3,8 *cun* (95 mm). Sensación de la aguja: dolor distensivo localizado a la articulación de la cadera. (Fig. 2-l)

2) **El 17º Punto EX-P2 (*jiá jǐ*):** 1 *cun* lateral a la quinta vértebra lumbar (L5). Usar una aguja filiforme del Nº 30, de 2,5 *cun* (65 mm) de longitud. Aplicar la desinfección local rutinaria. Insertar la aguja perpendicularmente aproximadamente 2,3 *cun* (60 mm). Sensación de la aguja: dolor distensivo localizado o dolor que se irradia a la cadera.

3) **V 54 (*zhì biān*):** en el glúteo, horizontal al cuarto foramen del sacro, 3 *cun* lateral a la cresta medial del sacro. Usar una aguja filiforme del Nº 30, de 3 *cun* (75 mm) de longitud. Aplicar la desinfección local rutinaria. Insertar las agujas perpendicularmente aproximadamente 2,8 *cun* (70 mm). Sensación de la aguja: dolor distensivo localizado o dolor irradiado a las extremidades inferiores. (Fig. 2-33)

4) **V 40 (*wěi zhōng*):** posterior a la articulación de la rodilla, en el punto medio del pliegue transverso de la fosa poplítea, entre los tendones del bíceps femoral y músculo semitendinoso. Usar una aguja filiforme del Nº 30, de 2 *cun* (50 mm) de longitud. Aplicar la desinfección local rutinaria. Insertar la aguja perpendicularmente alrededor de 1,8 *cun* (45 mm). Sensación de la aguja: dolor distensivo localizado. (Fig. 2-25)

2. Postura, Manipulación y Ciclo de Tratamiento

Con el paciente acostado de lado, sobre el lado no afectado. Primero, insertar dos agujas en los puntos sobre la región del chasquido con el método de dispersión y luego insertar las agujas en los dos puntos EX-P 2 (*jiá jǐ*), V 54 (*zhì biān*) y V 40 (*wěi zhōng*), con el método neutro de tonificación y dispersión. Después de pinchar, retener las agujas durante 40 minutos y luego aplicar ventosa por un minuto, diariamente. Un ciclo de tratamiento dura 10 días. Se recomienda un intervalo de cinco días entre dos

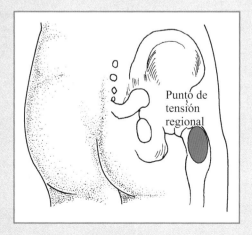

Fig. 2-l Punto de tensión regional

117

ciclos. Sí los síntomas se alivian, se debe aplicar un ciclo más. Si no hay efecto al final del primer ciclo o hay una recuperación total durante este periodo, el tratamiento debe cesar.

【EXPERIENCIA Y ANÁLISIS】

La medicina china sostiene que la estructura de los tendones se altera debido a la laxitud y engrosamiento del borde posterior de la banda iliotibial. Por ello, cuando la cadera se mueve, los tendones laxos y débiles y los músculos producirán un chasquido, dando origen a la enfermedad.

Generalmente, los pacientes ignoran el ligero chasquido, y en ocasiones, los pacientes se recuperan sin intervención alguna. Sin embargo, algunos pacientes presentan chasquido evidente y dolor, por lo que debe tratarse con los métodos mencionados para obtener resultados satisfactorios. El tratamiento también puede incluir cataplasmas con medicamentos para ablandar masas rígidas, masajes y terapia de bloqueo con prednisolona aplicada en el sitio de chasquido. Se recomienda a los pacientes que después de recuperarse, realicen ejercicios apropiados para evitar la reaparición.

Sección 15

Adipocele Lumbosacro

El adipocele lumbosacro suele afectar a las personas que padecen obesidad en edad adulta o ancianos. Debido a que el tejido graso protruye de la fascia fina y laxa que cubre el área lumbosacra, los tejidos de la zona son estimulados, comprimidos o estirados, provocando así la enfermedad.

El adipocele lumbsacro se encuentra frecuentemente en mujeres obesas adultas o ancianas. Es el resultado de la acumulación de tejido graso en la región lumbosacra, lo que ocasiona un aumento crónico de la presión en el orificio de la fascia y los vasos sanguíneos y como consecuencia este se vuelve laxo y débil. Debido a determinadas causas y a la patogénesis, el tejido graso protruye por el orificio debilitado y ejerce presión, estimulación o tracción en los tejidos de la zona.

【MANIFESTACIONES CLÍNICAS】

La afección suele afectar a pacientes obesos de edad madura y avanzada. La aparición unilateral se ve principalmente en pacientes de 30-40 años de edad, mientras que la bilateral es más frecuente en pacientes entre los 40-60 años de edad. Sin un evidente historial traumático y ningún síntoma previo, aparece dolor inducido por esfuerzos. Este dolor generalmente es persistente, se relaciona con cambios en el clima y en algunos casos se alivia con descanso. Si aparece un adipocele en la parte más profunda posterior de la espina ilíaca superior, horizontal a L4-L5, el dolor, generalmente es vago y leve, puede irradiarse a la fosa poplítea. Si el adipocele aparece en el área alrededor de 2 *cun* lateral a S 2-3, según su forma y tamaño puede estimular y estirar al nervio ciático, lo que ocasionará isquiodinia, aunque el dolor no es severo. La presentación unilateral o bilateral puede encontrarse en el área lumbosacra.

Examen físico: a 2 *cun* lateral de la parte superior de la espina iliaca superior unilateral o bilateral a S2-3, una o más formaciones del tamaño de una castaña pueden sentirse al tacto. Son fijas flexibles, móviles y duras. La masa puede moverse y retornar a su posición original al cesar la manipulación. El paciente experimentará dolor y distensión cuando se presione la masa.

【DIFERENCIACIÓN DE SÍNDROMES Y TRATAMIENTO】

La medicina china sostiene que la enfermedad está asociada con tensión crónica y sobrepeso. Debido a lesiones crónicas de los músculos, tendones y aponeurosis del área lumbosacra, pueden presentarse adherencias, adelgazamiento o incluso desgarros o fisuras de los músculos. Cuando el paciente descuida su dieta y come y bebe sin mesura, el qi se estanca en el bazo y el estómago con la consecuente generación de flema-humedad, que se transforma en acumulación de grasa corporal. Bajo ciertas condiciones o como resultado de situaciones específicas, la grasa acumulada en el área lumbosacra protruye a través de una fisura en la fascia y provoca esta afección.

Esta enfermedad es común en mujeres adultas con sobrepeso moderado y normalmente ocurre en el área 2 *cun* lateral a la parte media de L3-4 o S2-3. Los síntomas son principalmente incomodidad o dolor que desaparece al descansar, e inicialmente está ausente. Debido a los episodios repetidos y al aumento gradual del dolor, el paciente presenta como síntoma principal dolor en el área lumbosacra, y puede palparse una masa subcutánea en el área afectada. La condición está relacionada con la actividad física y variaciones climáticas. El área lumbosacra del lado afectado se alivia con exposición al calor y los síntomas empeoran con el frío. Inicialmente, el dolor se localiza en el área lumbosacra y, tras repetidos ataques, afectará gradualmente a la cadera, parte posterior del muslo e incluso a la fosa poplítea. Los síntomas pueden agravarse por ejercicio, esfuerzo, humedad y frío.

Principio terapéutico: eliminar frío y humedad, drenar los canales para detener el dolor.

Combinación de puntos:

V 40 (*wěi zhōng*) (lado afectado o bilateral)	Puntos dolorosos (lado afectado o bilateral)	

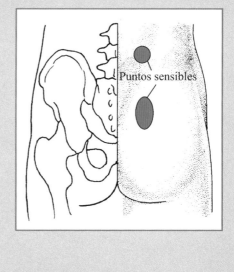

Fig. 2-m   *Puntos sensibles*

【TRATAMIENTO】

1. Puntos y Técnicas Acupunturales

1) Puntos sensibles: en la cintura o fascia sacra pueden encontrarse puntos o masas claramente sensibles. Usar agujas filiformes del Nº 30, de 3 *cun* (75 mm) de longitud para los puntos en la cintura y agujas del Nº 30, de 2 *cun* (50 mm) de longitud para los puntos en la fascia sacra. Seleccionar dos puntos en cada parte y aplicar la desinfección rutinaria. Insertar cada aguja en el 1/3 superior o en el 1/3 inferior de la masa hacia la raíz de la misma, alrededor de 2,8 *cun* (75 mm) en los puntos de la cintura y 1,8 *cun* (45 mm) en la fascia sacra. Sensación de la aguja: dolor distensivo localizado. (Fig. 2-m)

2) V 40 (wĕi zhōng): posterior a la articulación de la rodilla en el punto medio del pliegue transverso de la fosa poplítea, entre los tendones del bíceps femoral y el músculo semitendinoso. Usar una aguja filiforme del Nº 30, de 2 *cun* (50 mm) de longitud. Aplicar la desinfección rutinaria. Insertar la aguja hacia arriba oblicuamente alrededor de 1,8 *cun* (45 mm). Sensación de la aguja: dolor distensivo de la fosa poplítea o dolor con irradiación al gastrocnemio. (Fig. 2-25)

2. Postura, Manipulación y Ciclo de Tratamiento

El paciente está en posición prona. Primero, encontrar los puntos hipersensibles en la zona de L3-4, o en la parte superior de la espina ilíaca posterosuperior, o 3 *cun* lateral a S2-3 en la fascia sacra. Insertar dos agujas en cada punto sensible con el método neutro de tonificación y dispersión. Luego pinchar la aguja en V 40 (*wĕi zhōng*) con el método de dispersión, diariamente. Un ciclo de tratamiento dura seis días. Se recomienda un intervalo de tres días entre dos ciclos. Sí los síntomas se alivian, se debe aplicar un ciclo más. Si no hay efecto al final del primer ciclo o hay una recuperación total durante este periodo, el tratamiento debe cesar.

【EXPERIENCIA Y ANÁLISIS】

La medicina china sostiene que esta enfermedad está asociada a una tensión crónica y al sobrepeso. Los pacientes que padecen sobrepeso tienden a sufrir de síndromes por humedad, deficiencia de bazo y estómago, deficiencia de yin de riñón e hiperactividad de yang de hígado. De acuerdo a la medicina china, la disfunción del bazo causará acumulación de humedad interna y causará flema humedad excesiva en las personas obesas. Por lo tanto, son susceptibles de padecer nódulos subcutáneos solitarios o múltiples en el área lumbosacra.

La terapia con agujas descrita anteriormente para el adipocele lumbosacro puede ser muy efectiva para aliviar el dolor después de seis sesiones de tratamiento. En algunos casos leves, la pequeña masa puede desaparecer después de la terapia, mientras que las masas de mayor tamaño pueden ablandarse y aliviarse el dolor. La enfermedad es propensa a tener ataques recurrentes, especialmente después del ejercicio y la exposición a la humedad o al frío. La extirpación quirúrgica del adipocele y la reparación de la fisura en la aponeurosis, son las medidas radicales más efectivas y tiene una baja tasa de recurrencia en los pacientes con una gran hernia. Si hay dolor después de la cirugía o durante la recuperación, la terapia con acupuntura descrita puede ser muy efectiva.

Sección 16

Espondilitis Lumbar Hipertrófica

La espondilitis lumbar hipertrófica es una artropatía que se caracteriza por cambios hipertróficos degenerativos de los bordes vertebrales y del cartílago artrodial. También se le llama espondilitis degenerativa, espondilitis hipertrófica, osteoartritis o hiperostosis.

La causa no está clara, aunque investigaciones recientes suponen que factores como deficiencia de calcio, el envejecimiento y la degeneración de las vértebras y tejidos circundantes juegan un papel importante. Hay muchos cambios óseos que incluyen la destrucción del cuerpo y cartílago vertebral, hundimiento del cuerpo vertebral, y estrechamiento del espacio intervertebral. El aspecto típico del borde vertebral hipertrófico es como de labios, osteofitos y proliferación como espinas, además de la hiperplasia de las pequeñas articulaciones intervertebrales. Sin embargo, los pacientes con hipertrofia en las vértebras pueden no padecer de la enfermedad (en la clínica, una vez traté a una paciente de 66 años de edad que había sido saludable y energética sin ningún síntoma en la zona lumbar, cadera o pierna, la enfermedad apareció súbitamente cuando estaba flexionando los lumbares al intentar mover un objeto pesado. Los rayos X mostraron hipertrofia en las vértebras L1-L5, hipertrofia con apariencia de olécranon en L2-L4 y formación de puente óseo). La enfermedad se asocia a una edad avanzada y al sobrepeso, lo que causa disendocrinia, ablandamiento del disco intervertebral, ablandamiento y disminución del cartílago de las pequeñas articulaciones, deslizamiento del cuerpo vertebral y disminución del foramen intervertebral. Como resultado, el tejido hipertrófico presiona y estimula la raíz nerviosa, causando inflamación en los tejidos circundantes o hipertrofia en el proceso articular posterior y pseudoespondiloliestesis causando así la enfermedad.

【MANIFESTACIONES CLÍNICAS】

La enfermedad aparece gradualmente en personas adultas. Algunos pacientes tienen un historial previo de esguince y la mayoría de los pacientes tienen un cuadro crónico. Las manifestaciones clínicas varían de acuerdo al área hipertrófica. Si la hipertrofia ocurre en L1-L3, los pacientes tendrán un cuadro crónico acompañado de dolor leve localizado en la cintura o espalda debido a la afectación del sacroespinal. Si las vértebras L3-L5 son afectadas, el dolor crónico iniciará en la cintura y se irradiará al lado afectado o a ambos lados de la fosa poplítea. Los pacientes con inicio agudo, normalmente tendrán síntomas de compresión del nervio ciático del mismo lado durante las primeras 24 horas, lo que causa una distribución del dolor a lo largo del trayecto del ciático (ciática de la raíz del nervio). El dolor suele empeorar durante la noche o después de ejercicio vigoroso, pero en ocasiones se alivia con el ejercicio apropiado. Pueden agregarse otros síntomas como rigidez y dolor en las vértebras lumbares.

Examen físico: se encuentra una sensibilidad evidente lateral a los procesos espinales afectados. Algunos pacientes muestran signos positivos en la prueba de elevación de la pierna. Hay una alta incidencia de signos positivos en la prueba del psoas mayor.

Hallazgos de rayos X: la placa lumbar sugiere hipertrofia del borde de varias vértebras, que asemeja unos labios, espinas, púa, formación de osteofitos o puente óseo, hipertrofia de los bordes anterior y posterior, y estrechamiento de los espacios intervertebrales. (Fig. 2-40, Fig. 2-41)

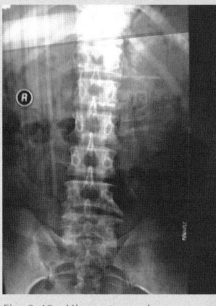

Fig. 2-40   Hiperosteogenia de las vértebras L3-L5

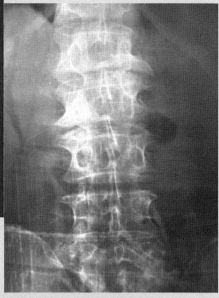

Fig. 2-41   Hiperosteogenia de las vértebras L2-L5

【DIFERENCIACIÓN DE SÍNDROMES Y TRATAMIENTO】

La enfermedad puede ser descrita como tensión crónica de la cintura que se encuentra frecuentemente en hombres adultos con sobrepeso. La causa interna está íntimamente relacionada con la degeneración del disco intervertebral. La medicina china sostiene que la deficiencia de qi de riñón puede dar lugar a deficiente nutrición y degeneración ósea, mientras que las causas externas son exceso de actividad, tensión, lesión traumática de la cintura o sobrepeso. El clásico *Suwen* señala que la lesión ósea está íntimamente relacionada a la tensión en la zona lumbar y a la deficiencia de riñón, lo que puede causar invasión de viento, frío y humedad y en consecuencia, agravando el dolor.

Muchas investigaciones han probado que el envejecimiento se acompaña de degeneración vertebral fisiológica y dar lugar a varios tipos de hipertrofia, osteofitos, puentes óseos, cuya gravedad está directamente relacionada a la intensidad del dolor. Sin embargo, en los pacientes con estos cambios, la rotación, esguinces o esfuerzos pueden llevar a dolor en la parte baja de la espalda, cuya gravedad está en relación al sitio afectado y el grado de afectación.

Los síntomas típicos son dolor crónico y rigidez de la cintura y espalda con inicio gradual y dolor leve. En general, el dolor y la rigidez se agravarán al levantarse por la mañana, hacer ejercicio, mantener una postura por periodos prolongados de tiempo y exponerse al frío y cambios del tiempo. Sin embargo, el dolor se aliviará después de hacer ejercicio moderado.

Examen físico: se encuentra rigidez de las vértebras lumbares, hipersensibilidad en varias apófisis espinosas y curvatura espinal anormal. Casi todos los movimientos que involucran a la cintura, en particular los que la estiran, darán lugar al dolor en la cintura con prueba positiva del psoas. La mayoría de los pacientes no tienen signos positivos después de que los síntomas se han aliviado o desaparecido.

Principio de tratamiento: reforzar el yang para tonificar el riñón, drenar los canales para detener el dolor.

Combinación de puntos:

V 23 (*shèn shù*) (bilateral)	V 25 (*dà cháng shù*) (bilateral)	V 40 (*wěi zhōng*) (bilateral)

【TRATAMIENTO】

1. Puntos y Técnicas Acupunturales

1) V 23 (*shèn shù*) (bilateral): en la parte baja de la espalda 1.5 *cun* lateral a DU 4 (*mìng mén*), al nivel de la depresión entre las apófisis espinosas de la segunda y tercera vértebra lumbar. Usar dos agujas filiformes del Nº 30, de 2 *cun* (50 mm) de longitud. Aplicar la desinfección local rutinaria. Insertar perpendicularmente la aguja alrededor de 1,8 *cun* (45 mm). Sensación de la aguja: dolor distensivo localizado o dolor que se disemina al glúteo o fosa poplítea. (Fig. 1-11)

2) V 25 (*dà cháng shù*) (bilateral): en la parte baja de la espalda, 1.5 *cun* lateral a DU 3 (*yāo yáng*

guān), que está en la depresión entre la apófisis espinosa de la cuarta y quinta vértebras lumbares. Usar dos agujas filiformes del Nº 30, de 3 *cun* (75 mm) de longitud. Aplicar la desinfección local rutinaria. Insertar la aguja perpendicularmente alrededor de 2,8 *cun* (70 mm). Sensación de la aguja: dolor distensivo localizado o dolor con irradiación a extremidad inferior y planta del pie del mismo lado. (Fig. 2-33)

3) V 40 (*wěi zhōng*): posterior a la articulación de la rodilla en el punto medio del pliegue transverso de la fosa poplítea, entre los tendones del bíceps femoral y músculo semitendinoso. Usar una aguja filiforme del Nº 30, de 2 *cun* (50 mm) de longitud. Aplicar la desinfección local rutinaria. Insertar la aguja hacia arriba oblicuamente alrededor de 1,8 *cun* (45 mm). Sensación de la aguja: dolor distensivo localizado de la fosa poplítea o dolor con irradiación al gastrocnemio. (Fig. 2-25)

2. Postura, Manipulación y Ciclo de Tratamiento

La terapia descrita anteriormente, es aplicable a los pacientes de espondilitis con un inicio crónico y dolor de cintura (para los pacientes con ciática, por favor, referirse a la terapia indicada en la sección de ciática). Los pacientes están en posición prona. Primero, insertar las agujas en V 23 (*shèn shù*) y V 25 (*dà cháng shù*), con el método de dispersión. Luego pinchar V 40 (*wěi zhōng*) con el método neutro de tonificación y dispersión. Después de insertar las agujas, retenerlas durante 40 minutos, y luego aplicar las ventosas durante 1 minuto, una vez al día. Un ciclo de tratamiento dura 10 días. Se requiere un intervalo de 5 días entre dos ciclos. Si los síntomas mejoran, el siguiente ciclo debe continuar. Si no hay efecto al final del primer ciclo o hay recuperación completa durante este periodo, el tratamiento debe cesar.

【EXPERIENCIA Y ANÁLISIS】

Clínicamente, la espondilitis lumbar es de gran incidencia en las personas de mediana edad y ancianos. La medicina china piensa que proviene principalmente de una insuficiencia de qi de riñón, así como de una malnutrición y degeneración del hueso. Sin embargo, un exceso de actividad, tensión, y lesión traumática de la cintura, o tener sobrepeso, son las causas externas de la enfermedad. Debido a la degeneración fisiológica interna y a la hiperplasia de la columna, el daño irreversible mediante la lesión y el giro de la cintura, puede conducir a la aparición de esta enfermedad.

El tipo de enfermedad con dolor crónico de lumbares y pierna tiene una gran frecuencia en la clínica. La terapia mencionada anteriormente sólo apunta a curar el dolor de cintura y tiene un resultado eficaz en mejorar el dolor (para el tratamiento del paciente con dolor en la pierna, por favor, remitirse a la terapia indicada en otras secciones), sin embargo puede volver a aparecer fácilmente tras la recuperación. Por lo tanto, hay que recomendar a los pacientes que realicen ejercicios beneficiosos para la zona lumbar, como andar hacia atrás u otros ejercicios ligeros de la cintura. Una vez reaparece la condición, también es eficaz adoptar la terapia anterior.

Sección 17

Esguince Muscular Lumbar Agudo

El esguince muscular lumbar agudo se refiere a un dolor de la parte baja de la espalda causado por un esguince repentino, o por una extensión excesiva de los tejidos blandos en la cintura.

Causas tales como un impacto indirecto, una excesiva extensión hacia atrás, la flexión hacia delante, girar o doblar la cintura más allá de una extensión normal, conducirá al esguince de cintura.

【MANIFESTACIONES CLÍNICAS】

La enfermedad aparece generalmente en personas de mediana edad y ancianos. Algunos pacientes pueden oír un sonido como un chasquido proveniente de la zona lumbar mientras sucede la lesión. Inmediatamente, aparece un dolor intenso en un lado, mientras que el dolor bilateral se ve en rara ocasión. El dolor puede verse agravado cuando los pacientes doblan la zona lumbar, estiran lateralmente la cintura y se levantan o se sientan. En los casos graves, incluso toser, estornudar, respirar profundamente y caminar, puede empeorar el dolor, por lo que los pacientes experimentan dificultades en su vida diaria. Algunos pacientes al principio sólo sienten dolor intenso de los lumbares en el lado afectado, lo que se puede agravar en 1-2 días, pero es menos grave que el primero. Un dolor intenso puede aparecer cuando los pacientes están de pie o toman asiento, y empeorará por la flexión lateral o hacia delante, el esfuerzo y toser. Sin embargo, respirar, toser y andar no tiene influencia sobre el dolor, lo cual no provoca la molestia de los pacientes.

Examen físico: se pueden encontrar uno o más puntos sensibles cerca de las vértebras L3-5 del lado afectado. En algunos casos, pueden palparse fácilmente algunos tejidos a forma de cuerda.

【DIFERENCIACIÓN DE SÍNDROMES Y TRATAMIENTO】

La cintura, como una parte importante del cuerpo, tiene las funciones de flexión, extensión y giro. De acuerdo al *Líng Shū* y al *Dān Xī Xīn Fǎ*, la cintura está relacionada internamente con el riñón y externamente está relacionada con los meridianos. Los meridianos *du mai* y *ren mai* se confluyen en la cintura. Además, los meridianos y tendones *taiyang* del pie, *shaoyang* del pie y *shaoyin* del pie circulan a través de la columna. En la anatomía humana se ve a la cintura como una parte del cuerpo con una complicada estructura desde la 12ª costilla hasta la parte del tronco de los glúteos, incluyendo las vértebras lumbares y sacras, el hueso ilíaco, músculos, aponeurosis y nervios. La columna, la cual está formada por vértebras mediante una estrecha conexión de los discos intervertebrales, articulaciones pequeñas y conjunto de ligamentos, es una estructura ósea multifuncional y juega un papel importante en los movimientos de los lumbares. La raíz nerviosa de la columna del área lumbosacra en el canal vertebral va a través del foramen intervertebral correspondiente y se distribuye ampliamente a los tejidos de la zona lumbar, abdomen, glúteos y miembros inferiores. La columna lumbar es móvil y tiene la función de soportar el peso del tronco superior. También actúa como bisagra en los movimientos del tronco. Como resultado, la zona lumbar sufre fácilmente de lesiones o tensiones externas, y suele ir acompañada por síntomas que incluyen dolor de glúteos, piernas, cuello y espalda.

1. Lumbago Congestivo

Está causado principalmente por un impacto indirecto a la cintura, tal como un esguince o extensión repentina. Normalmente, el levantamiento de peso o levantar objetos pesados mientras se flexiona la cintura en una postura inadecuada, conducirá a una intensa contracción muscular. Esta extensión excesiva causa un giro o esguince repentino de las articulaciones intervertebrales lumbares, creando un estancamiento de qi y estasis sanguínea local de los músculos, tendones, aponeurosis, articulaciones, ligamentos y discos intervertebrales. Eventualmente, aparece un grave dolor lumbar.

El dolor lumbar grave suele presentarse en un lado después de la lesión. El lugar de dolor está relacionado con la localización de la lesión. Clínicamente el dolor está centrado alrededor del área a 3 cm del lado de la línea media de L2-L3 o L4-L5 y aparece inmediatamente después de la lesión. Puede ser agravado cuando los pacientes realizan ejercicios, se levantan, se tumban, giran el cuerpo, tosen, estornudan y llevan cargas. Los pacientes caminan en una postura con el lado lesionado más elevado que el lado sano. Los pacientes también tienen movimientos limitados de la cintura, dificultada para flexionarse hacia atrás o girar la cintura, y suelen colocar las manos en la cintura en caso de dolor grave debido a movimientos como toser. La columna de los pacientes tiende a ser rígida o doblarse lateralmente.

Examen físico: muchos pacientes sienten mucha sensibilidad en la cintura y experimentan dolor cuando el área lesionada es sometida a la presión. Un bulto evidente puede encontrarse en ocasiones en el área dolorosa de la zona lumbar. Hay una flexión lateral protectora evidente en los lumbares. Otros signos físicos son lengua roja con capa seca y pulso ondulante o pulso filiforme y rápido.

Principio de tratamiento: eliminar la estasis y drenar los colaterales, activar la circulación sanguínea para aliviar el dolor

Combinación de puntos:

EX-ES 7 (*yāo tòng diǎn*) (bilateral)	V 23 (*shèn shù*) (lado afectado)	V 24 (*qì hǎi shù*) (lado afectado)
V 37 (*yīn mén*) (lado afectado)	V 40 (*wěi zhōng*) (lado afectado)	

2. Dolor Lumbar por Viento Frío

Los pacientes con insuficiencia de riñón, músculos y huesos débiles, falta de ejercicio, tensión de lumbar o alteración congénita, son propensos a la lesión lumbar causada por una postura inadecuada o ligeros esfuerzos externos en la zona lumbar (como toser o barrer el suelo). Inicialmente, el dolor no es grave y los pacientes sólo sufren de dolor o espasmos musculares de los lumbares, y tienen dificultad para flexionar hacia atrás o girar la cintura. Gradualmente, el dolor alcanza el pico en 24-48 horas. En algunos casos, los glúteos y piernas pueden estar también afectados. Los cambios en el tiempo, como un día frío, nublado y lluvioso llevarán a un dolor más grave. Los pacientes notarán aversión al frío de la zona lumbar. Otros signos físicos son capa blanca grasa de la lengua y pulso profundo y lento.

Principio de tratamiento: calentar los meridianos para drenar los colaterales, promover el flujo de qi y eliminar la humedad.

Combinación de puntos:

V 23 (*shèn shù*) (lado afectado)	V 24 (*qì hǎi shù*) (lado afectado)	V 37 (*yīn mén*) (lado afectado)
V 40 (*wěi zhōng*) (lado afectado)		

【TRATAMIENTO】

1. Puntos y Técnicas Acupunturales

1) EX-ES 7 (*yāo tòng diǎn*): en el dorso de la mano, dos puntos respectivamente entre el segundo y tercero, cuarto y quinto metacarpianos, en los puntos medios del pliegue transverso y la articulación metacarpofalángica. Usar cuatro agujas filiformes del N° 30, de 1,5 *cun* (40 mm) de longitud. Aplicar la desinfección local rutinaria. Insertar las agujas oblicuamente hacia arriba aproximadamente 1,2 *cun* (30 mm). Luego, el médico gira las agujas con giros amplios unos dos minutos y pide al paciente que mueva lentamente la cintura o que la mueva al lado afectado. Retener las agujas durante 30 minutos, y luego girar las agujas una vez más antes de retirarlas. Aplicar la misma técnica de punción a los puntos del otro lado. (Fig. 2-45)

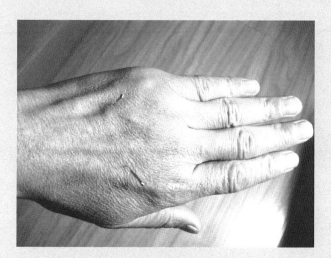

Fig. 2-45   EX-ES 7 (*yāo tòng diǎn*)

2) V 23 (*shèn shù*) (bilateral): en la parte baja de la espalda, 1,5 *cun* lateral a DU 4 (*mìng mén*), al nivel de la depresión entre las apófisis espinosas de la segunda y tercera vértebra lumbar. Usar dos agujas filiformes del Nº 30, de 2 *cun* (50 mm) de longitud. Aplicar la desinfección local rutinaria. Insertar perpendicularmente la aguja alrededor de 1,8 *cun* (45 mm). Sensación de la aguja: dolor distensivo localizado o dolor que se disemina al glúteo o fosa poplítea. (Fig. 1-11)

3) V 24 (*qì hǎi shù*): en la cintura, 1.5 *cun* lateral a la depresión entre la apófisis espinosa de la vértebra L3 y L4. Usar una aguja filiforme del Nº 30, de 3 *cun* (75 mm) de longitud. Aplicar la desinfección local rutinaria. Insertar la aguja perpendicularmente alrededor de 2,8 *cun* (70 mm). Sensación de la aguja: dolor distensivo localizado o dolor con irradiación a la extremidad inferior del mismo lado.

4) V 37 (*yīn mén*): en medio de la superficie posterior del muslo, en la línea que conecta V 36 (*chéng fú*) y V 40 (*wěi zhōng*), 6 *cun* verticalmente por debajo de V 36 (*chéng fú*). Usar una aguja filiforme del Nº 30, de 3 *cun* (75 mm) de longitud. Aplicar la desinfección local rutinaria. Insertar la aguja perpendicularmente alrededor de 2,8 *cun* (70 mm). Sensación de la aguja: dolor distensivo localizado o dolor que se disemina a la extremidad inferior y pie.

5) V 40 (*wěi zhōng*): posterior a la articulación de la rodilla en el punto medio del pliegue transverso de la fosa poplítea, entre los tendones del bíceps femoral y músculo semitendinoso. Usar una aguja filiforme del Nº 30, de 2 *cun* (50 mm) de longitud. Aplicar la desinfección local rutinaria. Insertar la aguja hacia arriba oblicuamente alrededor de 1,8 *cun* (45 mm). Sensación de la aguja: dolor distensivo localizado de la fosa poplítea o dolor con irradiación al gastrocnemio. (Fig. 2-25)

2. Postura, Manipulación y Ciclo de Tratamiento

Para los pacientes con el tipo uno cuya afección ha ocurrido dentro de las 48 horas, el médico puede insertar agujas primero en los lados bilaterales de EX-ES 7 (*yāo tòng diǎn*). En algunos casos la condición se recuperará después de aplicar las agujas una sola vez. Si la terapia no es eficaz, o la condición ha durado más de 48 horas, el médico podría seleccionar los puntos V 23 (*shèn shù*), V 24 (*qì hǎi shù*), V 37 (*yīn mén*) y V 40 (*wěi zhōng*). Primero, pedir a los pacientes que se sitúen en posición prona. Luego, insertar las agujas en dos puntos anteriores en la cintura con el método de dispersión y los puntos V 37 (*yīn mén*) y V 40 (*wěi zhōng*) con el método neutro de tonificación y dispersión. Después de insertar las agujas, retenerlas durante 40 minutos, luego aplicar ventosas durante 1 minuto, 1 vez al día. Un ciclo de tratamiento dura 6 días. Se requiere un intervalo de tres días entre dos ciclos. Si los síntomas mejoran, el siguiente ciclo debe continuar. Si no hay efecto al final del primer ciclo o hay recuperación completa durante este periodo, el tratamiento debe cesar. Para los pacientes con el tipo de lumbago frío-humedad, se deben seleccionar los puntos V 23 (*shèn shù*), V 24 (*qì hǎi shù*), V 37 (*yīn mén*) y V 40 (*wěi zhōng*). Primero, insertar las agujas en dos puntos anteriores en los lumbares con el método neutro de tonificación y dispersión. Luego, insertar las agujas en los puntos V 37 (*yīn mén*) y V 40 (*wěi zhōng*) con el método de dispersión. Después de insertar las agujas, retenerlas durante 40 minutos, y luego aplicar ventosas durante 1 minuto. Un ciclo de tratamiento dura 10 días. Se requiere un intervalo de 5 días entre dos ciclos. Si los síntomas mejoran, el siguiente ciclo debe continuar. Si no hay efecto al final del primer ciclo o hay recuperación completa durante este periodo, el tratamiento debe cesar.

【EXPERIENCIA Y ANÁLISIS】

La medicina china sostiene que esta enfermedad es causada principalmente por bloqueo de los canales y colaterales, pérdida de la armonía y estancamiento de qi y sangre en la cintura debido a un esguince agudo de la cintura. Estos factores impiden la circulación normal de qi y sangre, lo que genera dolor en la cintura. Así que la causa principal de esta enfermedad es el estancamiento de qi y sangre. Por lo tanto, los pacientes con insuficiencia de riñón, debilidad muscular y ósea, tensión en la cintura previa, afecciones congénitas y que realizan ejercicio poco frecuente, pueden ser más susceptibles de lesionarse la cintura en el caso de una postura o movimiento inadecuados, o de ejercicio ligero que involucre a la cintura (como estornudar o barrer el suelo).

En medicina china se puede dividir en dos tipos. Uno es el tipo lumbago por estancamiento de sangre, caracterizado por un inicio súbito y dolor severo, común en hombres jóvenes y adultos. Para pacientes con este tipo, cuya afección ha ocurrido dentro de las primeras 48 horas, además de la terapia previamente mencionada, el médico podría seleccionar primero EX-ES 7 (*yāo tòng diǎn*). Normalmente el dolor del paciente se recuperará o mejorará mucho después de una sesión. Si la condición ha durado más de 48 horas, o la punción de EX-ES 7 (*yāo tòng diǎn*) no es efectiva, se pueden usar en su lugar los puntos V 23 (*shèn shù*), V 24 (*qì hǎi shù*), V 37 (*yīn mén*) y V 40 (*wěi zhōng*). Los resultados pueden ser muy satisfactorios si el médico selecciona los puntos apropiados y aplica las técnicas de manipulación apropiadas. El otro tipo es lumbago por frío-humedad, que ocurre más frecuentemente en personas adultas o ancianos. Debido a la debilidad constitucional del paciente, deficiencia de riñón y esguince ligero, la enfermedad puede presentarse con síntomas leves. El dolor suele alcanzar la máxima intensidad en 36 horas. La terapia de acupuntura para este tipo, aunque es menos efectiva que para el tipo uno, puede dar resultados satisfactorios después de tratamiento prolongado.

El esguince muscular lumbar agudo es una enfermedad común en la clínica. El tratamiento inapropiado tras el inicio, puede generar esguinces de cintura frecuentes que pueden ser inducidos por estornudar, toser o esfuerzos ligeros. Para aliviar estos síntomas, la terapia de acupuntura es extremadamente efectiva. Para los pacientes con tipo uno cuyas afecciones han durado poco tiempo, puede ser eficaz para mejorar el dolor la punción de los cuatro puntos EX-ES 7 (*yāo tòng diǎn*) en una sesión, o en dos sesiones, aplicando acupuntura corporal. Cuando los pacientes han padecido esta enfermedad durante tiempo prolongado o cuando sufren tipo dos, la acupuntura también es efectiva si los doctores la aplican correctamente. Para los pacientes con episodios repetidos, se sugiere que hagan ejercicios como correr u otros ejercicios en el gimnasio en caso de esguinces de cintura frecuentes.

Sección 18

Artrosinovitis de la Cadera

La artrosinovitis de la cadera es una artropatía común de la cadera caracterizada por dolor de la cadera y función limitada de los miembros inferiores.

La articulación de la cadera está formada por el cotilo femoral, está cubierta por fuertes músculos circundantes. El extremo proximal de su cápsula articular está unida al borde del acetábulo y la parte anterior del extremo distal se inserta en la línea intertrocantérica del fémur con la parte posterior del extremo en la unión del tercio lateral y del tercio medial del cuello femoral. La cápsula articular está compuesta de fibras longitudinales en la capa superficial y fibras transversas en la capa profunda, las cuales rodean el cuello del fémur para formar la zona orbicular. La cápsula articular está reforzada por ligamentos, incluyendo el ligamento redondo del fémur situado entre la muesca del acetábulo y la fóvea de la cabeza femoral, el ligamento iliofemoral en la superficie anterior, el ligamento pubocapsular en el lado medial y el ligamento isquiocapsular en el lado posterior. Además, la cápsula articular también es reforzada por los músculos de alrededor. La cápsula articular sirve principalmente para lubricar la articulación y reducir la abrasión por el fluido secretado. La articulación de la cadera es estable con un rango de movimiento limitado. Sus posiciones funcionales son en un ángulo de flexión hacia delante de 10-15 grados y un ángulo de abducción dentro de los 5-15 grados.

La enfermedad está asociada con la tuberculosis, el reumatismo y la subluxación de la articulación de la cadera, lo que puede causar la artrosinovitis transitoria de la cadera. Si la enfermedad aparece en niños debido a una cabeza femoral inmadura y una cápsula articular laxa, desaparecerá gradualmente según crezcan. La enfermedad también puede resultar de una abducción excesiva prolongada o una rotación externa de los miembros inferiores debido a saltar, abrirse de piernas o al sobreesfuerzo, lo que puede dar lugar a lesión de la cápsula articular y a la invasión de viento y frío después de que la cápsula articular sea comprimida.

【MANIFESTACIONES CLÍNICAS】

Después de que la cadera sufra una lesión aguda, los pacientes notarán inflamación, dolor y dificultada para caminar. En algunos casos, los pacientes sólo sienten dolor intenso en el área de la cadera sin limitación del movimiento de andar después de la lesión. Sin embargo, el dolor empeorará gradualmente al andar o permanecer de pie, y eventualmente incluso se puede desarrollar cojera. La extremidad inferior en el lado afectado parece ser más larga que la otra debido a que los pacientes suelen inclinar la pelvis a este lado para evitar el dolor. Se puede ver febrícula en algunos pacientes debido a la formación y absorción de la sangre regional estancada tras la lesión.

Examen físico: no hay una sensibilidad obvia alrededor del área de la articulación de la cadera. La condición de los pacientes de permanecer de pie, caminar, flexionar y aducción, puede agravar el dolor alrededor de la cadera. En algunos casos, puede encontrarse en la fosa ilíaca inflamación y la sensibilidad leve.

Hallazgos de rayos X: sin anormalidad aparente.

【DIFERENCIACIÓN DE SÍNDROMES Y TRATAMIENTO】

Según la teoría de la medicina china, la artrosinovitis de la cadera pertenece a la subluxación de la articulación de la cadera o cadera pasada. La medicina china sostiene que la enfermedad está principalmente asociada con la insuficiencia de hígado y riñón, la invasión del viento, frío y humedad, o a la lesión de cadera. Como dice el *Huáng Dì Nèi Jīng*, el hígado gobierna los tendones del cuerpo, y el riñón gobierna los huesos. Esto significa que la función de los tendones es gobernar el movimiento de los huesos y articulaciones, mientras que los huesos, que conducen a la extensión de los tendones, estimulan el crecimiento de la médula, además de servir como estructura al cuerpo. Dado que el crecimiento de los tendones y huesos recae en la nutrición y promoción de la sangre de hígado y la esencia del riñón, una esencia suficiente del hígado y riñón provocará unos tendones y huesos fuertes, articulaciones lubricadas y movimientos activos. Al llegar a la mediana edad, gradualmente, se da insuficiencia de sangre de hígado y esencia de riñón, así como qi y la sangre dejan de nutrir los tendones y huesos. Además, la circulación obstruida del qi y la sangre local, junto con la invasión de viento, frío y humedad, causará la enfermedad. Además, permanecer de pie con extorsión del pie y de puntillas, la flexión de la cadera y la aducción limitada, llevarán también a la enfermedad.

1. Tipo Lesión

Este tipo aparece frecuentemente entre niños debido a una abducción, aducción o flexión de la articulación de la cadera excesiva cuando caen repentinamente, caen desde una altura o sufren de esguince articular. En consecuencia, una inflamación leve, alteración motora y dolor leve, aparecen en la cadera lesionada. Los pacientes son forzados a adoptar una postura protectora con la pelvis inclinada, y experimentan síntomas de dolor de la pelvis y cadera (lo que afecta incluso al área lumbosacra, la cara anterior del muslo y la articulación de la rodilla), dificultad para caminar y cojera. Los pacientes también sufren de varios grados de disfunción de la extensión, flexión y rotación de la cadera dañada sin inflamación obvia, con distintos grados de sensibilidad alrededor de la cadera o en ambos lados del hueso femoral al que se unen el músculo y la aponeurosis. Algunos niños afectados no tienen un claro historial traumático, pero tienen un dolor repentino de cadera debido a un esfuerzo o a la invasión de frío. Normalmente, la sensibilidad aparece en el área del triángulo femoral, y el muslo es flexionado sin que se presenten fiebre ni síntomas constitucionales.

Examen físico: el miembro inferior y pelvis lesionada suelen estar inclinados. En algunos casos, parece que el miembro inferior lesionado sea 1-2 cm más largo que antes. Las articulaciones de la cadera, rodilla y tobillo no están afectadas. La rodilla del lado lesionado está flexionada con la pierna sobre el muslo del lado no lesionado. Hay dolor y alteración motora de la cadera en el lado afectado.

Principio de tratamiento: activar la circulación sanguínea y drenar los colaterales: relajar los tendones para aliviar el dolor.

Combinación de puntos:

V 25 (*dà cháng shù*) (lado afectado)	V 36 (*chéng fú*) (lado afectado)	V 54 (*zhì biān*) (lado afectado)
Punto sensible local (lado afectado)		

2. Tipo Viento-Frío

Este tipo se encuentra comúnmente en ancianos con un historial de torsión y contusión en la cadera. No suele haber síntomas o sólo un leve dolor localizado que apare poco después de la lesión. Sin embargo, la circulación obstruida del qi y la sangre local, junto con la invasión de viento, frío y humedad, causarán gradualmente la enfermedad. El síntoma inicial no es obvio, sin embargo el dolor de la cadera empeora gradualmente día a día, especialmente cuando los pacientes sufren de invasión por frío. La inflamación localizada no es evidente, y la función de los miembros inferiores no se ve afectada. En la etapa avanzada, según empeora la condición, los pacientes tendrán alteración motora de los miembros inferiores y cojera. Otros síntomas son alteración motora de la articulación de la cadera, muslo y rodilla.

Examen físico: hay una clara sensibilidad, la cual desaparecerá cuando la cadera lesionada se presiona profundamente. Se puede observar una ligera inflamación o ligera sensibilidad en la fascia inguinal y aducción limitada.

Principio de tratamiento: dispersar el viento y la humedad; promover la circulación sanguínea para aliviar el dolor.

Combinación de puntos:

V 25 (*dà cháng shù*) (bilateral)	VB 30 (*huán tiào*) (lado afectado)	V 36 (*chéng fú*) (lado afectado)
V 37 (*yīn mén*) (lado afectado)	V 54 (*zhì biān*) (lado afectado)	Punto sensible local (lado afectado)

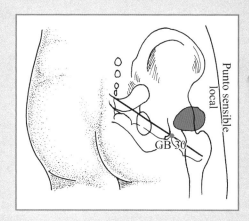

Fig. 2-n   Punto sensible

【TRATAMIENTO】

1. Puntos y Técnicas Acupunturales

1) **Puntos sensibles locales:** normalmente durante el movimiento, se puede encontrar un claro punto sensible en el punto medio de la línea que conecta la tuberosidad del trocánter mayor del fémur y VB 30 (*huán tiào*) sin una sensibilidad profunda evidente. Usar una aguja filiforme del Nº 28, de 3 *cun* (75mm) de longitud. Aplicar la desinfección local rutinaria. Insertar las agujas en la cara interna de la articulación de la cadera hasta tocar el hueso. Sensación de la aguja: dolor distensivo localizado. (Fig. 2-n)

2) **V 25 (*dà cháng shù*) (bilateral):** en la parte baja de la espalda, 1,5 *cun* lateral a DU 3 (*yāo yáng guān*), que se encuentra en la depresión entre las apófisis espinosas de la cuarta y quinta vértebra lumbar. Usar dos agujas filiformes del Nº 30, de 3 *cun* (75 mm) de longitud. Aplicar la desinfección local rutinaria. Insertar perpendicularmente la aguja alrededor de 2,8 *cun* (70 mm). Sensación de la aguja: dolor distensivo localizado o dolor que se disemina al miembro inferior y a la planta del pie del mismo lado. (Fig. 2-33)

3) **VB 30 (*huán tiào*):** en la parte lateral del glúteo, en la unión del tercio lateral y el tercio medial de la línea que conecta el punto más elevado del trocánter y el hiato del sacro. Para localizar este punto, pedir al paciente que se coloque tumbado de lado con su pierna inferior estirada y la de arriba doblada. Usar una aguja filiforme del Nº 30, de 4 *cun* (100 mm) de longitud. Aplicar la desinfección local rutinaria. Insertar la aguja en el agujero sacrociático mayor aproximadamente 3,8 *cun* (90 mm). Sensación de la aguja: dolor distensivo localizado o dolor que se disemina al miembro inferior y pie del mismo lado. (Fig. 2-33).

4) **V 54 (*zhì biān*) (lado afectado):** en el glúteo, horizontal al cuarto agujero dorsal del sacro, 3 *cun* lateral a la cresta media del sacro, que está 3 *cun* lateral al punto DU 2 (*yāo shù*). Usar una aguja filiforme del Nº 30, de 3 *cun* (75 mm) de longitud. Aplicar la desinfección local rutinaria. Insertar perpendicularmente la aguja aproximadamente 2,8 *cun* (70 mm). Sensación de la aguja: dolor distensivo localizado. (Fig. 2-33)

5) **V 36 (*chéng fú*):** en la parte superior de la superficie posterior del muslo, en el punto medio del pliegue transverso del glúteo. Usar una aguja filiforme del Nº 30, de 3 *cun* (75 mm) de longitud. Aplicar

la desinfección local rutinaria. Insertar perpendicularmente la aguja aproximadamente 2,8 *cun* (70 mm). Sensación de la aguja: dolor distensivo localizado o dolor que se disemina al dorso del pie. (Fig. 2-33)

6) V 37 (*yīn mén*): en medio de la superficie posterior del muslo, en la línea que conecta V 36 (*chéng fú*) y V 40 (*wěi zhōng*), 6 *cun* verticalmente por debajo de V 36 (*chéng fú*). Usar una aguja filiforme del Nº 30, de 3 *cun* (75 mm) de longitud. Aplicar la desinfección local rutinaria. Insertar la aguja perpendicularmente alrededor de 2,8 *cun* (70 mm). Sensación de la aguja: dolor distensivo localizado o dolor que se irradia a la extremidad inferior y al pie. (Fig. 2-36)

2. Postura, Manipulación y Ciclo de Tratamiento

El paciente con el tipo uno se encuentra tumbado en posición lateral sobre el lado sano. Primero, insertar la aguja en el punto sensible regional con el método de dispersión. Luego insertar las agujas en los otros tres puntos con el método neutro de tonificación y dispersión. Después de insertar las agujas, retenerlas durante 40 minutos, luego aplicar ventosas durante 1 minuto, 1 vez al día. Un ciclo de tratamiento dura 10 días. Se requiere un intervalo de cinco días entre dos ciclos. Si los síntomas mejoran, el siguiente ciclo debe continuar. Si no hay efecto al final del primer ciclo, o hay recuperación completa durante este periodo, el tratamiento debe cesar.

Los pacientes con el tipo dos están tumbados en posición lateral. Primero, insertar la aguja en el punto sensible local con el método neutro de tonificación y dispersión. Luego, insertar las agujas en los otros cuatro puntos con el método de tonificación o con el método neutro de tonificación y dispersión. Después de insertar las agujas, retenerlas durante 40 minutos, y luego aplicar ventosas durante 1 minuto. Un ciclo de tratamiento dura 10 días. Se requiere un intervalo de 5días entre dos ciclos. Si los síntomas mejoran, el siguiente ciclo debe continuar. Si no hay efecto al final del primer ciclo o hay recuperación completa durante este periodo, el tratamiento debe cesar.

APÉNDICE: terapia de bloqueo en la cadera

Medicación: la inyección intravenosa de vitamina 500 µg de B12, 25 mg de prednisolona (o 40 mg de kenacort), 20 mg (1ml) de procaína o lidocaina y 2 ml de biostimulin.

Procedimiento: usar una jeringa de 5 ml y una cabeza del Nº 6, de 10 cm de longitud estériles, llenas con la solución que contiene la medicina anterior. Localizar el punto doloroso sobre el punto medio de la línea que conecta a la tuberosidad del trocánter mayor del fémur y VB 30 (*huán tiào*). Aplicar la desinfección rutinaria local y luego puncione con la aguja perpendicularmente a este punto hasta alcanzar el acetábulo. Cuando la aguja penetre a la cápsula vascular, el médico sentirá una súbita pérdida de la resistencia (si el paciente tiene parestesias o pinchazos a lo largo del trayecto del ciático, la aguja puede ser retirada levemente y luego insertada en la parte posterior e inferior hasta alcanzar el hueso o hasta sentir una repentina pérdida de resistencia). Retroceder el émbolo para comprobar que no hay sangre. Luego aplicar lentamente el medicamento empujando lentamente el émbolo hasta el final. Después de descansar un momento, el paciente puede incorporarse. Aplicar la inyección cada tres días. Un ciclo consta de tres inyecciones. Si no hay efecto después de la tercera inyección, el tratamiento debe cesar.

【EXPERIENCIA Y ANÁLISIS】

De acuerdo a la teoría de la medicina china, la artrosinovitis de la cadera pertenece a la subluxación de la cadera o cadera rebotada. La medicina china sostiene que esta condición está principalmente asociada a la insuficiencia de hígado y riñón, la invasión de viento, frío y humedad o lesión de la cadera. En casos pediátricos, la causa puede ser una lesión externa, invasión de viento, frío y humedad y laxitud de la cápsula articular debido a la inmadurez de la cabeza femoral y bolsa sinovial. En casos de adultos y ancianos, factores como deficiencia de hígado y riñón, lesión durante el trabajo, invasión de viento, frío y humedad pueden generar esta enfermedad.

La enfermedad puede dividirse en dos tipos. Una es el tipo lesión, que resulta por exceso de abducción, aducción o flexión de la articulación de la cadera al caer súbitamente, caer de una determinada altura o a un esguince articular. Este tipo tiene un inicio repentino y empeora rápidamente. Sin embargo, el paciente se recuperará rápidamente en un periodo corto si es tratado con la correspondiente terapia de acupuntura mencionada anteriormente. Si la afectación del paciente es persistente o se acompaña de febrícula, aumento de la velocidad de sedimentación sanguínea o dificultad para extender y flexionar la cadera, el médico debe considerar la enfermedad de coxotuberculosis o artritis reumática de la cadera y adoptar otros métodos terapéuticos después de realizar el diagnóstico final. El otro tipo es el causado por viento-frío por cargar peso y esfuerzos durante mucho tiempo, una postura inadecuada y pérdida de equilibrio entre el qi y sangre, así como la obstrucción de canales y colaterales. Después de la lesión, hay bloqueo de la circulación regional de qi y sangre, e invasión de viento, frío y humedad que conducirá a malnutrición y lesión de los músculos, tendones y huesos, lo que puede afectar a la función del hígado y riñón, y eventualmente, causar la enfermedad. El tratamiento de este tipo con acupuntura, aunque requiere tiempo, da resultados satisfactorios.

Si los pacientes padecen un estado crónico con adherencias locales debido a la inflamación (principalmente en el tipo dos), la terapia con acupuntura puede ser efectiva en aliviar el dolor, sin embargo, en cuanto a recuperación funcional de la cadera, puede no ser satisfactoria. Bajo tales circunstancias, con la punción adecuada y terapia de bloqueo, descrita en el apéndice, se pueden obtener resultados satisfactorios.

Lesión del Músculo Sacroespinal Lumbar

La lesión del músculo sacroespinal lumbar es causada principalmente por estar sentado durante mucho tiempo, y afecta a personas como conductores, maestros y empleados de oficinas. La tensión prolongada del músculo sacroespinal lumbar o el tratamiento inapropiado de la lesión crónica o aguda del músculo causará un esguince crónico.

【MANIFESTACIONES CLÍNICAS】

Los pacientes tienen un historial previo de trauma o lesión crónica o aguda. La enfermedad ocurre súbitamente como dolor severo cuando el paciente se pone de pie o mantiene una posición de la región lumbar inapropiada. Inicialmente, el dolor se localiza solo alrededor de la cintura, después se irradia a la zona sacra y glúteo o hacia la extremidad inferior y la fosa poplítea del lado sano después de dos días, aunque la pierna no presenta dolor. En casos severos, el dolor empeora cuando los pacientes se ponen de pie, giran el cuerpo, tosen o estornudan. Hay un claro dolor a la palpación al lado de L3-4 sin irradiación a la extremidad inferior cuando se presiona el área.

【DIFERENCIACIÓN DE SÍNDROMES Y TRATAMIENTO】

En medicina china, la lesión del músculo sacroespinal lumbar pertenece a la categoría de lumbago crónico o contracción muscular crónica. Estar sentado o con el cuerpo en una postura fija durante mucho tiempo, genera tensión en la cintura y lesiones crónicas de los músculos lumbares. La lesión genera estancamiento de sangre lo que impide una circulación normal de qi y sangre en los canales y colaterales produciendo dolor. Además de la lesión previa, la enfermedad también puede ocurrir por exposición al viento después de sudar, lo cual resulta en invasión por viento, frío y humedad que causan obstrucción de la circulación del qi y sangre en los canales y colaterales.

Los pacientes sufren molestias durante tiempo prolongado, resultado de dolor leve o difuso en cierta área de la región lumbar. Normalmente, los pacientes prefieren el calor y evitan el frío. El dolor puede empeorar por esfuerzos y aliviarse mediante ejercicios leves o descanso. Debido a causas obvias o a esguinces frecuentes, el dolor aparece súbita e inicialmente en el área a 3cm de la línea media a nivel de L3-4. Hay una masa obvia causada por el espasmo muscular en la espina iliaca superior del lado afectado y uno o más puntos dolorosos pueden palparse en esta región. El dolor severo puede irradiarse a la zona sacra y extremidad inferior del lado afectado, normalmente a la fosa poplítea. Además, los síntomas se agravarán cuando el paciente se levanta, gira su cuerpo, tose o estornuda. Cuando los pacientes sufren del síndrome por viento y frío, el dolor se agrava con un cambio en las condiciones climáticas.

Examen físico: hay un claro dolor a la palpación que puede aliviarse cuando se presiona firmemente. Los puntos dolorosos suelen estar presentes en el área a 3cm lateral al espacio entre L3-L4 y L4-L5. Pulso: el paciente normalmente tiene un pulso profundo de cuerda. El paciente con insuficiencia de riñón suele tener un pulso profundo, filiforme y débil. Los pacientes con predominio de viento patógeno tienen pulso flotante y de cuerda. Pacientes con predominio de humedad patógena suelen tener un pulso profundo y moderado.

Principio terapéutico: drenar los meridianos y activar la circulación sanguínea, resolver el espasmo para aliviar el dolor.

Combinación de puntos:

V 24 (*qì hǎi shù*) (afectado o bilateral)	V 25 (*dà cháng shù*) (afectado o bilateral)	V 40 (*wěi zhōng*) (lado afectado)

【TRATAMIENTO】

1. Puntos y Técnicas Acupunturales

1) V 24 (*qì hǎi shù*): en la cintura, 1,5 *cun* lateral a la depresión entre la apófisis espinosa de la vértebra L3 y L4. Usar una aguja filiforme del Nº 30, de 3 *cun* (75 mm) de longitud. Aplicar la desinfección local rutinaria. Insertar la aguja perpendicularmente alrededor de 2,8 *cun* (70 mm). Sensación de la aguja: dolor distensivo localizado o dolor con irradiación a la extremidad inferior del mismo lado.

2) V 25 (*dà cháng shù*) (bilateral): en la parte baja de la espalda, 1,5 *cun* lateral a DU 3 (*yāo yáng guān*), que se encuentra en la depresión entre las apófisis espinosas de la cuarta y quinta vértebra lumbar. Usar dos agujas filiformes del Nº 30, de 3 *cun* (75 mm) de longitud. Aplicar la desinfección local rutinaria. Insertar perpendicularmente la aguja alrededor de 2,8 *cun* (70 mm). Sensación de la aguja: dolor distensivo localizado o dolor que se disemina al miembro inferior y a la planta del pie del mismo lado. (Fig. 2-33)

3) V 40 (*wěi zhōng*): posterior a la articulación de la rodilla, en el punto medio del pliegue transverso del hueco poplíteo, entre los tendones del bíceps femoral y el músculo semitendinoso. Usar una aguja filiforme del Nº 30, de 2 *cun* (50 mm) de longitud. Aplicar la desinfección local rutinaria. Insertar perpendicularmente la aguja aproximadamente 1,8 *cun* (45 mm). Sensación de la aguja: dolor distensivo localizado en el hueco poplíteo o dolor que se disemina a la parte posterior de la tibia. (Fig. 2-25)

2. Postura, Manipulación y Ciclo de Tratamiento

Con el paciente en posición prona. Primero, insertar las agujas en V 24 (*qì hǎi shù*) y V 25 (*dà cháng shù*) con el método de dispersión. Luego insertar las agujas en V 40 (*wěi zhōng*) con el método neutro de tonificación y dispersión. Retener las agujas por 40 minutos, diariamente. Un ciclo de tratamiento dura 6 días. Se requiere un intervalo de descanso de tres días entre dos ciclos de tratamiento. Si los síntomas se alivian, aplíquese un ciclo más. Si no hay efecto al final del primer ciclo o hay una recuperación total durante este periodo, el tratamiento debe cesar.

【EXPERIENCIA Y ANÁLISIS】

La lesión del músculo sacroespinal lumbar es un tipo de lumbalgia crónica que ocurre comúnmente debido a lesión aguda o crónica de la cintura. Esta enfermedad puede ocurrir debido a una tensión prolongada del músculo sacroespinal lumbar mientras el paciente trabaja. Esto genera una tensión muscular local e invasión por viento, frío y humedad en la región lumbar, dando lugar a una circulación obstruida del qi y la sangre, así como bloqueo de canales y colaterales.

El tratamiento puede ser efectivo en etapas iniciales. Si la enfermedad aparece dentro de los primeros dos días, el dolor puede aliviarse después de 3-5 días de tratamiento. Los resultados también pueden ser satisfactorios para pacientes con cuadros severos y crónicos, aunque la recuperación llevará más tiempo. Después de la recuperación, la enfermedad puede ser fácilmente inducida por el ejercicio o condiciones de nubosidad y lluvia. Por lo tanto, se recomienda a los pacientes que realicen ejercicios para incrementar su fuerza muscular en caso de recurrencia.

Capítulo 3
Lesiones de las Extremidades Superiores

Este capítulo
describe principalmente lesiones
de las extremidades superiores y la terapia
acupuntural para las enfermedades de músculos,
tendones y huesos que tienen lugar en la zona de la escápula,
articulaciones del hombro, codo y muñeca, así como en las manos.

Este capítulo consta de veintiuna secciones las cuales están relacionadas con diferentes enfermedades. Al principio de cada sección, el autor describe el inicio, las causas y los puntos claves del diagnóstico desde una perspectiva biomédica. Y posteriormente, de acuerdo a la diferenciación de síndromes y tratamiento según la medicina china, el autor divide la enfermedad en distintos tipos e introduce sus principales síndromes, principios de tratamiento, prescripción de puntos de acupuntura, así como las técnicas de inserción y manipulación, usando ilustraciones de los puntos de acupuntura para comodidad del lector.

Las prescripciones de puntos han sido seleccionadas y probadas por el autor durante su dilatada experiencia clínica. Además, aparecen también detalles sobre la duración del tratamiento para cada enfermedad.

La última parte de cada sección, experiencia y análisis, es una valoración de la eficacia del tratamiento y menciona algunos detalles que requieren especial atención durante y después del tratamiento.

Sección 1

Secuelas de Fractura Escapular

Las secuelas de fractura escapular hace referencia a las secuelas, tras la curación de la fractura, en el cuerpo escapular, cuello escapular, espina escapular, acromion y apófisis coracoides. Las secuelas resultan de un deterioro relacionado con la fractura del tejido, o de una estimulación prolongada producida por la adherencia de tejido en proceso de recuperación.

【MANIFESTACIONES CLÍNICAS】

Las secuelas de fractura escapular están caracterizadas principalmente por dolor en la parte superior de la articulación del hombro, la parte superior e inferior de la espina escapular, así como dolor y movimiento limitado al mover el brazo. Los puntos sensibles suelen estar localizados en el área fracturada. Por ejemplo, si la fractura se localiza en el acromion y en la apófisis coracoides, el dolor estará normalmente en la parte superior del hombro, el cual puede agravarse al elevar el brazo. Y cuando el hueso fracturado tiene una depresión hacia el interior o los restos fracturados dañan a los nervios, aparecerá parálisis nerviosa de los miembros superiores, fundamentalmente lesión del nervio radial.

Los pacientes con fracturas del cuerpo escapular presentan por lo general dolor en las regiones del supraespinoso e infraespinoso en la etapa avanzada. El dolor empeorará cuando el paciente estire su brazo hacia atrás y cuando esté durmiendo, debido a que el brazo está siendo comprimido. Los puntos claramente sensibles pueden encontrarse en el hombro o espalda.

Hallazgos de rayos X: las fracturas escapulares antiguas pueden verse claramente en las radiografías.

【DIFERENCIACIÓN DE SÍNDROMES Y TRATAMIENTO】

Según la medicina china, la escápula está localizada superficialmente y plana. La espina escapular, el borde medial del acromion y su ángulo más inferior pueden tocarse con facilidad. El cuerpo escapular es triangular, similar a un plato y delgado. Sus bordes medial y superior están formados por una fina capa de tejido compacto y el borde lateral es grueso y resistente. El cuello de la escápula se extiende hacia el borde superior axilar, a lo largo de la hendidura escapular y está casi paralelo a la cavidad glenoidea. La escápula está situada en la parte superior de la espalda entre la segunda y la séptima costilla. Los músculos cubren sus superficies anterior y posterior, los bordes lateral y medial son más gruesos que los de la superficie posterior. El borde medial está unido a su vez desde la parte superior a la inferior mediante el elevador de la escápula, el músculo romboides menor, el músculo romboides mayor y el costoescapular. El borde lateral está unido mediante el músculo redondo mayor y el músculo redondo menor, el borde superior mediante el supraespinoso y el infraespinoso, la superficie medial de la escápula mediante el músculo subescapular. Además, para conseguir involucrarse con los movimientos del hombro, la escápula en sí es móvil y capaz de deslizarse a lo largo de la pared torácica, lo que amplía el rango de movilidad de los miembros superiores. La fractura escapular no suele aparecer debido a que está cubierta por una gruesa piel y músculos, protegida anteriormente por la pared torácica y su rango de movimiento es más pequeño que las articulaciones de otros miembros. Sin embargo, impactos violentos en la escápula provocarán su fractura, principalmente en el cuello escapular. Las secuelas en la etapa avanzada pueden aparecer debido a lesiones en los músculos, tendones, meridianos y colaterales, así como a una falta de consolidación de los extremos fracturados en el proceso de reparación, o bien por los huesos, meridianos y colaterales dañados, causando congestión en la línea de fractura.

Después de que la fractura escapular es restaurada, los síntomas persistentes en la etapa avanzada suelen ser localizados como dolor de espalda en el lado fracturado, especialmente alrededor del supraespinoso y el infraespinoso. En algunos casos, el deltoides y el tríceps braquial pueden ser afectados o bien puede aparecer lesión del nervio radial (el tratamiento para esta situación es desarrollado en una sección más adelante). Fundamentalmente, el dolor aparece poco después de la fractura y puede mejorar con el tratamiento de reducción e inmovilización, sin embargo, después de 21 días, debido a la retirada de la fijación externa y al aumento del ejercicio funcional, el dolor empeora y por lo tanto afecta directamente en la recuperación funcional.

Exploración física: hay una clara sensibilidad en el área del supraespinoso, infraespinoso, axila posterior, deltoides y tríceps braquial.

Principio de tratamiento: estimular la circulación sanguínea para eliminar la estasis, drenar colaterales para mejorar el dolor.

Combinación de puntos:

Puntos sensibles (lado afectado)	IG 11 (*qŭ chí*) (lado afectado)	IG 4 (*hé gŭ*) (lado afectado)

【TRATAMIENTO】

1. Puntos y Técnicas Acupunturales

1) Puntos sensibles: los puntos evidentemente sensibles pueden encontrarse en el área del supraespinoso, infraespinoso, axila posterior, deltoides y tríceps braquial. Según el número de puntos sensibles, usar varias agujas filiformes del Nº 30, de 2 *cun* (50 mm) de longitud. Insertar las agujas respectivamente en el punto situado en la espina superior de la escápula hacia la fosa supraespinosa, en la espina inferior de la escápula hacia arriba hasta alcanzar el hueso, en la parte posterior de la axila hacia delante alrededor de 1,9 *cun* (48 mm), en el área del deltoides y tríceps braquial perpendicularmente hasta alcanzar el hueso. Sensación de la aguja: dolor distensivo localizado (Fig. 3-a).

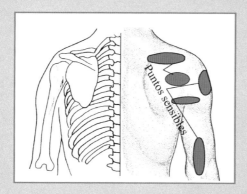

Fig. 3-a   Puntos sensibles

2) IG 11 (*qǔ chí*): cuando el codo está flexionado en ángulo recto, el punto está en la parte radial del codo, en el punto medio de la línea que conecta P 5 (*chǐ zé*) y el epicóndilo lateral del húmero. Usar una aguja filiforme del Nº 30, de 2 *cun* (50 mm) de longitud. Aplicar la desinfección local rutinaria. Insertar la aguja perpendicularmente en el punto aproximadamente 1,8 *cun* (45 mm). Sensación de la aguja: dolor distensivo localizado y entumecimiento o dolor que se disemina a la muñeca, mano u hombro. (Fig. 1-3).

3) IG 4 (*hé gǔ*) (lado afectado): en el dorso de la mano, entre el primer y segundo hueso metacarpiano, en el punto medio del segundo hueso metacarpiano en el lado radial. Usar una aguja filiforme del Nº 30, 2.5 *cun* (65 mm) de longitud. Aplicar la desinfección rutinaria. Insertar la aguja en el punto ID 3 (*hòu xī*) unos 2,3 *cun* (60 mm). Sensación de la aguja: dolor distensivo localizado en la palma. (Fig. 1-4)

2. Postura, Manipulación y Duración del Tratamiento

El paciente está en posición decúbito prono o sentado. Primero, localizar los puntos sensibles evidentes en el área de la fractura escapular (incluye el área del supraespinoso, infraespinoso, parte posterior de la axila, deltoides y tríceps braquial). Usar varias agujas según el número de puntos reactivos. Insertarlas con el método neutro de tonificación y dispersión. Luego, insertar las agujas en IG 11 (*qǔ chí*) e IG 4 (*hé gǔ*) con el método de dispersión. Después de insertar las agujas, aplicar electroacupuntura e incrementar la estimulación dentro de los límites de tolerancia del paciente. Retener las agujas durante 40 minutos, y luego aplicar ventosas a cada punto durante aproximadamente 1 minuto, una vez al día. Un ciclo de tratamiento dura 10 días. Se requiere un intervalo de cinco días entre dos ciclos. Si los síntomas mejoran, el siguiente ciclo debe continuar. Si no hay mejora al final del primer ciclo o hay recuperación completa durante este periodo, el tratamiento debe cesar.

【EXPERIENCIA Y ANÁLISIS】

La fractura escapular suele encontrarse en la clínica y sus secuelas son difíciles de curar, las cuales pueden afectar a la función de los miembros del lado dañado y lleva a una disfunción de los miembros superiores. La enfermedad está causada principalmente por lesiones en los meridianos regionales, colaterales, qi, sangre, músculos y tendones o en la inserción de los músculos y tendones en el lugar de la fractura, junto con la invasión de viento, frío y humedad. Por lo tanto, el dolor localizado o el dolor referido aparecen en el área dañada en la etapa avanzada, lo que puede verse agravado por el frío.

Afortunadamente es un tratamiento muy satisfactorio para los síntomas del dolor regional y la alteración motora de los miembros superiores aunque el tratamiento requiere más tiempo. Es conveniente que los pacientes realicen algunos ejercicios del hombro para promover la recuperación funcional del músculo afectado. Si la enfermedad está acompañada por una lesión del nervio radial y otras lesiones de nervios, el doctor debe referirse al tratamiento de la lesión del nervio afectado.

Sección 2

Bursitis Subacromial

La bursitis acromial, también llamada bursitis de la articulación del hombro, resulta de una inflamación aséptica de la bolsa sinovial. La bolsa está ligada a la articulación externa del hombro compuesta por la cavidad glenoidea escapular y el tubérculo del húmero.

Debido a lesiones y a realizar esfuerzos durante mucho tiempo, aparece la inflamación aséptica aguda o crónica en la bolsa sinovial, resultando así en la bursitis subacromial. Un tratamiento inadecuado llevará a un engrosamiento de la pared de la bolsa y a adherencias, lo que da lugar a un fallo de la función amortiguadora de la bolsa y afecta al movimiento de extensión, elevación y rotación de la articulación del hombro. Un dolor intenso o una sensibilidad evidente aparecen durante la realización de los movimientos, lo que suele ir acompañado con inflamación crónica de los tejidos blandos adyacentes.

【MANIFESTACIONES CLÍNICAS】

El primer síntoma es dolor intenso en el hombro afectado sin sensibilidad evidente. El dolor puede empeorar cuando los pacientes realizan el movimiento de elevación o abducción del brazo, o bien se cargan en el hombro objetos pesados. En la etapa avanzada, cuando aumenta el exudado inflamatorio, el dolor se vuelve intenso durante la noche y aparece una sensibilidad evidente o una masa en el área subacromial acompañado por un dolor insoportable al movimiento. Si la cavidad articular está llena de exudado, puede apreciarse un bulto o protuberancia en la parte anterior de la articulación del hombro (por debajo del tendón del bíceps braquial) o en su parte posterior (donde convergen el supraespinoso, infraespinoso y deltoides). En los casos graves, el dolor puede irradiar a la parte superior del brazo y a la zona cervical.

Examen físico: el primer síntoma es un dolor intenso del hombro, el cual puede verse agravado por los movimientos. En la etapa avanzada, aparece una sensibilidad evidente o una masa fluctuante palpable en el hombro, así como dolor intenso por la noche.

Rayos X de la articulación del hombro: sugiere hidrartrosis de la articulación del hombro.

【DIFERENCIACIÓN DE SÍNDROMES Y TRATAMIENTO】

En medicina china, la bursitis subacromial está causada principalmente por una abrasión prolongada durante movimientos bruscos del hombro, dando lugar a un cambio constante del espacio subacromial. El dolor crónico del hombro puede estar causado por una lesión aguda o crónica del hombro, o por estancamiento de qi y sangre del hombro durante un largo período de tiempo debido a la invasión de viento, frío y humedad, lo que provoca que los tendones, vasos, meridianos y colaterales no puedan ser nutridos y provocando espasmos de los músculos y tendones. Como resultado, la inflamación crónica y la estimulación persistente, da lugar al engrosamiento y adherencia de tejidos, especialmente en la bolsa sinovial. Debido a esto el líquido sinovial normalmente secretado por la bolsa escapular, no tiene lubricación ni función de amortiguación, lo que afecta a los movimientos de extensión, elevación y rotación de la articulación del hombro. El dolor aparece durante los movimientos y se presenta además una sensibilidad evidente, acompañado por inflamación crónica de los tejidos blandos adyacentes y se convierten en causa y resultado a la vez. Otra causa de la enfermedad es la inflamación intracapsular crónica de la articulación del hombro, que irrita directamente la articulación escapular, produciendo cada vez más exudado en la bolsa sinovial.

Los pacientes tienen molestias y dolor en el hombro durante mucho tiempo. Después del inicio, los pacientes desarrollan dolor acompañado por una inflamación evidente de la zona, una masa fluctuante en el borde inferior y anterior del deltoides, o bien inflamación del hombro. La principal manifestación clínica es dolor con el movimiento, que suele empeorar durante la contracción del deltoides, la abducción de los brazos o un ligero esfuerzo. Algunos pacientes se quejan de un intenso dolor inflamatorio del hombro sin masa fluctuante.

El diagnóstico puede hacerse en base a los siguientes signos y síntomas: dolor progresivo del hombro, sensibilidad subacromial, dolor intenso durante la abducción y giro externo extorsión del hombro, el cual puede irradiarse a la región escapular, al cuello y a la mano, una masa fluctuante palpable en el hombro afectado mitigada por la aducción y giro interno del hombro, limitación funcional aparente debido al engrosamiento y adherencias de la bolsa, el movimiento de la escápula y las articulaciones en la pared torácica claramente combinada con el movimiento de la escápula y clavícula, y atrofia muscular de la cintura escapular en la etapa avanzada.

Principio de tratamiento: drenar y activar meridianos y colaterales, dispersar el viento y eliminar la humedad.

Combinación de puntos:

IG 15 (*jiān yú*) (lado afectado)	ID 10 (*nào shù*) (lado afectado)	IG 11 (*qǔ chí*) (lado afectado)
Punto *Tái jiān* (lado afectado)		

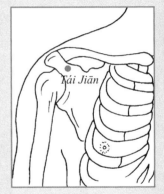

Fig. Punto *Tái jiān*

【TRATAMIENTO】

1. Puntos y Técnicas Acupunturales

1) Punto *Tái jiān*: en la depresión por debajo de la articulación acromioclavicular. Usar una aguja filiforme del Nº 30, de 2 *cun* (50 mm) de longitud. Aplicar la desinfección local rutinaria. Insertar la aguja transversalmente hacia la articulación del hombro aproximadamente 1,8 *cun* (45 mm): sensación de la aguja: dolor distensivo localizado. (Fig. Punto *Tái jiān*)

2) IG 15 (*jiān yú*): en el hombro, entre el acromion y la tuberosidad mayor del húmero. Usar una aguja filiforme del Nº 30, de 2 *cun* (50 mm) de longitud. Aplicar la desinfección local rutinaria. Insertar la aguja transversalmente hacia la articulación del codo aproximadamente 1,8 *cun* (45 mm): sensación de la aguja: dolor distensivo del hombro o dolor que se disemina a la parte superior de la articulación del codo a lo largo de la línea media. (Fig. 1-2)

3) ID 10 (*nào shù*): en la superficie anterior del hombro, verticalmente sobre el extremo posterior de la línea axilar posterior, en la depresión del margen inferior de la espina de la escápula. Usar una aguja filiforme del Nº 30, de 2 *cun* (50 mm) de longitud. Aplicar la desinfección local rutinaria. Insertar la aguja perpendicularmente hacia la articulación del hombro aproximadamente 1,8 *cun* (45 mm): Sensación de la aguja: dolor distensivo localizado del hombro.

4) IG 11 (*qǔ chí*): en el punto medio de la línea que conecta P 5 (*chǐ zé*) y el epicóndilo lateral del húmero (cuando el codo está en un ángulo recto). Usar una aguja filiforme del Nº 30, de 2 *cun* (50 mm) de longitud. Aplicar la desinfección local rutinaria. Insertar la aguja perpendicularmente aproximadamente 1,8 *cun* (45 mm): sensación de la aguja: dolor distensivo localizado o dolor que se disemina al hombro, muñeca o dedos. (Fig. 1-3)

2. Postura, Manipulación y Duración del Tratamiento

El paciente se encuentra sentado en una silla. Primero, insertar las agujas en el punto *tái jiān* e IG 15 (*jiān yú*) con el método neutro de tonificación y dispersión. Luego insertar las agujas en ID 10 (*nào shù*) e IG 11 (*qǔ chí*) con el método de dispersión. Después de insertar las agujas, retenerlas durante 40 minutos, y luego aplicar ventosas durante aproximadamente 1 minuto, una vez al día. Un ciclo de tratamiento dura 10 días. Se requiere un intervalo de 5 días entre dos ciclos. Si los síntomas mejoran, el siguiente ciclo debe realizarse. Si no hay efecto al final del primer ciclo o si hay recuperación completa durante este periodo, el tratamiento debe cesar.

APÉNDICE: terapia de bloqueo

Medicina: inyección de 25 mg de prednisolona (o inyección de 40 mg de kenacort), y 20 mg de lidocaina.

Procedimiento: primero, localizar el área de clara sensibilidad o de masa fluctuante en el hombro. (Si se encuentra la masa fluctuante, el médico debe usar una jeringa esterilizada de 5 ml con una cabeza del tamaño Nº 7, después aplicar la desinfección local rutinaria, retirar el émbolo para sacar el líquido amarillo intracapsular). Luego usar una jeringa esterilizada de 5 ml y una cabeza esterilizada del Nº 6 rellena con soluciones que contengan la medicina anterior. Aplicar la desinfección local rutinaria. Empujar la aguja en el punto más doloroso de forma que la cabeza alcance el hueso. Retroceder el émbolo para asegurarse de que no hay sangre. Luego suministrar la medicina empujando lentamente el émbolo hasta el final. Retirar la aguja y presionar firmemente sobre el lugar de la inyección con una pequeña bola de algodón en caso de sangrado. Aplicar la inyección cada tres días. Un ciclo de tratamiento está formado por tres inyecciones. Si no hay ningún efecto al final de la tercera inyección, aplicar otros métodos en su lugar.

【EXPERIENCIA Y ANÁLISIS】

La bolsa sinovial subacromial realiza dos tipos de funciones. Primero, al igual que las bolsas sinoviales de otras articulaciones, pertenece a uno de los tejidos de amortiguación. Su pared lateral es lisa y la pared interna está cubierta con líquido sinovial. Segundo, la bolsa sinovial subacromial pertenece a la estructura funcional de la articulación del hombro ya que, anatómicamente, trabaja como una articulación. Está también incluida en las "cinco articulaciones del hombro".

Los movimientos repetidos del hombro durante mucho tiempo, conducen a una lesión aguda o crónica, o bien a inflamación de la articulación del hombro. Ya que los síntomas están presentes principalmente en la parte subacromial, se denomina bursitis subacromial.

La terapia con acupuntura, en el caso de que la selección de puntos sea la correcta y que las técnicas de inserción sean las apropiadas, es bastante efectiva en el tratamiento de la enfermedad, especialmente para los pacientes sin hidroartrosis. Para los pacientes con hidroartrosis, el doctor debería sacarlo primero de la bolsa sinovial y luego bloquearlo con medicina, lo que dará un resultado satisfactorio. Si los pacientes han sufrido durante mucho tiempo la enfermedad y con adherencias serias en la zona, la acupuntura y la terapia de bloqueo requerirán más tiempo para conseguir resultados efectivos. En los caso graves, es más efectivo aplicar la acupuntura o la terapia de bloqueo de forma altera, a aplicar un único método. Durante la recuperación, se le debe indicar al paciente que realice algunos ejercicios del hombro, por ejemplo, ascender con los dedos por la pared y la rotación de la parte superior del hombro, los cuales son beneficiosos para la normalización funcional de la articulación del hombro. También se puede conseguir unos resultados satisfactorios mediante el masaje del hombro con manipulaciones para eliminar las adherencias de los tejidos de la zona, tras retirar las agujas.

Periartritis Escapulohumeral

La periartritis escapulohumeral se caracteriza por una inflamación de los tejidos que rodean la articulación del hombro debido a varias razones. En medicina china es conocida también como hombro congelado o síndrome *Bi* del hombro.

La enfermedad es un síndrome complicado con diversas causas. Afecta principalmente a pacientes alrededor de los 50 años de edad y se da con mayor frecuencia en las mujeres. Debido a un esfuerzo prolongado, esguince y contusión y a la exposición del hombro a una baja temperatura mientras se duerme, aparece una inflamación aséptica crónica en los tejidos o fibras nerviosas que rodean la zona de la escápula, además, la enfermedad también aparece en aquellos pacientes de edad avanzada o de condición débil. En la etapa inicial, puede aparecer un leve dolor o sensibilidad alrededor del hombro (tendones del bíceps braquial), acromion (bolsa sinovial de la articulación del hombro), o parte posterior del hombro (supraespinoso, infraespinoso, músculo redondo mayor y músculo redondo menor). Según se desarrolla la enfermedad, los síntomas del hombro empeoran gradualmente, así como también se desarrolla una limitación funcional de la articulación del hombro y dolor o sensibilidad en varias zonas del hombro, lo cual suele empeorar por la noche. En fase avanzada, el dolor mejora pero la sensibilidad se vuelve evidente y aparece alteración motora del hombro, adhesión de los tejidos escapulares, calcificación, rigidez y algo de atrofia muscular alrededor del hombro.

【MANIFESTACIONES CLÍNICAS】

Clínicamente, la enfermedad puede dividirse en tres etapas:

Etapa inicial: dolor vago, uno o más puntos dolorosos en el hombro, sin limitación del movimiento del hombro y dolor que aparece con el movimiento durante un tiempo breve.

Etapa media: dolor intenso o sensibilidad, dolor severo por la noche, nódulos como cuerdas locales palpables, importante dolor con el movimiento del hombro, aumento de la temperatura local de la piel, limitación parcial del movimiento del hombro. Examen rutinario de sangre: leucocitosis y leucocitosis neutrofílica en algunos pacientes.

Etapa avanzada: hombro rígido, sin dolor con el movimiento, dolor nocturno, uno o más puntos dolorosos palpables en el hombro, dificultad para abrocharse y quitarse el abrigo o peinarse el pelo, y amiotrofia parcial alrededor del hombro. Rayos X del hombro: sombras de calcificación en algunos casos.

【DIFERENCIACIÓN DE SÍNDROMES Y TRATAMIENTO】

La medicina china sostiene que cuando se está por encima de los 50 años de edad, se sufre de una insuficiencia del qi defensivo, una debilidad de *Yingfen* y *Weifen*, degeneración de músculos, tendones y huesos, lasitud de los espacios intersticiales de la piel y músculos, y también incapacidad del qi defensivo para reforzar el *Weifen*. Si alguien se expone al viento cuando está sudando o se descubre el hombro mientras duerme, fácilmente se verá afectado por un ataque de viento, frío y humedad al hombro. Una vez el qi defensivo se queda debilitado o dañado, la enfermedad aparecerá debido al estancamiento de qi y sangre, y la circulación obstruida de los meridianos y colaterales. Si permanece mucho tiempo obstruida, los músculos y tendones del hombro se verán afectados, provocando así rigidez muscular, agrupación de nódulos, atrofia muscular y alteración directa de la función escapular, dando lugar incluso a una incapacitación funcional del hombro. La diferenciación de patrones y clasificación es la siguiente:

1. Predominio del Frío Patógeno

La enfermedad suele afectar a aquellas personas mayores de 50 años y se da con más frecuencia en las mujeres. Los pacientes tienen un ataque repentino con dolor intenso fijo en una determinada área cuando se exponen al frío, que empeorará con el frío y mejorará con el calor. Inicialmente, el dolor se encuentra localizado en el hombro sin afectar a la función motora escapular. En la etapa media y avanzada, los pacientes se quejan de alteración motora del hombro y de las articulaciones, especialmente en la etapa avanzada. En algunos casos, debido a las graves adherencias en el hombro y a un dolor intenso con el movimiento, el hombro es forzado a mantener una posición fija y no puede realizar la abducción, la rotación externa, ni puede realizar campaneo interno o externo, conduciendo así a la dificultad para abrocharse, desvestirse o peinarse. Si la afección es grave, el sueño del paciente se verá afectado.

Examen físico: en la etapa inicial, se puede sentir un dolor evidente a la palpación del hombro, en la etapa avanzada, se pueden sentir un tejido con forma de cuerda o nódulo doloroso sensible con forma de cuerda, al tocar el hombro. Normalmente no hay cambio de color en el área. Otros signos físicos son capa de la lengua fina y blanca y pulso tenso de cuerda.

Principio de tratamiento: calentar los meridianos para dispersar el frío, drenar las colaterales para aliviar el dolor.

Combinación de puntos:

EX-EI 7 (*lán wěi*) (lado afectado)	Punto *Tái jiān* (lado afectado)	IG 15 (*jiān yú*) (lado afectado)
ID 7 (*jiān zhēn*) (lado afectado)	ID 10 (*nào shù*) (lado afectado)	V 11 (*dà zhù*) (lado afectado)

2. Predominio de la Humedad Patógena

Este patrón suele aparecer en mujeres de edad comprendida entre los 35-50 años, debido principalmente a una lesión aguda o crónica del hombro, a dormir con el hombro desnudo al descubierto o a la invasión de humedad en el hombro cuando la constitución corporal del paciente se debilita. Los primeros síntomas son dolor intenso y distensivo del hombro, inflamación leve escapular, dolor localizado y sensación de pesadez en los miembros superiores. En la etapa media y avanzada, el dolor de hombro empeora especialmente por la noche. Debido a la adhesión de los tejidos que rodean la escápula, el movimiento de la articulación del hombro es alterado y el dolor se agrava cuando el tiempo cambia o es frío, y mejora cuando hace calor.

Examen físico: aparece una sensibilidad intensa en el hombro afectado, o bien dolor escapular con el movimiento. En los casos graves, pueden sentirse nódulos evidentes en forma de cuerdas.

Principio de tratamiento: eliminar la humedad para drenar las colaterales, promover la circulación del qi para aliviar el dolor.

Combinación de puntos:

Punto *Tái jiān* (lado afectado)	IG 16 (*jù gǔ*) (lado afectado)	IG 15 (*jiān yú*) (lado afectado)
EX-EI 7 (*lán wěi*) (lado afectado)	ID 10 (*nào shù*) (lado afectado)	ID 7 (*jiān zhēn*) (lado afectado)

【TRATAMIENTO】

1. Puntos y Técnicas Acupunturales

1) EX-EI 7 (*lán wěi*): 5 *cun* por debajo de la rodilla, 1 *cun* bajo el punto E 36 (*zú sān lǐ*), en medio del área tibio-peronea. Usar una aguja filiforme del N° 30, de 2 *cun* (50 mm) de longitud. Aplicar la desinfección local rutinaria. Insertar perpendicularmente la aguja en el punto aproximadamente 1,8 *cun* (45 mm). Sensación de la aguja: dolor distensivo localizado o dolor que se irradia hacia el dorso del pie. (Fig. 3-46)

2) Punto *Tái jiān*: en la depresión por debajo de la articulación acromioclavicular. Usar una aguja filiforme del N° 30, de 2 *cun* (50 mm) de longitud. Aplicar la desinfección local rutinaria. Insertar transversalmente la aguja en la articulación del hombro aproximadamente 1,8 *cun* (45 mm). Sensación de la aguja: dolor distensivo localizado.

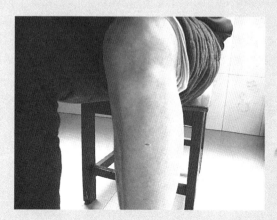

Fig. 3-46   EX-EI 7 (*lán wěi*)

3) IG 15 (*jiān yú*) (lado afectado): en el hombro, entre el acromion y la gran tuberosidad del húmero. Usar una aguja filiforme del Nº 30, de 2 *cun* (50 mm) de longitud. Aplicar la desinfección local rutinaria. Insertar transversalmente la aguja hacia la articulación del codo aproximadamente 1,8 *cun* (45 mm). Sensación de la aguja: dolor distensivo del hombro o dolor que se irradia hacia la articulación del codo a lo largo de la zona media de la parte superior del brazo. (Fig. 1-2)

4) ID 10 (*nào shù*): en la parte anterior del hombro, verticalmente sobre el extremo posterior de la línea axilar posterior, en la depresión del margen inferior de la espina de la escápula. Usar una aguja filiforme del Nº 30, de 2 *cun* (50 mm) de longitud. Aplicar la desinfección local rutinaria. Insertar perpendicularmente la aguja en la articulación del hombro aproximadamente 1,8 *cun* (45 mm). Sensación de la aguja: dolor distensivo localizado del hombro.

5) IG 16 (*jù gŭ*): en la parte superior del hombro, en la depresión entre el extremo escapular de la clavícula y la espina de la escápula, en el punto medio de la parte ½ lateral de la línea que conecta la apófisis espinosa de la vértebra C7 e IG 15 (*jiān yú*). Usar una aguja filiforme del Nº 30, de 2 *cun* (50 mm) de longitud. Aplicar la desinfección local rutinaria. Insertar la aguja en la articulación del hombro aproximadamente 1,5 *cun* (40 mm). Sensación de la aguja: dolor distensivo del hombro.

6) ID 7 (*jiān zhēn*): en la parte inferior posterior del hombro, cuando el brazo está en aducción, el punto está situado 1 *cun* sobre el extremo posterior del pliegue axilar. El médico puede localizar el punto pidiendo al paciente que se siente en una silla dejando caer los brazos. Usar una aguja filiforme del Nº 30, de 2 *cun* (50 mm) de longitud. Aplicar la desinfección local rutinaria. Insertar la aguja en el punto hacia la parte frontal del hombro aproximadamente 1,8 *cun* (45 mm). Sensación de la aguja: dolor distensivo localizado. (Fig. 1-2)

7) V 11 (*dà zhù*): en la parte superior de la espalda, 1,5 *cun* al lado de DU 13 (*táo dào*), en la depresión entre la apófisis espinosa de T1 y T2. Usar una aguja filiforme del Nº 30, de 2 *cun* (50 mm) de longitud. Aplicar la desinfección local rutinaria. Insertar la aguja en el punto hacia la apófisis aproximadamente 1,5 *cun* (40 mm). Sensación de la aguja: dolor distensivo localizado.

2. Postura, Manipulación y Duración del Tratamiento

El paciente con el patrón tipo uno está en posición sentada con el hombro afectado expuesto. El médico debe pinchar primero EX-EI 7 (*lán wěi*) en el lado sano. Después de insertar la aguja, girar la aguja con círculos amplios mediante el método de dispersión, mientras tanto, pedir al paciente que mueva repetidamente su hombro afectado hacia el lado doloroso. Si el dolor mejora después de dos minutos, parar de girar la aguja y luego insertar las agujas en los otros cinco puntos *Tái jiān,* IG 15 (*jiān yú*), ID 7 (*jiān zhēn*), ID 10 (*nào shù*) y V 11 (*dà zhù*) con el método neutro de tonificación y dispersión. Retener las agujas durante 40 minutos, y luego aplicar ventosas durante 1 minuto, una vez al día. Un ciclo de tratamiento dura 6 días. Se requiere un intervalo de 3 días entre dos ciclos. Si los síntomas mejoran, el siguiente ciclo debe continuar. Si no hay mejora al final del primer ciclo o se da una recuperación completa durante este periodo, el tratamiento debe cesar.

El paciente con el patrón de tipo dos, se encuentra sentado con el hombro afectado expuesto. El médico debe pinchar primero EX-EI 7 (*lán wěi*) en el lado sano. Después de insertar la aguja, girar la aguja con círculos amplios mediante el método de dispersión, mientras tanto, pedir al paciente que mueva repetidamente su hombro afectado hacia el lado doloroso. Si el dolor mejora después de dos minutos, parar de girar la aguja y luego insertar las agujas en estos otros cinco puntos *Tái jiān,* IG 16 (*jù gǔ*), IG 15 (*jiān yú*), ID 7 (*jiān zhēn*) e ID 10 (*nào shù*) con el método neutro de tonificación y dispersión. Retener las agujas durante 40 minutos, y luego aplicar ventosas durante 1 minuto, una vez al día. Un ciclo de tratamiento dura 6 días. Se requiere un intervalo de 3 días entre dos ciclos. Si los síntomas mejoran, el siguiente ciclo debe continuar. Si no hay mejora al final del primer ciclo o se da una recuperación completa durante este período, el tratamiento debe cesar.

APÉNDICE: terapia de bloqueo

Medicina: inyección de 25 mg de prednisolona (o inyección de 40 mg de kenacort), inyección de 20 mg de lidocaina.

Procedimiento: primero localizar el área de dolor evidente (en el surco del bíceps braquial, parte superior del acromion de la parte lateral del hombro y espina de la escápula de la parte posterior del hombro), o bien el área con tejidos visibles con forma de cuerda. Luego usar una jeringa esterilizada de 5 ml y una cabeza esterilizada del Nº 6 rellena con soluciones que contienen los anteriores medicamentos. Aplicar la desinfección rutinaria local. Insertar la aguja dentro el punto más doloroso hasta que la cabeza toque el hueso. Retirar el émbolo para asegurarse que no hay sangre. Luego aplicar el medicamento empujando el émbolo lentamente hasta el final. Eliminar la aguja y presionar firmemente sobre el lugar de l inyección con una pequeña bola de algodón en caso de sangrado. Aplicar la inyección cada tres días. Un ciclo de tratamiento está formado por tres inyecciones. Si no hay mejoría al final de la tercera inyección, aplicar otros métodos en su lugar.

【EXPERIENCIA Y ANÁLISIS】

La periartritis escapulohumeral, según la medicina china, está asociada con la exposición prolongada del hombro, la insuficiencia de qi y sangre, la debilidad del qi defensivo, o la invasión por viento, frío y humedad en el hombro, provocando así los síntomas. La enfermedad pertenece a un síndrome de tipo exceso en base a la teoría de la medicina china y es una enfermedad común, normalmente en personas alrededor de los 50 años de edad.

La enfermedad puede dividirse en dos patrones. Uno es el patrón del predominio del frío patógeno, caracterizado por dolor en el hombro inducido y que empeora por el frío, pero que mejora con el calor. Es eficaz tratar a los pacientes en la etapa inicial con la terapia acupuntural correspondiente mencionada anteriormente. Especialmente, para los pacientes con afección leve, la eficacia puede ser muy satisfactoria mediante la punción de un solo punto, EX-EI 7 (*lán wěi*). Sin embargo, punturar este único punto no es muy efectivo para los pacientes en la etapa media o avanzada. Los médicos pueden seleccionar principalmente los otros cinco puntos para obtener un resultado satisfactorio aunque lleve más tiempo. El otro patrón es el predominio del patrón humedad, su síntoma es idéntico a las características de la enfermedad con humedad patógena, como es pesadez dolorosa y dolor distensivo. Su primer síntoma es el mismo del primer patrón, también es muy efectivo punturar en la etapa inicial EX-EI 7 (*lán wěi*) como único punto, pero no resulta tan efectivo en la etapa media o avanzada. Así, los médicos deben combinar este punto con los otros cinco puntos correspondientes en el tratamiento.

Si en algunos casos no resulta efecaz tratar la enfermedad con terapia acupuntural, los médicos deben aplicar la terapia de bloqueo en su lugar, a fin de obtener resultados satisfactorios. Para los pacientes con adhesión local evidente, es eficaz aplicar el correspondiente método terapéutico establecido anteriormente, en combinación con electroacupuntura, terapia de bloqueo, ejercicio funcional o masaje.

Sección 4

Secuelas de Fractura Clavicular

Las secuelas de fractura clavicular como una de las fracturas comunes en clínica, hace referencia a diversos síntomas locales tras la recuperación de una fractura de clavícula.

Un extremo de la clavícula está situado en la parte anterosuperior del pecho y está compuesto por la articulación esternoclavicular. Un tercio interno de la clavícula está unido por el músculo esternocleidomastoideo y el músculo pectoral mayor. El otro extremo está formado por la articulación del hombro y su tercio lateral está unido por el deltoides y el músculo pectoral mayor. Así, tras la recuperación de la fractura ósea, las secuelas suelen aparecer debido a la lesión de los tejidos y vasos sanguíneos locales, los músculos alrededor del hombro o a que la articulación esternoclavicular esté siendo comprimida durante el proceso de recomposición de la fractura ósea.

【MANIFESTACIONES CLÍNICAS】

Es frecuente en pacientes con un claro historial de fractura de clavícula, la enfermedad se caracteriza por dolor con el movimiento de los miembros superiores. Los puntos dolorosos suelen estar en la fosa supraclavicular e infraclavicular de la parte anterior de la articulación del hombro. El dolor será más intenso cuando los pacientes realicen los movimientos de elevación y abducción del brazo, carguen o eleven materiales pesados, y realicen una hiperextensión de los miembros superiores. Algunos pacientes suelen presentar disimetría entre las articulaciones del hombro y la articulación esternoclavicular del lado afectado.

Examen físico: puede sentirse sensibilidad evidente bajo la articulación escápuloclavicular, generalmente en el área que la rodea.

【DIFERENCIACIÓN DE SÍNDROMES Y TRATAMIENTO】

En medicina china, una fractura de clavícula también es conocida como una fractura del hueso *Quepen*, rotura de clavícula o laceración del hueso *Jinglan*. En esta sección, tratamos principalmente los síntomas del hombro remanentes en el período posterior de la recuperación de la fractura o después de este período. La fractura de clavícula, causada por diversas razones, en la etapa final de una reducción manipulativa o inmovilización, o bien tras una completa recuperación de la fractura, lleva a una insuficiencia del qi defensivo en el hombro debido a la recuperación incompleta de la lesión en los meridianos, colaterales, músculos y tendones locales, o bien a la estasis sanguínea local en la zona de fractura. Además, la prolongada inmovilización del hombro hará que se produzca una invasión crónica de viento, frío y humedad en la parte fracturada, por lo que a su vez llevará a un estancamiento de qi y sangre y a una circulación bloqueada de los meridianos y colaterales en esa zona. Como consecuencia, aparece la enfermedad.

Los pacientes con fracturas de clavícula suelen presentar inflamación y estancamiento de sangre en la fosa supraclavicular e infraclavicular en la etapa inicial. Así pues, después de la recuperación de la fractura, hay mucho dolor alrededor de la fosa supraclavicular e infraclavicular. El dolor local también aparecerá en las zonas fracturadas debido a la estimulación del crecimiento de durezas óseas en el proceso de recuperación. Como la articulación del hombro está formada por la superficie articular de la escápula y acromion, combinado con la superficie articular y el tubérculo del húmero, los cambios de la cavidad glenoidea en una fractura clavicular, afectarán directamente la función motora de los miembros superiores en la etapa avanzada y causarán dolor con el movimiento.

Examen físico: puede encontrarse una clara sensibilidad en el área de la fosa supraclavicular e infraclavicular del hombro. Cuando el paciente mueve su brazo del lado afectado, aparecerá dolor en el área bajo el lado lateral de la clavícula y acromion.

Principio de tratamiento: drenar los meridianos y estimular la circulación sanguínea, dispersar la estasis y aliviar el dolor.

Combinación de puntos:

EX-EI 7 (*lán wěi*) (lado sano)	Puntos sensibles (lado afectado)	

【TRATAMIENTO】

1. Puntos y Técnicas Acupunturales

1) **Puntos sensibles:** encontrar los puntos evidentemente sensibles en el borde superior e inferior de la articulación acromioclavicular y el borde inferior de la articulación esternoclavicular. Usar agujas filiformes del Nº 30, de 1,5 *cun* (40 mm) de longitud. Aplicar la desinfección local rutinaria. Insertar

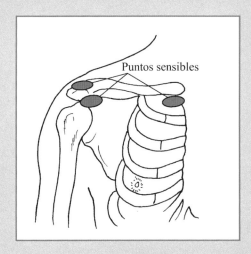

Puntos sensibles

Fig. 3-b   Puntos sensibles

las agujas en cada punto hacia las articulaciones hasta que la cabeza alcance el hueso. Sensación de la aguja: dolor distensivo localizado. (Fig. 3-b)

2) EX-EI 7 (*lán wěi*): 5 *cun* por debajo de la rodilla, 1 *cun* bajo el punto E 36 (*zú sān lǐ*), en medio del área tibioperonea. Usar una aguja filiforme del Nº 30, de 2 *cun* (50 mm) de longitud. Aplicar la desinfección local rutinaria. Insertar la aguja perpendicularmente en el punto aproximadamente 1,8 *cun* (45 mm). Sensación de la aguja: dolor distensivo localizado o dolor que se disemina al dorso del pie. (Fig. 3-46)

2. Postura, Manipulación y Duración del Tratamiento

El paciente se encuentra sentado. Primero insertar la aguja en EX-EI 7 (*lán wěi*) con el método de dispersión. Después de la inserción, girar la aguja con giros amplios y pedir al paciente que mueva su hombro hasta que el dolor mejore. Luego, insertar las agujas en los puntos sensibles con el método neutro de tonificación y drenaje más electroestimulación, retener las agujas durante 40 minutos cada vez. Finalmente, aplicar ventosas a esos puntos durante aproximadamente un minuto tras retirar las agujas, una vez al día. Un ciclo de tratamiento dura 10 días. Se requiere un intervalo de cinco días entre dos ciclos. Si los síntomas mejoran, el siguiente ciclo debe continuar. Si no hay mejoría al final del primer ciclo o hay una recuperación completa durante este período, el tratamiento debe cesar.

【EXPERIENCIA Y ANÁLISIS】

Las secuelas de fractura clavicular, las cuales son difíciles de tratar, se dan con frecuencia en la clínica. La técnica con acupuntura descrita anteriormente es efectiva para mejorar su dolor. En el tratamiento de pacientes con adherencias locales o graves, lo ideal es aplicar electroacupuntura al hombro aunque requiera más tiempo. Durante el desarrollo del tratamiento o después de mejorar el dolor, hay que recomendar al paciente que realice más ejercicios de la parte superior del brazo para eliminar adherencias en caso de reaparición.

Sección 5

Miotenositis del Supraspinoso

La miotenositis del supraespinoso es causada por una lesión en el supraespinoso debido a varias razones. La enfermedad suele afectar a personas jóvenes y de mediana edad, muchos de los cuales presentan antecedentes de traumatismos. Debido a que el supraespinoso está situado en el centro del manguito de los rotadores (compuesto por el supraespinoso, infraespinoso, músculo redondo menor y músculo subescapular) es un punto de encuentro que soporta las fuerzas procedentes de todas las direcciones. El tendón del supraespinoso, el cual circula por el estrecho espacio en el tubérculo del húmero, es susceptible de ser comprimido debido a soportar cargas en el hombro, esguinces, contusiones o traumas menores, provocando así su inflamación crónica.

【MANIFESTACIONES CLÍNICAS】

La enfermedad suele aparecer en el lado derecho. Los primeros síntomas suelen no ser evidentes y tan solo aparece dolor y dolor distensivo en el área del supraespinoso, así como dolor con el movimiento durante la abducción del hombro. Según empeora la situación, los síntomas empeoran hasta el punto que los pacientes presentarán alteraciones motoras de la abducción del hombro. El dolor, el cual está localizado principalmente en la parte inferior en la espina escapular y parte posterior del hombro, se radiará claramente a la parte superior de los brazos, parte superior de la articulación del codo y trapecio.

Examen físico: se puede encontrar una sensibilidad evidente en la tuberosidad mayor del húmero o en el punto de unión del deltoides. La abducción del hombro en el rango de 60º-100º causa un intenso dolor que desaparece cuando el ángulo de abducción sobrepasa los 120º. Esto es debido a que el músculo se encuentra libre de la fricción del acromion, pero el dolor vuelve a aparecer cuando el paciente baja el brazo.

Hallazgo de rayos X: en la etapa avanzada, aparece calcificación del tendón supraespinoso en la zona y ocasionalmente, rarefacción ósea, lo que supone un cambio tras la degeneración de los tejidos.

【DIFERENCIACIÓN DE SÍNDROMES Y TRATAMIENTO】

La miotenositis del supraespinoso, también conocida como hombro pellizcado, pertenece a las "lesiones tendinosas" o al "síndrome *Bi* de los tendones" en medicina china. Está asociado al esguince escapular agudo y a la lesión aguda o crónica del hombro, que da lugar a daños al qi y la sangre de los meridianos y colaterales, músculos y tendones del área que rodea al tendón supraespinso escapular, así como la circulación bloqueada de los meridianos y colaterales locales, provocando así la enfermedad. La enfermedad también puede estar causada por lesiones agudas o crónicas en el área local durante mucho tiempo, favoreciendo la invasión de viento, frío y humedad en el interior del hombro cuando se presenta un estado débil debido al cansancio o falta de sueño.

【TRATAMIENTO】

 Los pacientes suelen presentar un historial de tensiones en el hombro y la enfermedad es inducida o agravada por un determinado trabajo, clima, humor o coger un resfriado. Muchos pacientes presentan síntomas poco después de haberse lesionado, principalmente, dolor intenso en la espina superior de la escápula de la parte posterior del hombro. La lesión leve se recupera de forma natural en 3-5 días, pero en algunos casos se volverá crónica, lo que se observa con frecuencia en la clínica con un inicio retardado. Inicialmente, los pacientes no presentan síntomas evidentes. Tan solo sienten dolor y dolor distensivo en la espina supraescapular. Después de unos dos días, el dolor empeora gradualmente y aparece dolor con el movimiento en el hombro, normalmente localizado en la espina superior de la escápula con un arco doloroso típico. El dolor en el lado lateral del hombro puede irradiarse en ocasiones a la parte superior de la articulación del codo y a la zona cervical del trapecio. Si los pacientes presentan el patrón de predominio del frío y humedad patógenos, entonces el frío y la humedad penetrarán en los tendones y músculos, empeorando los síntomas y dando lugar a una alteración motora de la abducción del hombro.

Examen físico: la enfermedad está caracterizada por un arco doloroso con sensibilidad evidente en la gran tuberosidad del húmero o en el punto de inserción del deltoides. Otros signos físicos son una capa de la lengua fina y blanca y un pulso rápido y de cuerda.

Principio de tratamiento: drenar los meridianos para activar las colaterales, dispersar el frío para mejorar el dolor.

Combinación de puntos:

Puntos sensibles (lado afectado)	VB 21 (*jiān jǐng*) (lado afectado)	ID 15 (*jiān zhōng shù*) (lado afectado)
IG 11 (*qǔ chí*) (lado afectado)		

【TRATAMIENTO】

1. Punto y Técnicas Acupunturales

1) Encontrar un punto sensible evidente, normalmente en la parte superior del acromion (el punto de inserción del deltoides). Usar una aguja filiforme del Nº 30, de 2,5 *cun* (65 mm) de longitud. Aplicar la desinfección local rutinaria. Insertar la aguja en el centro del punto hacia la cavidad articular unos 2,3 *cun* (60 mm). Sensación de la aguja: dolor distensivo localizado. (Fig. 3-c)

2) VB 21 (*jiān jǐng*): en el hombro, en el punto medio de la línea que conecta DU 14 (*dà zhuī*) y el acromion. Usar una aguja filiforme del Nº 30, de 2 *cun* (50 mm) de longitud. Aplicar la desinfección local rutinaria. Insertar la aguja hacia la espina superior

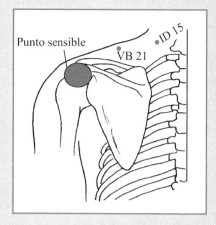

Fig. 3-c   Punto sensible

de la escápula aproximadamente 1,5 *cun* (40 mm). Sensación de la aguja: dolor distensivo localizado. (Fig. 1-22, Fig. 3-c)

3) ID 15 (*jiān zhōng shù*): en la espalda, a 2 *cun* lateralmente de la apófisis espinosa de la vértebra C7. Usar una aguja filiforme del Nº 30, de 1,5 *cun* (40 mm) de longitud. Aplicar la desinfección local rutinaria. Insertar perpendicularmente las agujas hacia la apófisis aproximadamente 1.3 *cun* (35 mm). Sensación de la aguja: dolor distensivo localizado. (Fig. 3-c)

4) IG 11 (*qŭ chí*): (cuando el codo está en ángulo recto), en su lado radial, en el punto medio de la línea que conecta P 5 (*chĭ zé*) y el epicóndilo lateral del húmero. Usar una aguja filiforme del Nº 30, de 2 *cun* (50 mm) de longitud. Aplicar la desinfección local rutinaria. Insertar perpendicularmente las agujas aproximadamente 1,8 *cun* (45 mm). Sensación de la aguja: dolor distensivo localizado o bien el dolor se disemina a la muñeca, mano u hombro. (Fig. 1-3)

2. Postura, Manipulación y Duración del Tratamiento

El paciente se encuentra en una posición sentada o lateral. Primero, insertar las agujas respectivamente en el punto local sensible con el método neutro de tonificación y dispersión, VB 21 (*jiān jǐng*) e ID 15 (*jiān zhōng shù*) con el método de tonificación e IG 11 (*qŭ chí*) con el método de dispersión. Después de insertar las agujas, retenerlas unos 40 minutos, y luego aplicar ventosas durante aproximadamente 1 minuto, una vez al día. Un ciclo de tratamiento dura 10 días. Se requiere un intervalo de cinco días entre dos ciclos. Si los síntomas mejoran, el siguiente ciclo debe continuar. Si no hay ningún efecto al final del primer ciclo o si se da una recuperación completa durante este periodo, el tratamiento debe cesar.

APÉNDICE: terapia de bloqueo

Medicina: inyección de 25 mg de prednisolona (o inyección de 40 mg de kenacort), inyección de 20 mg de lidocaina.

Procedimiento: usar una jeringa esterilizada de 5 ml y una cabeza esterilizada del Nº 6 rellena con soluciones que contienen las anteriores medicinas. Localizar en punto sensible evidente en la parte superior del acromion (el área alrededor del punto de inserción del deltoides). Aplicar la desinfección rutinaria local. Insertar la aguja en el centro del punto sensible con un ángulo de 40 grados con la piel unos 2 cm. Retirar el émbolo para asegurarse que no hay sangre. Luego aplicar la medicina empujando el émbolo lentamente hasta el final. Eliminar la aguja y presionar firmemente sobre el lugar de la inyección con una pequeña bola de algodón en caso de sangrado. Aplicar la inyección cada semana.

Un ciclo de tratamiento está formado por tres inyecciones. Si no hay mejoría al final de la tercera inyección, aplicar otros métodos en su lugar.

【EXPERIENCIA Y ANÁLISIS】

La miotenositis del supraespinoso, según la medicina china, está causada por una lesión externa del hombro, o por invasión de viento, frío y humedad. En consecuencia, la enfermedad aparece debido a un estancamiento prolongado de qi y sangre, así como a una circulación bloqueada de los meridianos y colaterales locales.

Ambos métodos terapéuticos mencionados anteriormente son efectivos para la miotenositis del supraespinoso. Sin embargo, en la etapa inicial, la terapia acupuntural debe ser considerada como la primera elección debido a que no tiene efectos secundarios mientras que la terapia de bloqueo llevará en algunos casos a un daño serio o incluso insoportable, a causa de la absorción de la meicación en 24-48 horas. Por lo tanto, la terapia de bloqueo es aplicada sólo si la acupuntura no es efectiva tras un largo tiempo de tratamiento. Los pacientes deben ser advertidos de que tendrán dolor debido a la absorción de drogas, por lo general en las siguientes 24 horas y que no deben preocuparse por ello. Debido a que muchos pacientes ancianos sufren de osteoporosis, pueden usarse 500 µg de vitamina B12, 50 mg de vitamina B1 y 20 mg de Lidocaina en la solución para la terapia de bloqueo, con lo que puede obtenerse resultados satisfactorios.

Sección 6

Peritendinitis de los Músculos Extensores del Antebrazo

La peritendinitis de los músculos extensores del antebrazo es un tipo de síndrome clínico caracterizado por inflamación aséptica de los tendones extensores del antebrazo debido a diversas lesiones.

Los músculos extensores del brazo lo forman: 1) el músculo extensor radial largo del carpo, el cual se encuentra en el lado radial del codo donde aparece una protuberancia cuando la muñeca se encuentra flexionada hacia arriba estando el pulgar recto; 2) el músculo extensor radial corto del carpo, el cual se encuentra en la depresión muscular verticalmente por debajo de la protuberancia del músculo extensor radial largo del carpo; 3) el abductor largo del pulgar, el cual se encuentra por debajo de la protuberancia del músculo extensor radial corto del carpo; 4) el extensor largo del pulgar, el cual está por debajo del abductor largo del pulgar y el extensor corto del pulgar estrechamente ligado a la parte lateral del radio; 5) el músculo extensor cubital del carpo, el cual surge desde el cóndilo externo del húmero, discurre oblicuamente al cúbito y finaliza por debajo del ligamento cubital del carpo dorsal; 6) el extensor común de los dedos y 7) el extensor digital propio del quinto dedo, ambos comienzan en el cóndilo externo del húmero, paralelos a través del cúbito dorsal y radio, y finalizan por debajo del ligamento carpiano dorsal.

Entre esos músculos extensores del antebrazo, la aponeurosis es relativamente superficial y fina en el abductor radial del pulgar, el extensor corto del pulgar y el músculo extensor radial largo del carpo, el cual es propenso a ser dañado al estar cubierto tan solo por una capa de tejido conectivo laxo sin una buena lubricación. Clínicamente, la lesión del abductor largo del pulgar y del extensor corto del pulgar aparece con frecuencia. Las causas están asociadas con el trabajo de los pacientes, que suele estar relacionado con un esfuerzo en la muñeca como en el caso de carpinteros, barqueros y trabajadores de la construcción.

【MANIFESTACIONES CLÍNICAS】

La enfermedad aparece principalmente en hombres jóvenes y de mediana edad con un claro historial traumático. Después de la lesión, se puede encontrar una clara crepitación en el área dolorosa, aparece inflamación y un aumento de la temperatura de la piel acompañado por una notable sensibilidad. El dolor empeora cuando los pacientes extienden dorsalmente el pulgar, el dedo índice y el dedo medio o bien mueven la muñeca, pero mejorará tras el reposo. Si no se trata adecuadamente durante algún tiempo, la irritación y las adherencias aparecerán debido a la inflamación aséptica crónica local, y pueden incluso afectar a la flexión y extensión de los dedos y muñeca.

Examen físico: en general, aparece una obvia inflamación, sensibilidad y aumento de la temperatura de la piel en el lado radial de la muñeca, en el área alrededor de P 7 (*liè quē*). El dolor empeora cuando los pacientes extienden dorsalmente el pulgar y la muñeca. Se puede sentir crepitación en el área local.

【DIFERENCIACIÓN DE SÍNDROMES Y TRATAMIENTO】

La medicina china sostiene que la enfermedad está relacionada con una constitución débil o con movimientos frecuentes de la muñeca, lo que causa una tensión a largo plazo en la parte superior de la muñeca—en el área alrededor de P 7 (*liè quē*), una lesión aguda o crónica en la parte de la aponeurosis, músculos, meridianos y colaterales. Después de algún tiempo, la enfermedad aparece como resultado de la circulación obstruida de los meridianos dañados y del estancamiento de qi y sangre.

Clínicamente, los lugares predilectos incluyen el músculo abductor radial largo del pulgar y el extensor del pulgar situado en la parte radial de la muñeca. La lesión debida a diversas causas da lugar principalmente a inflamación y dolor en la parte radial de la muñeca, que empeora cuando los pacientes extienden dorsalmente su pulgar, dedo índice y dedo medio, especialmente cuando el pulgar está extendido. Se puede sentir una clara crepitación en algunas partes. Un dolor intenso afectará incluso a la función del pulgar y del índice, y los pacientes pueden despertarse con dolor como resultado de una mala postura al dormir. Otros signos físicos son lengua roja con capa fina y un pulso filiforme y rápido.

Principio de tratamiento: drenar meridianos y activar colaterales, eliminar la inflamación para aliviar el dolor.

Combinación de puntos:

Puntos sensibles (lado afectado)	IG 11 (*qŭ chí*) (lado afectado)	IG 4 (*hé gŭ*) (lado afectado)

【TRATAMIENTO】

1. Puntos y Técnicas Acupunturales

1) **Puntos sensibles:** encontrar un bulto claro o puntos sensibles en la parte radial de la muñeca—el área alrededor de P 7 (*liè què*). Usar dos agujas filiformes del Nº 30, de 1,5 *cun* (40 mm) de longitud. Aplicar la desinfección local rutinaria. Localizar los dos puntos más sensibles, con 1 cm de distancia entre ellos. Insertar una aguja hacia el radio y la otra transversalmente para unir el radio. Sensación de la aguja: dolor distensivo localizado. (Fig. 3-d)

2) **IG 11 (*qŭ chí*):** en el punto medio de la línea que conecta P 5 (*chĭ zé*) y el epicóndilo lateral del húmero (cuando el codo está en un ángulo recto). Usar agujas filiformes del Nº 30, de 2 *cun* (50 mm) de longitud. Aplicar la desinfección local rutinaria. Insertar perpendicularmente la aguja aproximadamente 1,6 *cun* (45 mm). Sensación de la aguja: dolor distensivo localizado o dolor que se disemina a la muñeca, mano u hombro. (Fig. 1-3)

3) **IG 4 (*hé gŭ*):** en el dorso de la mano entre el primer y segundo huesos metacarpianos, en el punto medio del segundo hueso metacarpiano en el lado radial. Usar agujas filiformes del Nº 30, de 2,5 *cun* (65 mm) de longitud. Aplicar la desinfección local rutinaria. Insertar la aguja hacia ID 3 (*hòu xī*) aproximadamente 2,3 *cun* (60 mm). Sensación de la aguja:

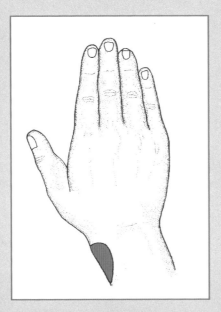

Fig. 3-d   Punto sensible

dolor distensivo localizado alrededor de la palma de la mano. (Fig. 1-4)

El paciente se encuentra sentado con su mano en una posición adecuada. Primero localizar la parte más claramente inflamada o el punto más sensible y punturar la aguja en él con el método de dispersión. Luego insertar las agujas en IG 11 (*qŭ chí*) e IG 4 (*hé gŭ*) con el método neutro de tonificación y drenaje. Después de insertar las agujas, retenerlas durante 40 minutos, y luego aplicar ventosas durante 1 minuto, una vez al día. Un ciclo de tratamiento dura 6 días. Se requiere un intervalo de tres días entre dos ciclos. Si los síntomas mejoran, el siguiente ciclo debe continuar. Si no hay efecto al final del primer ciclo o hay una recuperación completa durante este periodo, el tratamiento debe cesar.

【EXPERIENCIA Y ANÁLISIS】

La peritendinitis de los extensores del antebrazo pertenece a una lesión de los tendones carpianos en medicina china. Un esfuerzo prolongado y un esguince repetido en la muñeca darán lugar a una lesión e inflamación en la zona, conduciendo así a una circulación obstruida del qi la sangre y a estancamiento de qi y sangre. Como consecuencia, la enfermedad aparece.

En el tratamiento de la enfermedad, la terapia con acupuntura es bastante efectiva en la etapa inicial y muchos pacientes se recuperan en 3-5 días. Los resultados también pueden ser satisfactorios para los pacientes que han sufrido un tratamiento inadecuado tras la lesión o que tienen adherencias en la parte de la membrana aponeurótica, siempre y cuando los doctores dedican suficiente tiempo a un tratamiento elaborado.

Sección 7

Síndrome del Supinador

El síndrome del supinador hace referencia al síntoma complejo debido a la depresión del nervio radial, que está causado por una lesión al grupo supinador.

El supinador comienza desde el epicóndilo externo del húmero, el ligamento anular del radio, la cresta cubital del músculo supinador y la cápsula articular cubital. El músculo acaba en el tercio superior de las superficies anterior y lateral del radio, y realiza la supinación del antebrazo. El nervio radial que pasa a través del ligamento intermuscular del brazo por medio del segmento inferior de la parte inferior del húmero, está fijado en el surco radial. También desciende por el tríceps braquial y en el supinador, y al final forma el túnel radial.

Cuando pasa por medio de las dos capas del supinador, el túnel radial es bastante estable y un poco móvil, por lo que es fácilmente comprimido. Especialmente, la pronación del brazo dará lugar a un estrechamiento del espacio en el segmento inferior del túnel radial. Diversos factores pueden contribuir al desarrollo de la compresión del nervio radial, incluyendo la estimulación inflamatoria debido a la degeneración por una lesión externa, deformidad del cóndilo del radio, y engrosamiento del arco fibroso durante la embriogénesis, una mala consolidación de la fractura en el tercio superior del radio y una epicondilitis radiohumeral persistente. La compresión del nervio radial también puede estar causada por inflamación del grupo muscular supinador después de una lesión debida a un excesivo giro del brazo. Todo esto provoca la enfermedad.

【MANIFESTACIONES CLÍNICAS】

Los síntomas y signos varían en cuanto al lugar de compresión y causas de la enfermedad. Normalmente, el síndrome de compresión del nervio interóseo posterior es el más común, el cual se caracteriza por incapacidad para estirar las articulaciones metacarpofalángicas, especialmente la articulación del pulgar, y se acompaña de un evidente dolor referido cuando los pacientes lo realizan. El síntoma típico es alteración motora del supinador sin alteración sensorial. Se puede sentir un claro tubérculo doloroso en forma de cuerda al tocar alrededor de IG 10 (*shǒu sān lǐ*).

Examen físico: se puede sentir un claro tubérculo doloroso en forma de cuerda al tocar alrededor de IG 10 (*shǒu sān lǐ*). Aparece un dolor intenso en el movimiento de pronación y supinación del antebrazo.

Electromiograma (EMG): algunos pacientes presentan potenciales alterados.

【DIFERENCIACIÓN DE SÍNDROMES Y TRATAMIENTO】

La medicina china sostiene que la enfermedad está relacionada con el bloqueo de los meridianos y colaterales debido a un trauma y tensión. El trauma o la tensión crónica alrededor del supinador da lugar al estancamiento de qi y sangre, así como el bloqueo de los meridianos y colaterales, lo que puede incluso agravar los espasmos de los músculos y tendones locales, oprimir y obstruir directamente la circulación de qi y sangre en el extremo radial del P (meridiano de pulmón *taiyin* de la mano) e IG (meridiano de intestino grueso *yangming* de la mano) bajo la articulación del codo. Como resultado, los pacientes sufren de intenso dolor que se irradia al brazo debido a la obstrucción de meridianos y colaterales de esa zona, por lo que se desarrolla la enfermedad.

1. Obvio historial de compresión o tensión del músculo extensor del antebrazo.

2. Dolor intenso y distensivo en el extremo proximal del antebrazo, que empeora cuando los pacientes están girando el brazo, incapacidad para estirar los dedos, especialmente el pulgar, pero sin incapacidad sensorial.

3. Evidente sensibilidad en el dorso del hueso radial donde se localiza la sombra del supinador, capacidad disminuida para estirar y abducir el pulgar.

En base al historial de lesión externa y tensión crónica, junto con los síntomas clínicos, los signos y el EMG, no hay dificultad para realizar el diagnóstico.

Principio de tratamiento: eliminar los espasmos y el dolor, relajar los tendones y activar las colaterales.

Combinación de puntos:

IG 10 (*shǒu sān lǐ*) (lado afectado)	IG 11 (*qū chí*) (lado afectado)	IG 13 (*shǒu wǔ lǐ*) (lado afectado)
SJ 5 (*wài guān*) (lado afectado)		

【TRATAMIENTO】

1. Puntos y Técnicas Acupunturales

1) IG 10 (*shǒu sān lǐ*): en el segmento superior del radio en el dorso del antebrazo, 2 *cun* por debajo de IG 11 (*qū chí*) o 10 *cun* sobre IG 5 (*yáng xī*). Encontrar dos puntos sensibles obvios en esta área. Usar dos agujas filiformes del Nº 30, de 2 *cun* (50 mm) de longitud. Aplicar la desinfección local rutinaria. Insertar la aguja en un ángulo recto con la piel e insertar la otra oblicuamente en el punto aproximadamente 1,8 *cun* (45 mm). Sensación de la aguja: dolorque se irradia al dorso de la mano y al dedo medio. (Fig. 1-3)

2) IG 11 (*qū chí*): cuando el codo está flexionado en un ángulo recto, el punto está en parte radial del codo, en el punto medio de la línea que conecta P 5 (*chǐ zé*) y el epicóndilo lateral del húmero. Usar agujas filiformes del Nº 30, de 2 *cun* (50 mm) de longitud. Aplicar la desinfección local rutinaria. Insertar perpendicularmente la aguja aproximadamente 1,8 *cun* (45 mm). Sensación de la aguja: entumecimiento localizado y dolor que se disemina a la muñeca, manos u hombros. (Fig. 1-3)

3) IG 13 (*shǒu wǔ lǐ*): en el segmento inferior de la parte lateral del brazo, 3 *cun* sobre IG 11 (*qū chí*). Usar agujas filiformes del Nº 30, de 2 *cun* (50 mm) de longitud. Aplicar la desinfección local rutinaria. Insertar la aguja aproximadamente 1,8 *cun* (45 mm) evitando la arteria. Sensación de la aguja: dolor distensivo localizado o dolor que se disemina a la parte radial de la muñeca. (Fig. 1-3)

4) SJ 5 (*wài guān*): en la parte dorsal del antebrazo, en la línea que conecta IG 5 (*yáng xī*) y la punta del codo, 2 *cun* sobre el pliegue transversal del dorso de la muñeca, entre el cúbito y el radio. Usar agujas filiformes del Nº 30, de 2 *cun* (50 mm) de longitud. Aplicar la desinfección local rutinaria. Insertar perpendicularmente la aguja aproximadamente 1,5 *cun* (40 mm). Sensación de la aguja: dolor distensivo localizado o dolor que se disemina al dorso de la mano. (Fig. 1-7)

2. Postura, Manipulación y Duración del Tratamiento

El paciente está sentado. Primero, el médico localiza el punto IG 10 (*shŏu sān lĭ*) y encuentra dos puntos sensibles en esta área. Inserta una aguja en un ángulo recto con la piel e inserta otra oblicuamente en el punto con el método de dispersión. Luego inserta las agujas en IG 11 (*qŭ chí*), IG 13 (*shŏu wŭ lĭ*) y SJ 5 (*wài guān*) con el método neutro de tonificación y dispersión. Después de insertar las agujas, retenerlas durante 40 minutos, y luego aplicar las ventosas durante aproximadamente 1 minuto, una vez al día. Un ciclo de tratamiento dura 6 días. Se requiere un intervalo de tres días entre dos ciclos. Si los síntomas mejoran, el siguiente ciclo debe continuar. Si no hay efectos al final del primer ciclo o si hay recuperación completa durante este periodo, el tratamiento debe cesar.

【EXPERIENCIA Y ANÁLISIS】

En medicina china, el síndrome del supinador, el cual pertenece al síndrome de la obstrucción dolorosa u obstrucción por humedad, está relacionado con una lesión externa y una tensión crónica. Anatómicamente, el segmento inferior del túnel radial, es el lugar donde el nervio radial profundo pasa por el arco tendinoso de la cabeza superficial del supinador y se inserta en la sección del nervio entre las dos capas del supinador. Debido a la relación anatómica especial entre el supinador y nervio radial, el estrechamiento del arco tendinoso, compresión y estimulación debido a inflamación o hematoma (lo que resulta de un daño en la sección o contracción de los músculos y tendones) puede causar la enfermedad.

En la etapa inicial del síndrome del supinador, la terapia con acupuntura mencionada anteriormente es bastante efectiva, pero otras enfermedades locales (como un tumor) deben ser excluidas primero. Si hay una masa mayor (como un espasmo muscular, o un tejido muscular con forma de cuerda) en la zona, la terapia acupuntural puede aplicarse combinada con electroacupuntura para obtener un mejor resultado. En las dos primeras semanas de tratamiento o después de la recuperación, hay que indicar a los pacientes que protejan sus brazos afectados de cargar peso y giros violentos en caso de recurrencia. Si vuelve a aparecer, también podemos obtener resultados satisfactorios aplicando la terapia anteriormente citada.

Sección 8

Bursitis del Olécranon

La bursitis del olécranon hace referencia a la condición caracterizada por hidropesía en las dos bolsas localizadas en el punto de inserción del tríceps braquial al olécranon, el cual es causado por una lesión aguda o crónica. Las bolsas, una de las cuales se encuentra entre el olécranon y el tendón, y la otra entre la piel y el tendón, ayudan a lubricar los tendones y a amortiguar los golpes mecánicos y fricciones. La enfermedad también es conocida como "codo de minero", "codo de estudiante", etc.

La enfermedad puede dividirse en el tipo agudo y crónico. Un golpe grave puede llevar al primer tipo, como en el caso de un portero o un luchador que cae en el suelo con la parte posterior de su codo, provocando así un hematoma e inflamación de la bolsa y dando lugar a una bursitis aguda. La bursitis crónica sucede en algunos atletas, incluyendo gimnastas, lanzadores y levantadores de pesas que suelen padecer presión en las bolsas durante una repetida y violenta flexión o extensión del codo. También puede ocurrir en mineros o soldados que se arrastren con su codo, debido a la constante presión y fricción en el terreno.

【MANIFESTACIONES CLÍNICAS】

La bursitis traumática aguda suele estar acompañada por un historial de lesiones agudas externas al olécranon, lo que provoca rápida inflamación, dolor, sensibilidad y fluctuación en el olécranon. Sin embargo, la función de la articulación del codo es normal o se ve sólo ligeramente alterada. Este estado debe distinguirse del hematoma y rotura del tendón del tríceps braquial causado por una contusión del margen externo del codo. El último tiene un resultado positivo en la prueba de resistencia muscular, y una evidente depresión en el extremo fracturado. Con un inicio gradual, la bursitis crónica puede encontrarse por casualidad después de frecuentes lesiones. La masa, normalmente redonda u ovalada, pequeña o grande, se localiza bajo el olécranon con fluctuación pero sin sensibilidad. La dureza de la masa está relacionada con el espesor de sus paredes y la gravedad de la hidrartrosis. Si se presenta calcificación, la masa suele ser dura, afectando ligeramente a la flexión de la articulación del codo.

Examen físico: aparición de un dolor significativo en el lugar entre el olécranon y el cóndilo radial del húmero acompañado por un aumento de la temperatura de la piel y una masa fluctuante local. La situación prolongada puede llevar a limitación funcional y amiotrofia.

Hallazgos de rayos X: los hallazgos sugieren sombras de calcificación en el olécranon en algunos casos.

【DIFERENCIACIÓN DE SÍNDROMES Y TRATAMIENTO】

La bursitis del olécranon pertenece a la categoría de lesión o lesión tendinosa en medicina china y está asociada con una lesión aguda o una tensión crónica del cuerpo. Según *Yī Zōng Jīn Jiàn*, la lesión del codo conduce a un estancamiento de qi y a estasis sanguínea, a inflamación de la articulación del codo y limitación de la flexión y extensión. Debido a la circulación obstruida del qi y la sangre en algunas partes de los meridianos y colaterales, hay derrame de fluido interno de los meridianos y colaterales, lo que resulta en inflamación y dolor en el codo así como una masa local fluctuante. La estimulación prolongada de la masa da lugar a dolor en el codo y limitación de la flexión y extensión de la articulación del codo, lo que empeora con los movimientos. Debido a que la efusión ha sido gradualmente absorbida durante mucho tiempo, el síntoma en el codo mejora en consecuencia. Sin embargo, en algunos casos, la masa puede volverse dura y tenaz después de que la inflamación se haya reducido, afectando a los movimientos normales de la articulación del codo.

1. Historial típico de lesión externa o tensión, que se encuentra comúnmente en trabajadores, campesinos, soldados y atletas, etc.

2. Dolor evidente y dificultad en la flexión y extensión del olécranon en el margen externo del codo.

3. Puede sentirse una masa como un quiste mediante la palpación posterior a la articulación del codo, la cual es blanda, fluctuante y ligeramente sensible al tacto.

En base al historial, síntomas y signos clínicos, es fácil realizar el diagnóstico.

Principio de tratamiento: eliminar la inflamación y aliviar el dolor, dispersar la estasis para promover la regeneración de los tejidos.

Combinación de puntos:

SJ 9 (*sì dú*) (lado afectado)	SJ 10 (*tiān jǐng*) (lado afectado)	SJ 11 (*qīng lěng yuān*) (lado afectado)

【TRATAMIENTO】

1. Puntos y Técnicas Acupunturales

1) SJ 9 (*sì dú*): en el lado dorsal del antebrazo, en la línea que conecta SJ 4 (*yáng chí*) y la punta del codo, 5 *cun* por debajo del olécranon, entra el cúbito y el radio. Usar una aguja filiforme del Nº 30, de 2 *cun* (50 mm) de longitud. Aplicar la desinfección local rutinaria. Insertar perpendicularmente la aguja aproximadamente 1,8 *cun* (45 mm). Sensación de la aguja: dolor distensivo localizado o dolor que se irradia al dedo medio.

2) SJ 10 (*tiān jǐng*): en el lado lateral del brazo, en la depresión 1 *cun* sobre la punta del codo (olécranon). Pedir al paciente que flexione su codo por delante del pecho. Usar una aguja filiforme del Nº 30, de 2 *cun* (50 mm) de longitud. Aplicar la desinfección local rutinaria. Insertar perpendicularmente la aguja aproximadamente 1,8 *cun* (45 mm). Sensación de la aguja: dolor distensivo localizado o dolor que se irradia al dedo meñique o anular.

3) SJ 11 (*qīng lěng yuān*): en la parte inferior de la superficie dorsal del brazo, 2 *cun* sobre la punta del codo (olécranon)-SJ 10 (*tiān jǐng*). Usar una aguja filiforme del Nº 30, de 2 *cun* (50 mm) de longitud. Aplicar la desinfección local rutinaria. Insertar oblicuamente la aguja aproximadamente 1,8 *cun* (45 mm). Sensación de la

aguja: el dolor de la punción se disemina a la parte superior del brazo o parte medial radial de de la muñeca.

El paciente se encuentra sentado. Primero, insertar la aguja en SJ 10 (*tiān jǐng*) con el método de dispersión. A continuación insertar las agujas en SJ 11 (*qīng lěng yuān*) y SJ 9 (*sì dú*) con el método neutro de tonificación y dispersión. Retener las agujas durante 40 minutos, y después de retirarlas, aplicar las ventosas durante aproximadamente 1 minuto, (si la masa es dura y causa una clara alteración funcional de la articulación del codo, la terapia puede ser combinada con electroacupuntura), una vez al día. Un ciclo de tratamiento dura 10 días. Se requiere un intervalo de 5 días entre dos ciclos. Si los síntomas mejoran, el siguiente ciclo debe continuar. Si no hay efectos al final del primer ciclo o si hay recuperación completa durante este periodo, el tratamiento debe cesar.

APÉNDICE: terapia de bloqueo

Medicina: inyección de 25 mg de prednisolona (o inyección de 40 mg de kenacort), 20 mg de procaina (o 20 mg de lidocaina).

Procedimiento: usar una jeringa esterilizada de 5 ml y unas cabezas esterilizadas del Nº 7 y del Nº 6. En primer lugar, preparar una de las inyecciones y rellenar la cabeza esterilizada del Nº 6 con las medicinas anteriores. En segundo lugar, usar la otra jeringa y la cabeza esterilizada del Nº 7, localizar La zona más sensible o la masa ondulante en el olécranon, después aplicar la esterilización rutinaria local. Insertar la aguja en el punto más elevado de la masa y retroceder el émbolo para succionar el líquido intracapsular. A continuación aplicar la medicina de la otra inyección preparada empujando el émbolo lentamente hasta el final. Eliminar la aguja y presionar firmemente sobre el lugar de la inyección con una pequeña bola de algodón firmemente sobre el lugar de la inyección, fijar con esparadrapos y eliminar en dos días. Aplicar la inyección cada tres días. Si no hay mejoría al final de la tercera inyección, o hay recuperación completa durante este periodo, el tratamiento debe cesar.

【EXPERIENCIA Y ANÁLISIS】

En mi opinión, en el tratamiento de la bursitis del olécranon, la terapia con acupuntura es bastante satisfactoria para los pacientes con menos derrame en la etapa inicial o para los pacientes con bursitis crónica. Para aquellos casos con adherencias y calcificación que afecta directamente a la función de la articulación del codo, la terapia combinada con electroacupuntura también es efectiva, aunque requiere más tiempo. Si hay mucha efusión de la bolsa, es recomendable que los médicos adopten la terapia de bloqueo. Si el procedimiento se ha aplicado correctamente, muchos pacientes se recuperarán parcial o completamente con tres sesiones de tratamiento.

Sección 9

Epicondilitis Lateral del Húmero

La epicondilitis lateral del húmero hace referencia al síndrome doloroso en el cóndilo radial del húmero causado por diversas razones. También es llamado codo de tenista o lesión en el origen del músculo extensor radial del carpo.

El cóndilo externo del húmero está localizado en la parte radial inferior del húmero donde el húmero y el radio están conectados por el ligamento braquiorradial. El rango de movimiento del cóndilo radial está limitado por los ligamentos anulares del cóndilo radial por debajo del cóndilo externo del húmero, el cual está controlado mediante las ramas articulares del nervio radial.

La causa de la enfermedad no está clara. Algunas personas creen que está causada por repetidos y constantes movimientos violentos del codo y la muñeca, tales como jugar a tenis, lanzar y girar algo duro. Inicialmente, aparece un pequeño desgarro en el punto de unión del tendón común del extensor del antebrazo con el cóndilo radial del húmero. Más tarde, lesiones acumulativas afectan al músculo extensor radial del carpo y al ligamento colateral radial, lo que causa estrechamiento de los capilares o nervios, así como neuritis del tracto de las ramas articulares del nervio radial. La enfermedad presenta ataques repetidos y en ocasiones el síntoma local se extenderá a las zonas adyacentes, por lo que tiene diversos nombres diagnósticos tales como tenositis común del extensor del antebrazo, fibrositis del extensor radial corto del carpo y del ligamento anular, epicondilitis lateral del húmero, periostitis del cóndilo del húmero, esguince de la articulación húmeroradial y codo de tenista, etc. Algunas personas atribuyen la enfermedad a la inflamación aguda o crónica, la cual conduce a la inflamación de tejidos, sangrado, organización, espesamiento y adherencias, produciéndose así la degeneración tisular. Como resultado, hay una clara alteración funcional, rigidez y dolor de la articulación.

【MANIFESTACIONES CLÍNICAS】

Normalmente, la enfermedad presenta un inicio lento, pero también puede ser provocada repentinamente mediante un esfuerzo inadecuado, y la situación empeora gradualmente con dolor direccional. En la etapa inicial, el dolor es vago, constante y leve, el cual mejorará en 2-3 meses si no sucede ningún factor desencadenante. Inversamente, si los pacientes suelen estar involucrados en las acciones que pueden provocar la enfermedad, se verá agravada si se deja recuperar tan solo de forma natural, e incluso puede causar un intenso dolor cuando los pacientes están doblando una toalla, barriendo el suelo, abrochándose, y elevando o flexionando el brazo. En la etapa avanzada, los pacientes tendrán un dolor difuso en ambos lados, en el superior e inferior, lo que llegará a afectar al tendón extensor del antebrazo y al tendón del músculo extensor radial del carpo, causando así rigidez y alteración en la flexión de la articulación del codo.

Examen físico: puede encontrarse una clara sensibilidad e inflamación en el cóndilo radial del húmero. Hay resultados positivos en la prueba de resistencia de extensión de la muñeca y en la manipulación de Mill (cuando los pacientes están apretando sus puños, realizando una flexión incompleta del codo, rotando medialmente la muñeca y extendiendo el codo, los pacientes sienten dolor, lo que indica resultados positivos.)

Hallazgos de rayos X: a partir de la radiografía del codo, se encuentra ocasionalmente una sombra de calcificación, una reacción del periostio, o un cóndilo desigual del húmero, en la etapa avanzada.

【DIFERENCIACIÓN DE SÍNDROMES Y TRATAMIENTO】

En medicina china, la epicondilitis lateral del húmero pertenece a las lesiones de los tendones, o al síndrome *Bi* de los tendones y está relacionado con una constitución débil, insuficiencia de qi y sangre, falta de nutrición de los tendones y una lesión aguda por golpe, o una tensión crónica del codo. Un movimiento interno violento de la articulación del codo, cuando los pacientes sufren un impacto directo y compresión o caída repentina, llevará a una lesión de los puntos de inserción del ligamento colateral lateral y de los tendones en cóndilo radial del húmero, causando estancamiento de qi y sangre, circulación obstruida de los meridianos y colaterales, tendones mal nutridos. Como resultado, aparece la enfermedad. La lesión crónica suele resultar de un tratamiento inadecuado o incompleto del estado agudo, un excesivo uso del codo, circulación obstruida de los meridianos y colaterales del codo y una falta de nutrición de los tendones. La enfermedad puede dividirse en dos tipos.

1. Tipo Lesión Aguda

Los pacientes suelen tener un historial claro de lesiones externas o agudas al codo debido a un impacto directo al olécranon, jugar a tenis o girar objetos. La enfermedad suele aparecer 3-5 días después de la lesión. Inicialmente, el dolor suele localizarse en el cóndilo radial del húmero y gradualmente se disemina a la parte inferior del brazo y a la parte radial. Un ligero esfuerzo del codo o sujetar objetos (como barrer el suelo, elevar objetos, doblar una toalla, apretar el puño y rodar la muñeca) agravarán el dolor, el cual mejorará cuando los pacientes permanezcan quietos. Si el dolor empeora a niveles elevados, afectará directamente a la función del pulgar, dedo índice, e incluso hace que los pacientes se despierten por la noche con dolor debido a una postura inadecuada para dormir.

Examen físico: en algunos casos, aparece una clara inflamación en el codo, una evidente sensibilidad en el cóndilo radial del húmero, dolor que se disemina a la parte lateral inferior del brazo y parte radial cuando el médico aplica una ligera presión en ellos. Otros signos físicos durante el inicio son una capa de la lengua blanca y grasienta con un pulso tenso en el lado afecto y un pulso normal en el lado sano.

Principio de tratamiento: drenar el meridiano del intestino delgado, promover la circulación de la sangre y eliminar la estasis para detener el dolor

Combinación de puntos:

Puntos sensibles (lado afectado)	IG 10 (*shŏu sān lĭ*) (lado afectado)	IG 13 (*shŏu wŭ lĭ*) (lado afectado)

2. Tipo Lesión Crónica

Los pacientes que tienen un claro historial de esfuerzo prolongado de la muñeca o del codo, suelen sufrir de dolor en el cóndilo radial del húmero, el cual no es evidente en la etapa inicial. La situación se recuperará de forma natural en 2-3 meses siempre que los pacientes eviten el factor causante durante este período (como es la elevación, rotación del brazo y jugar al tenis). Sin embargo, la enfermedad aparecerá gradualmente después de un sobreesfuerzo repetido del codo o la muñeca. Inicialmente, el dolor suele localizarse en la parte lateral del codo y empeorar gradualmente, y puede incluso ser grave mientras se barre el suelo. Debido a ataques recurrentes de dolor durante largo tiempo, aparece un bulto en el cóndilo radial del húmero y la piel de la zona se aclara (debido a la frecuente terapia de bloqueo tras ataques recurrentes), o el lado lateral del codo se vuelve más marcado. Se caracteriza por ataques recurrentes y recuperación natural, los pacientes sienten dolor intermitente en el cóndilo radial del húmero durante el período de recuperación, que suele afectar a la función del codo.

Examen físico: al igual que en el tipo uno, puede encontrarse una evidente sensibilidad en el cóndilo radial del húmero. Un inicio grave conducirá a un dolor que se irradia en el lado lateral de la parte inferior del brazo y parte radial cuando el médico aplica una ligera presión. Otros signos físicos durante el inicio son capa de la lengua blanca y grasienta con un pulso tenso en el lado afectado y un pulso normal en el lado sano.

Principio de tratamiento: drenar meridianos y colaterales, eliminar la estasis para mejorar el dolor.

Combinación de puntos:

IG 10 (*shŏu sān lĭ*) (lado afectado)	IG 11 (*qŭ chí*) (lado afectado)	IG 13 (*shŏu wŭ lĭ*) (lado afectado)
Punto sensible (lado afectado)		

【TRATAMIENTO】

1. Puntos y Técnicas Acupunturales

1) **Punto sensible:** encontrar el punto más sensible en el cóndilo radial del húmero. Usar una aguja filiforme del Nº 30, de 1 *cun* (25 mm) de longitud. Aplicar la desinfección local rutinaria. Insertar la aguja en el punto hacia la parte radial aproximadamente 0,8 *cun*

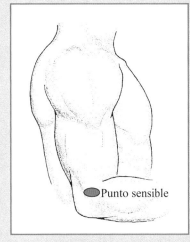

Fig. 3-e   Punto sensible

(20 mm). Sensación de la aguja: dolor distensivo localizado o dolor que se disemina a la parte radial de la parte inferior del brazo. (Fig. 3-e)

2) IG 13 (*shǒu wǔ lǐ*): en la parte inferior del lateral del brazo, 3 *cun* sobre IG 11 (*qǔ chí*). Usar una aguja filiforme del Nº 30, de 2 *cun* (50 mm) de longitud. Aplicar la desinfección local rutinaria. Insertar la aguja en el punto aproximadamente 1,8 *cun* (45 mm). Sensación de la aguja: dolor distensivo localizado o dolor que se disemina a la parte radial de la muñeca. (Fig. 1-3)

3) IG 11 (*qǔ chí*): la articulación del codo está flexionada en un ángulo recto, sobre el lado radial del codo, en el punto medio de la línea que conecta P 5 (*chǐ zé*) y el epicóndilo lateral del húmero. Usar una aguja filiforme del Nº 30, de 2 *cun* (50 mm) de longitud. Aplicar la desinfección local rutinaria. Insertar perpendicularmente la aguja en el punto aproximadamente 1,8 *cun* (45 mm). Sensación de la aguja: distensión localizada y entumecimiento que suele diseminarse a la muñeca, mano u hombro. (Fig 1-3)

4) IG 10 (*shǒu sān lǐ*): en el lado radial de la parte inferior del brazo, 2 *cun* por debajo de IG 11 (*qǔ chí*) o 10 *cun* por encima de IG 5 (*yáng xī*). Usar una aguja filiforme del Nº 30, de 2 *cun* (50 mm) de longitud. Aplicar la desinfección local rutinaria. Insertar perpendicularmente la aguja en el punto aproximadamente 1,8 *cun* (45 mm). Sensación de la aguja: dolor distensivo localizado dolor que se disemina al dedo medio. (Fig. 1-3)

2. Postura, Manipulación y Duración del Tratamiento

El paciente se encuentra sentado con el codo afectado colocado horizontalmente. Primero insertar la aguja en el punto sensible con el método de dispersión. Luego insertar las agujas en IG 13 (*shǒu wǔ lǐ*) e IG 10 (*shǒu sān lǐ*) con el método neutro de tonificación y dispersión. Después de insertar las agujas, retenerlas durante 40 minutos, y luego aplicar las ventosas durante aproximadamente 1 minuto, una vez al día. Un ciclo de tratamiento dura 6 días. Se requiere un intervalo de tres días entre dos ciclos. Si los síntomas mejoran, el siguiente ciclo debe continuar. Si no hay efectos al final del primer ciclo o si hay recuperación completa durante este periodo, el tratamiento debe cesar.

APÉNDICE: terapia de bloqueo

Medicina: inyección de 25 mg de rednisolona (o inyección de 40 mg de kenacort) y 20 mg de lidocaina (o 20 mg de procaína).

Procedimiento: usar una jeringa esterilizada de 5 ml y una cabeza esterilizada del N° 6 rellena con soluciones que contienen las anteriores medicinas. Localizar en punto sensible evidente sobre el cóndilo radial del húmero. Aplicar la esterilización rutinaria local. Primero insertar la aguja en el centro del punto hacia el húmero. Cuando la punta de la aguja alcanza el hueso, retirar el émbolo para asegurarse que no hay sangre. Luego aplicar la medicación empujando el émbolo lentamente hasta el final. Eliminar la aguja y presionar firmemente sobre el lugar de la inyección con una pequeña bola de algodón en caso de sangrado.

【EXPERIENCIA Y ANÁLISIS】

La enfermedad puede ser clasificada en dos tipos. Uno es el tipo lesión aguda causa por un exceso de uso y sobreesfuerzo del codo o muñeca. Los pacientes con este tipo presentan un inicio repentino y el dolor alcanza su máximo en 3-5 días. En la etapa inicial, la terapia con agujas es efectiva para aliviar el dolor de este tipo acompañado por dolor del brazo, pulgar, dedo índice y dedo medio, que afecta directamente a la función de la mano. Pero si la situación dura mucho tiempo, la terapia con agujas sólo no es efectiva, y el tratamiento debe combinarse con la terapia de bloqueo después de que el dolor del brazo y la mano mejore tras la terapia con agujas. El otro tipo es la tensión crónica, caracterizado por un inicio lento, un largo historial de tensión y dolor repetido del codo. En la etapa inicial, puede obtenerse un resultado satisfactorio mediante la terapia con agujas. En la etapa avanzada, los pacientes suelen sufrir un dolor constante, que es bastante difícil de curar y pueden ser tratados principalmente mediante la terapia de bloqueo. Si hay secuelas en el brazo y mano, la terapia con agujas es efectiva. De igual forma, para los pacientes con epicondilitis radio-humeral, la acupuntura o terapia de bloqueo conseguirá un resultado eficaz. Sin embargo, es probable que la situación se repita y hay que advertir a los pacientes que eviten realizar ejercicios bruscos con el codo tras la recuperación en caso de recurrencia. Además, se debe advertir al paciente que debido a la absorción de la medicina, normalmente tendrán un dolor intenso las 24-48 horas posteriores a la terapia de bloqueo y no deben preocuparse por ello, mejorará por sí mismo de forma natural tras 34-48 horas.

Sección 10

Epicondilitis Medial del Húmero

La epicondilitis medial del húmero, también conocido como lesión en el origen de la cabeza del músculo flexor cubital del carpo, hace referencia al síndrome clínico causado por una lesión al grupo muscular del flexor del antebrazo y el lugar de inserción del húmero cubital.

El húmero y el cúbito están conectados y unidos mediante el ligamento braquiocubital sobre el epicóndilo medio del húmero, localizado en la parte inferior cubital del húmero. El ligamento anular del cóndilo radial se encuentra por debajo del epicóndilo medial del húmero, en el que se encuentra el paso del surco cubital y del nervio cubital.

La inflamación aséptica crónica local aparece debido a una tensión reiterada, compresión, hiperextensión y tensión de los músculos del antebrazo. La tensión prolongada de los músculos del antebrazo, que puede estar causada por una lesión al pectoral mayor o que puede verse afectada por enfermedades del tórax, da lugar a cambios patológicos, causando ocasionalmente la enfermedad.

【MANIFESTACIONES CLÍNICAS】

El síntoma consiste en dolor distensivo localizado en la parte cubital del húmero del lado afectado bajo la articulación del codo. Cuando el nervio cubital está involucrado, aparece debilidad en la mano, hormigueo y un dolor intermitente del cuarto y quinto dedo. En algunos casos, la situación va acompañada por un sueño insuficiente y sueños múltiples, irritabilidad y disminución de la memoria. En la etapa avanzada, aparece un dolor distensivo difuso por debajo o por encima de la parte cubital del húmero del lado afectado.

Examen físico: puede encontrarse una sensibilidad evidente por debajo del punto más elevado del cóndilo cubital del húmero. Los signos positivos aparecen en la prueba de resistencia de flexión de la muñeca, la prueba de resistencia de pronación del brazo, la prueba de rotación del brazo y extensión de la muñeca, y la prueba de supinación del antebrazo con la articulación del codo estando estirada y una hiperextensión de la parte dorsal de la muñeca.

Hallazgos de rayos X: se puede ver una proliferación del periostio alrededor del cóndilo cubital del húmero en la etapa avanzada.

【DIFERENCIACIÓN DE SÍNDROMES Y TRATAMIENTO】

En medicina china, la epicondilitis medial del húmero, pertenece a la lesión de la musculatura del C (meridano de corazón *shaoyin* de la mano). Según el *Líng Shū*, la lesión de la musculaltura de los miembros superiores provocará una flexión y extensión limitada de la parte medial del codo, un dolor vago en el área donde el meridiano circula, y causa espasmos y dolor de forma ocasional.

La enfermedad es comúnmente causada por tocar con la parte medial del codo objetos fríos y por la invasión de frío y humedad en los tendones, lo que lleva a la circulación obstruida del qi y la sangre, y una falta de la regulación funcional de los meridanos y colaterales. Además, la enfermedad está también causada por una lesión directa a la parte inferior del codo que altera el qi del meridiano allí. Clínicamente, el síntoma es dolor intenso y dolor distensivo de la parte medial de la articulación del codo, normalmente un dolor intermitente o constante, que llegará incluso a diseminarse y descender hasta el cuarto y quinto dedo y a ascender hasta la axila y tórax en algunos casos graves. La flexión del cuarto dedo y del dedo meñique y la alteración funcional debido al espasmo puede verse en pocos casos crónicos. La situación suele estar acompañada por un sueño insuficiente y lleno de sueños, y disminución de la memoria, molestia y sensación de distensión en la parte esternocostal. Otros signos físicos son la punta de la lengua roja con capa fina y blanca y pulso rápido filiforme en el lado afectado.

Principio de tratamiento: promover la circulación de la sangre y drenar meridianos y colaterales para aliviar el dolor.

Combinación de puntos:

Punto sensible (lado afectado)	C 3 (*shào hǎi*) (lado afectado)	C 2 (*qīng líng*) (lado afectado)

【TRATAMIENTO】

1. Puntos y Técnicas Acupunturales

1) Punto sensible: encontrar un punto sensible evidente en el epicóndilo medial del húmero. Usar una aguja filiforme del Nº 30, de 2 *cun* (50 mm) de longitud. Aplicar la desinfección local rutinaria. Insertar la aguja hacia el cúbito tocando el hueso. Sensación de la aguja: dolor distensivo localizado o dolor que se disemina al músculo de la región hipotenar. (Fig. 3-f)

2) C 3 (*shào hǎi*): en la superficie anterior del codo, en el punto medio entre el extremo medial de la cresta cubital transversa (cuando la articulación del codo está flexionada en un ángulo recto) y el cóndilo cubital del húmero. Usar una aguja filiforme del Nº 30, de 2 *cun* (50 mm) de longitud. Aplicar la desinfección local rutinaria. Insertar la aguja en IG 11 (*qǔ chí*) aproximadamente 1,8 *cun* (45 mm). Sensación de la aguja: dolor distensivo localizado o dolor que se disemina al dedo meñique. (Fig. 3-47)

3) C 2 (*qīng líng*): en la parte medial del brazo, sobre la línea que conecta C 1 (*jí quán*) y C 3 (*shào hǎi*), 3 *cun* por encima de la cresta cubital transversa, en el surco medio del bíceps braquial. Usar una aguja filiforme del Nº 30, de 2 *cun* (50 mm) de longitud. Aplicar la desinfección local rutinaria. Insertar la aguja a lo largo de la parte medial del húmero en el punto aproximadamente 1,5 *cun* (40 mm). Sensación de la aguja: dolor distensivo localizado o dolor que se irradia a la axila o área escapular. (Fig. 3-47)

2. Postura, Manipulación y Duración del Tratamiento

El paciente se encuentra sentado. Primero, encontrar el punto sensible e insertar una aguja en él con el método de dispersión. A continuación insertar dos agujas en C 3 (*shào hǎi*) y C 2 (*qīng líng*) respectivamente con el método neutro de tonificación y dispersión. (Si el paciente está acompañado por una función limitada del dedo pequeño y del dedo anular, añadir C 7 (*shén mén*) e ID 3 (*hòu xī*) con electroestimulación.). Después, retener las agujas

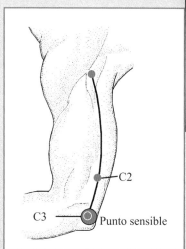

Fig. 3-f   Punto sensible

C2

C3 — Punto sensible

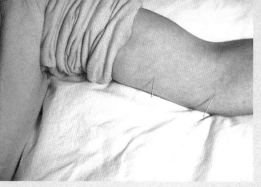

Fig. 3-47   C 3 (*shào hǎi*), C 2 (*qīng líng*)

durante 40 minutos, retirarlas y luego aplicar las ventosas durante aproximadamente 1 minuto, una vez al día. Un ciclo de tratamiento dura 6 días. Se requiere un intervalo de tres días entre dos ciclos. Si los síntomas mejoran, el siguiente ciclo debe continuar. Si no hay efectos al final del primer ciclo o si hay recuperación completa durante este periodo, el tratamiento debe cesar.

APÉNDICE: terapia de bloqueo

Medicina: inyección de 25 mg de prednisolona (o inyección de 40 mg de kenacort) y 20 mg de lidocaina (o 20 mg de procaina).

Procedimiento: usar una jeringa esterilizada de 5 ml y una cabeza esterilizada del Nº 6 rellena con soluciones que contienen las anteriores medicinas. Localizar en punto claramente sensible en el epicóndilo medial del húmero. Aplicar la esterilización rutinaria local. Insertar la aguja en el punto de forma que la punta alcance el hueso, retirar el émbolo para asegurarse que no hay sangre. Luego aplicar la medicina empujando el émbolo lentamente hasta el final. Eliminar la aguja y presionar firmemente sobre el lugar de la inyección con una pequeña bola de algodón en caso de sangrado. Aplicar la inyección cada semana. Un ciclo de tratamiento está formado por tres inyecciones. Si no hay mejoría al final del ciclo, aplicar otros métodos en su lugar.

【EXPERIENCIA Y ANÁLISIS】

En medicina china, la epicondilitis medial del húmero pertenece a la lesión de la musculatura del meridiano de corazón *shaoyin* de la mano, y es una condición del codo frecuente en la clínica. La enfermedad afecta directamente en los pacientes, por lo que se llama "corazón y mente" en medicina china y provoca algunos síntomas debido a la alteración corazón-espíritu, tales como insomnio, ensueños, irritabilidad, hipoamnesia y falta de concentración, etc. Esos síntomas están probablemente relacionados con la lesión muscular al meridiano de corazón *shaoyin* de la mano, lo que da lugar directamente a la circulación obstruida del qi y la sangre del meridiano.

Hay dos tipos de síntomas principalmente de la epicondilitis medial del húmero: una es el dolor localizado en el epicóndilo medial del húmero y la otra es dolor del epicóndilo medial del húmero acompañado por una alteración en la función del dedo meñique y del dedo anular en el lado afectado. La terapia con acupuntura es eficaz para los pacientes con la primera condición en la etapa inicial. Si la condición es obstinada y se usa únicamente la terapia con agujas (más de seis veces) sin tener efecto, debemos adoptar en su lugar la terapia de bloqueo, la cual puede conseguir resultados más satisfactorios. (Nota especial: debido a que el nervio cubital pasa a través del surco cubital localizado en lo alto del epicóndilo medial del húmero, si los pacientes sienten dolor, entumecimiento o calor que se disemina al dedo anular y al dedo meñique después de insertar la jeringa, el médico, en lugar de aplicar la inyección directamente, debe retirar la jeringa y debe preguntar al paciente si tiene alguna sensación extraña mientras presiona el émbolo. Sin embargo, el entumecimiento en el dedo anular, dedo meñique y parte media del brazo tras la inyección desaparecerá en unas 24 horas). Los pacientes con la última condición sufren de dolor menos grave que el primero y presentan una alteración funcional del dedo meñique y del dedo índice, que se vuelve más grave según el dolor mejora. La terapia acupuntural se adopta principalmente para tratar esta situación, y para los pacientes con una alteración funcional grave, la terapia debe ser combinada con electroacupuntura aunque lleva más tiempo. Tras la terapia de bloqueo, el dolor que resulta por la absorción de drogas desaparecerá en aproximadamente un día. Así, a los pacientes que sufren de un insomnio y depresión desde hace mucho tiempo, se les puede añadir a la terapia de bloqueo 500 µg de vitamina B12 y 20 mg de procaína en C 7 (*shén mén*), lo cual también es efectivo para los ataques recurrentes.

Sección 11

Miotenositis del Bíceps Braquial

La miotenositis del bíceps braquial se caracteriza por dolor en el punto de inicio de la cabeza larga del bíceps braquial debido a movimientos, tensiones y lesiones externas durante mucho tiempo.

La cabeza larga del bíceps braquial que surge de la tuberosidad escapular supraglenoidea, pasa a través de la cavidad articular a lo largo del surco intertubercular del húmero en la vaina sinovial intertubercular de la apófisis articular de la escápula. La cabeza larga del bíceps braquial se inserta por medio de un tendón fino en el plano del cuello quirúrgico con una anchura media de 0,9 cm. La cabeza corta, en común con el coracobraquial, surge del ápice de la apófisis coracoides, forma el vientre muscular junto con la cabeza larga en la parte inferior del antebrazo y se inserta en la tuberosidad bicipital en el hombro. El bíceps braquial es un flexor común del brazo. Cuando el antebrazo se encuentra en pronación, el bíceps braquial sirve para realizar su supinación y está principalmente controlado por el nervio cutáneo.

La enfermedad es comúnmente vista en trabajadores manuales debido a las frecuentes lesiones o tensiones externas, las cuales conducen a una inflamación crónica local, hematoma, inflamación y cambios patógenos en la membrana serosa superficial del tendón y la endomembrana de la vaina, dando lugar en ocasiones a la degeneración tisular. Además, la degeneración tisular también puede estar causada por edema inflamatorio e hiperemia de los tendones, lo que resulta de adherencias, calcificación e inflamación crónica debido a una tensión muscular del músculo supraespinoso, infraespinoso, redondo menor y subescapular.

【MANIFESTACIONES CLÍNICAS】

La enfermedad aparece comúnmente en pacientes de mediana edad. En la etapa aguda, suele aparecer un espasmo protectivo del deltoides, inflamación y dolor local, notable sensibilidad alrededor del coracoides en la parte anterior e inferior del acromion o tejido con forma de cuerda. El dolor es exacerbado por los movimientos y mejora con el descanso.

Examen físico: pueden encontrarse puntos sensibles claros alrededor del coracoides en la parte anterior e inferior del acromion. El resultado es positivo en la prueba de resistencia de flexión del codo. Cuando el bíceps braquial se encuentra contraído, se puede sentir crepitación en el área dolorosa; cuando la condición está acompañada por periartritis del hombro, se pueden observar los síntomas de articulación rígida del hombro y amiotrofia.

Hallazgos con rayos X: la radiografía de lipiodol del hombro muestra un cierre incompleto de la vaina del tendón, lo que puede estar relacionado con congestión, inflamación y adherencia parcial.

【DIFERENCIACIÓN DE SÍNDROMES Y TRATAMIENTO】

Según la medicina china, la miotenositis del bíceps braquial pertenece a una lesión de los tendones y al síndrome *Bi* de los tendones, lo cual está relacionado con una lesión aguda o tensión crónica en el hombro. Movimientos violentos repetidos o a largo plazo del hombro, tales como jugar al voleibol, levantar peso, tocar o lanzar, o el exceso de uso del hombro por parte de los trabajadores manuales, hace que el tendón del bíceps braquial se deslice constantemente en el surco intertubercular de forma transversal u oblicua, dando lugar a una excesiva fricción y lesión del hombro. Los pacientes con lesión aguda suelen sufrir un inicio repentino debido a la rotación violenta y al exceso de tracción del hombro, mientras que aquellos pacientes con lesión crónica no suelen tener síntomas iniciales claros y la condición se desarrolla gradualmente. Clínicamente, la enfermedad puede dividirse en dos tipos:

1. Tipo Tensión Crónica

En general, los pacientes tienen un historial de sobrecarga crónica o aparición repetida, sin causas definidas, pero con un dolor crónico y constante. Los síntomas iniciales son sensación de distensión y molestia en el hombro, y luego los pacientes presentarán un dolor que mejora mediante el descanso y que empeora con el movimiento. El dolor pude diseminarse al antebrazo, deltoides y tórax. Normalmente, hay sensibilidad evidente el surco intertubercualr, y el tejido con forma de cuerda engrosado y endurecido puede sentirse mediante la palpación en algunos pacientes. El dolor puede ser provocado cuando el brazo se mueve en abducción, se eleva, y se extiende hacia atrás, mientras que desaparece cuando el hombro se mueve en otras direcciones. Se pueden ver resultados positivos en las pruebas de resistencia del antebrazo y flexión de la parte superior del brazo, así como rotación externa del antebrazo. En algunos casos, se puede escuchar un sonido cuando se mueve el brazo a lo largo del eje longitudinal del cuerpo con una abducción de 90 grados mientras que desaparece cuando el médico presiona el surco intertubercular, lo cual es un signo típico de la tenosinovitis.

Principio de tratamiento: relajar músculos y activar colaterales, drenar meridianos y detener el dolor.

Combinación de puntos:

Puntos sensibles (lado afectado)	P 3 (*tiān fŭ*) (lado afectado)	EX-EI 7 (*lán wĕi*) (lado afectado)

2. Tipo Lesión Aguda

Los pacientes se caracterizan por un historial típico de lesiones agudas y sufren de dolor en la parte anterior del hombro poco después de la lesión. El dolor se irradia a la parte inferior del deltoides donde se da un dolor con el movimiento típico o una clara sensibilidad en el tendón del bíceps braquial. Debido al dolor después de la lesión, aparece una alteración funcional evidente del hombro y un dolor intenso durante la flexión del codo, así como un movimiento limitado de la rotación del antebrazo.

Principio de tratamiento: eliminar la estasis para drenar colaterales, activar la circulación de la sangre para mejorar el dolor.

Combinación de puntos:

Puntos sensibles (lado afectado)	P 3 (*tiān fŭ*) (lado afectado)	IG 15 (*jiān yú*) (lado afectado)
IG 14 (*bì nào*) (lado afectado)	EX-EI 7 (*lán wĕi*) (lado afectado)	

【TRATAMIENTO】

1. Puntos y técnicas acupunturales

1) **Puntos sensibles**: encontrar dos puntos sensibles claros o puntos de crepitación alrededor del coracoides por debajo del acromion cuando el codo está flexionado y en abducción. Usar dos agujas filiformes del Nº 30, de 2 *cun* (50 mm) de longitud. Aplicar la desinfección local rutinaria. Insertar las agujas aproximadamente 1,8 *cun* (45 mm) con la

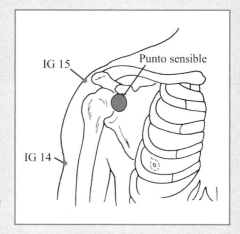

Fig. 3-g   Punto sensible

correcta técnica de punción proximal angular. Sensación de la aguja: dolor distensivo localizado. (Fig. 3-g)

2) P 3 (*tiān fǔ*): en la fascia medial braquial, borde radial del bíceps braquial, 3 *cun* por debajo del pliegue axilar. Usar una aguja filiforme del Nº 30, de 2 *cun* (50 mm) de longitud. Aplicar la desinfección local rutinaria. El médico debe pinzar el bíceps braquial ligeramente hacia arriba (donde notará una sensación de resistencia cuando la aguja es insertada), luego insertar la aguja directamente en los tendones corto y largo, y en la aponeurosis del bíceps braquial aproximadamente entre 1,5- 1,8 *cun* (45 mm). Sensaòn de la aguja: dolor distensivo localizado o dolor que se disemina al codo.

3) IG 15 (*jiān yú*): en el hombro, entre el acromion y la gran tuberosidad del húmero. Usar una aguja filiforme del Nº 30, de 2 *cun* (50 mm) de longitud. Aplicar la desinfección local rutinaria. Insertar la aguja transversalmente hacia la articulación del codo aproximadamente 1,8 *cun* (45 mm). Sensación de la aguja: dolor distensivo localizado del hombro o dolor que se disemina a la articulación del codo a lo largo de la parte media y superior del brazo. (Fig. 3-g)

4) IG 14 (*bì nào*): en la porción superior del lado lateral posterior del brazo, en la línea de unión de IG 11 (*qū chí*) e IG 15 (*jiān yú*), 7 *cun* por encima de IG 11 (*qū chí*), en el borde posterior del extremo del deltoides. Usar una aguja filiforme del Nº 30, de 2 *cun* (50 mm) de longitud. Aplicar la desinfección local rutinaria. Insertar perpendicularmente la aguja aproximadamente 1,5 *cun* (40 mm). Sensación de la aguja: dolor distensivo localizado o dolor que se disemina a la la parte lateral del codo. (Fig. 3-g)

5) EX-EI 7 (*lán wěi*): 5 *cun* por debajo de la rodilla, 1 *cun* por debajo del punto E 36 (*zú sān lǐ*), entre los espacios de la tibia y peroné. Usar una aguja filiforme del Nº 30, de 2 *cun* (40-50 mm) de longitud. Aplicar la desinfección local rutinaria. Insertar perpendicularmente la aguja aproximadamente 1,8 *cun* (45 mm). Sensación de la aguja: dolor distensivo localizado o dolor que se disemina a la parte dorsal del pie. (Fig. 3-46).

2. Postura, Manipulación y Duración del Tratamiento

El paciente con el tipo uno está sentado. El médico localiza los puntos sensibles y P 3 (*tiān fǔ*) en el lado afectado. Primero, insertar la aguja en EX-EI 7 (*lán wěi*) en el lado sano, y luego aplicar estimulación con el método de dispersión durante dos minutos, mientras tantos, pedir al paciente que mueva su hombro afectado hacia el lado doloroso. Parar de girar la aguja cuando el dolor mejore. A continuación insertar las agujas en los dos puntos en el hombro con el método de dispersión. Después retener las agujas durante 40 minutos, retirarlas y luego aplicar las ventosas durante aproximadamente

1 minuto, una vez al día. Un ciclo de tratamiento dura 6 días. Se requiere un intervalo de tres días entre dos ciclos. Si los síntomas mejoran, el siguiente ciclo debe continuar. Si no hay efectos al final del primer ciclo o si hay recuperación completa durante este periodo, el tratamiento debe cesar.

El paciente con el tipo dos se encuentra en una posición sentada idéntica a la descrita en el tipo uno. Primero, insertar la aguja en EX-EI 7 (*lán wěi*) y luego aplicar una intensa estimulación girando la aguja. Mientras tanto, pedir al paciente que mueva su hombro afectado hacia el lado doloroso. Si el dolor mejora después de dos minutos, parar de girar la aguja y luego insertar las agujas en los puntos sensibles con el método neutro de tonificación y dispersión. Finalmente, insertar las agujas en los otros tres puntos con el método de dispersión. Retener las agujas durante 40 minutos, retirarlas y luego aplicar las ventosas durante aproximadamente 1 minuto, una vez al día. Un ciclo de tratamiento dura 6 días. Se requiere un intervalo de tres días entre dos ciclos. Si los síntomas mejoran, el siguiente ciclo debe continuar. Si no hay efectos al final del primer ciclo o si hay recuperación completa durante este periodo, el tratamiento debe cesar.

【EXPERIENCIA Y ANÁLISIS】

Según la medicina china, la miotenositis del bíceps braquial pertenece a la lesión de los tendones y al síndrome *Bi* de los tendones, lo cual está relacionado con la lesión aguda o la tensión crónica en el hombro. El bíceps braquial está formado por dos cabezas, la cabeza larga, la cual surge de la tuberosidad supraglenoidea de la escápula y va superficialmente, es propenso a ser dañado debido a que sufre más tensión que la cabeza corta cuando el brazo está en pronación o supinación. La cabeza corta surge del ápice del proceso coracoides al igual que el coracobraquial y va más profundo que la cabeza larga. Como resultado, la lesión a la cabeza larga del bíceps braquial es mucho más común en la etapa inicial. Sin embargo, si la afección dura mucho tiempo o si no es tratada correctamente, la cabeza corta del bíceps braquial, el músculo coracobraquial y el deltoides pueden verse afectados, lo que conduce a una serie de síndromes.

La enfermedad puede dividirse en dos tipos. Uno es el tipo tensión, en el que la repetida compresión y extensión del bíceps braquial en los movimientos del hombro durante mucho tiempo da lugar a una tensión crónica y finalmente a una lesión del tendón del bíceps braquial. Se trata de forma eficaz con terapia de acupuntura en la etapa inicial. Asímismo, para los pacientes con una afección prolongada y normalmente con adherencias locales, la terapia acupuntural también es bastante satisfactoria aunque requiere más tiempo. El otro es el tipo de lesión aguda, para el que es mejor elección aplicar la terapia acupuntural en la etapa inicial y muchos pacientes se curarán pinchando tan solo el punto EX-EI 7 (*lán wěi*). Si la situación dura mucho tiempo (más de una semana), el médico debería pinchar los puntos sensibles, P 3 (*tiān fǔ*), IG 15 (*jiān yú*) e IG 14 (*bì nào*) además de pinchar EX-EI 7 (*lán wěi*), lo que puede ayudar a obtener un resultado satisfactorio. La terapia con acupuntura también es efectiva para la condición persistente, que dura una o más semanas aunque requiere mucho más tiempo.

La mayoría de los pacientes con el tipo uno o el tipo dos en la etapa avanzada, también presentan afecciones musculares alrededor del hombro y tejidos adheridos del hombro con inflamación local. Para este estado, los métodos terapéuticos acupunturales anteriormente mencionados no funcionan tan eficazmente, por lo que el médico puede probar con métodos terapéuticos acupunturales o con la terapia de bloqueo, presentadas en la sección de periartritis del hombro. Al igual que con los pacientes con adherencias locales, también es efectiva la aplicación de electroacupuntura además del método de aplicación de agujas.

Sección 12

Fractura de la Epífisis Distal del Radio

La fractura de la epífisis distal del radio hace referencia a la fractura de la placa epifisaria de la parte distal del radio en la parte superior de la articulación unciforme debido a fuerzas externas. La terapia acupuntural es bastante eficaz para mejorar el dolor producido por la fractura no dislocada.

La fractura de la epífisis distal del radio suele ocurrir debido a una caída en la que la palma o el dorso de la mano también impactan con el suelo tales como los al jugar deportes de contacto. El impacto en el suelo alcanza directamente el carpo, principalmente la parte central y la vía basilar de la mano. Cuando la muñeca es flexionada dorsalmente, las fuerzas externas se encuentran juntas en la epífisis distal del radio, provocando así la fractura. En consecuencia, la dislocación radial ocurre debido a un intenso impacto (la terapia acupuntural no es aplicable a esta condición) y aparece una fractura no dislocada de la placa epifisisaria debido a un impacto menor, causando dolor en la parte superior de la muñeca.

【MANIFESTACIONES CLÍNICAS】

La fractura sucede clínicamente en niños mayores de 10 años con una clara lesión externa de la mano. Inmediatamente después de la lesión, el dolor en la parte superior de la muñeca aparece y se verá agravado por la flexión dorsal. Normalmente aparecerá inflamación y dolor distensivo en la parte superior de la muñeca en los 10 minutos posteriores a la lesión. La inflamación radial está asociada con el alcance de la lesión. Los pacientes con una condición leve sufren de inflamación localizada solo en la parte superior radial, acompañado por alteración funcional del pulgar y del dedo índice. En los casos graves, una clara inflamación aparece en el dorso de la parte superior de la muñeca y mano, así como en ambos lados cubital y radial, acompañado por alteración funcional de los dedos desde el 1º al 4º. Si los pacientes sufren de fractura con dislocación, la muñeca se verá forzada a mantener una posición fija junto con inflamación y dolor en la parte dorsal de la muñeca, lo que puede verse exacerbado por leves movimientos.

Examen físico: puede encontrarse una evidente inflamación y sensibilidad localizada. El dolor será más intenso cuando la muñeca esté dorsalmente extendida, en abducción y aducción.

Hallazgos de rayos X: los hallazgos sugieren una fractura o dislocación de la parte inferior del radio, o una buena aposición y alineamiento de la fractura linear.

【DIFERENCIACIÓN DE SÍNDROMES Y TRATAMIENTO】

Una fractura de la epífisis distal del radio sucede en clínica en niños mayores de 10 años. La medicina china cree que el qi de riñón de los niños está empezando a aumentar la potencia y la productividad y que sus huesos no están lo suficientemente fuertes, lo que causará fácilmente una fractura de la epífisis distal del radio cuando fuerzas externas impacten directamente en la epífisis distal del radio.

El síntoma inicial de la fractura es dolor en la parte radial de la muñeca poco después de la lesión. Más tarde, aparecerá inflamación en la parte radial de la muñeca y el dolor se agravará por los movimientos de la muñeca y mejorará manteniéndola en una posición fija. En la etapa media y avanzada (después de 10-30 días), la inflamación de la muñeca mejora gradualmente, mientras que aparece un hematoma local y rigidez articular en ciertos casos. Sin embargo, en algunos casos, los síntomas locales pueden aliviarse de forma gradual o recuperarse completamente gracias al tratamiento adecuado.

Principio de tratamiento: eliminar la estasis para drenar las colaterales, activar la circulación sanguínea para aliviar el dolor.

Combinación de puntos:

Punto sensible (lado afectado)	ID 6 (*yǎng lǎo*) (lado afectado)	IG 5 (*yáng xī*) (lado afectado)
EX-ES 3 (*zhōng quán*) (lado afectado)		

【TRATAMIENTO】

1. Puntos y Técnicas Acupunturales

1) Punto sensible: suele estar normalmente en el punto medio 1 *cun* por encima del pliegue transverso de la muñeca sobre el lado dorsal. Usar una aguja filiformes del Nº 30, de 1,5 *cun* (40 mm) de longitud. Aplicar la desinfección local rutinaria. Insertar oblicuamente la aguja hacia arriba en el punto aproximadamente 1,2-1,4 *cun* (30-35 mm). Sensación de la aguja: dolor distensivo localizado. (Fig. 3-h)

2) ID 6 (*yǎng lǎo*): en la parte cubital del dorso de la muñeca, en la depresión

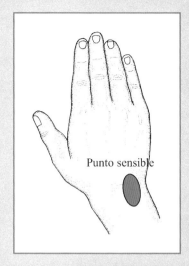

Fig. 3-h   Punto sensible

Punto sensible

del extremo proximal del cóndilo radial del cúbito. Usar una aguja filiforme del Nº 30, de 1 *cun* (25 mm) de longitud. Aplicar la desinfección local rutinaria. Insertar perpendicularmente la aguja aproximadamente 0,8 *cun* (20 mm). Sensación de la aguja: dolor distensivo localizado. (Fig. 3-49)

3) IG 5 (*yáng xī*): en el pliegue transverso del dorso de la muñeca, en la depresión entre los tendones del extensor largo y corto del pulgar. Usar una aguja filiforme del Nº 30, de 2 *cun* (50 mm) de longitud. Aplicar la desinfección local rutinaria. Insertar la aguja en el punto hacia ID 5 (*yáng gǔ*) aproximadamente 1,5 *cun* (40 mm). Sensación de la aguja: dolor distensivo localizado. (Fig. 3-48)

4) EX-ES 3 (*zhōng quán*): Entre ID 5 (*yáng gǔ*) e IG 5 (*yáng xī*) en la parte dorsal de la muñeca, en la depresión del tendón común del extensor de los dedos. Usar una aguja filiforme del Nº 30, de 1 *cun* (25 mm) de longitud. Aplicar la desinfección local rutinaria. Insertar la aguja en el espacio del metacarpo entre 0,5-0,8 *cun* (15-20 mm). Sensación de la aguja: dolor distensivo localizado. (Fig. 3-49)

2. Postura, Manipulación y Duración del Tratamiento

El paciente se encuentra sentado con la muñeca afectada expuesta horizontalmente. Primero, insertar la aguja en el punto sensible con el método de dispersión. Luego insertar las agujas en ID 6 (*yǎng lǎo*), IG 5 (*yáng xī*) y EX-ES 3 (*zhōng quán*) con el método neutro de tonificación y dispersión. Después de insertar las agujas retenerlas durante 40 minutos, luego retirarlas y aplicar las ventosas durante

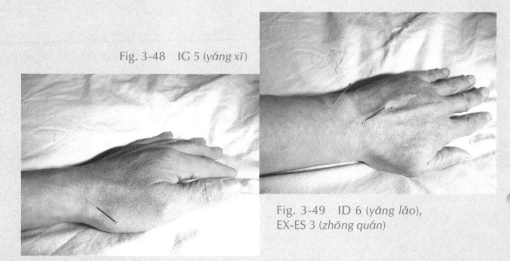

Fig. 3-48   IG 5 (*yáng xī*)

Fig. 3-49   ID 6 (*yǎng lǎo*),
EX-ES 3 (*zhōng quán*)

aproximadamente 1 minuto, una vez al día. Un ciclo de tratamiento dura 6 días. Se requiere un intervalo de tres días entre dos ciclos. Si los síntomas mejoran, el siguiente ciclo debe continuar. Si no hay efectos al final del primer ciclo o si hay recuperación completa durante este periodo, el tratamiento debe cesar.

【EXPERIENCIA Y ANÁLISIS】

Esta sección está centrada principalmente en la fractura linear sin dislocación ni conminución. Los pacientes sufren de evidente inflamación y dolor en la parte radial de la muñeca y alteración funcional de la muñeca.

En mi opinión, la terapia acupuntural es bastante eficaz para mejorar la inflamación y el dolor. Especialmente para aquellos pacientes con fractura sin dislocación en la etapa inicial, el dolor suele mejorar después de seis tratamientos mediante la aplicación de la terapia acupuntural y la función de la mano se recuperará en unos diez días. Durante el tratamiento, se les debe indiciar a los pacientes que no tengan el brazo afectado colgando durante mucho tiempo y que es mejor fijarlo con un vendaje triangular por delante del pecho. Si el dolor mejora y la situación vuelve a la normalidad, hay que advertirles que no realicen ejercicios bruscos, especialmente los movimientos del brazo y muñeca o sujetar cargas pesadas. En cuanto a los pacientes con fractura dislocada, aún tendrán dolor e inflamación en la muñeca o disfunción de la mano 20 días después de la recolocación, siendo eficaz la aplicación de la terapia con acupuntura mencionada anteriormente.

Sección 13

Quiste Ganglionar

El quiste ganglionar hace referencia a la masa hemisférica de pequeño a gran tamaño en la superficie dorsal de la mano o pie causado por una lesión de la cápsula articular y vaina tendinosa debido a diversas razones.

La vaina tendinosa es una capa de tejido tecal que rodea el tendón y el hueso. Sirve fundamentalmente como secreción sinovial para lubricar la articulación y reducir la fricción interarticular. Ya que el músculo lateral interóseo entre el 3er y 4º tendón extensor en el dorso de la mano y el tendón del flexor largo de los dedos entre el segundo y tercer cubital y el escafoides, son bastante débiles, son propensos a ser dañados.

Los quistes ganglionares son más comunes en las mujeres. Normalmente la tensión y contusión llevan a una lesión de la cápsula articular y de la vaina tendinosa, así como la ruptura del revestimiento de la membrana interna, lo que causa un exceso de flujo de la mucosidad de la vaina y una masa hemisférica de tamaño pequeño o grande sobre la zona lesionada. Al principio, la parte basilar es estrecha y la masa es pequeña con una mucosidad transparente en ella. A lo largo del tiempo, la parte basilar se vuelve más ancha, la pared del quiste se engrosa y la masa aumenta. Además, la mucosidad transparente se vuelve pegajosa y espesa como la gelatina. En este momento los pacientes presentan un dolor distensivo local y una evidente inflamación tras el movimiento, que mejora después del reposo.

【MANIFESTACIONES CLÍNICAS】

El quiste ganglionar suele aparecer en la parte central del dorso de la muñeca, entre el escafoides y semilunar o el escafoides y el trapecio, o bien entre el primer y tercer cubital y el escafoides, o en la parte inferior del músculo extensor corto de los dedos. En la etapa inicial, la masa, que es hemisférica, blanda e inmóvil, puede ser eliminada mediante la manipulación sin impacto en su función normal. A lo largo del tiempo, la masa se hace más grande, presenta un tacto quístico y se siente un dolor distensivo cuando es presionado. Tiene un margen claro, una pared espesa y una parte basilar amplia, y la función normal es afectada en esta ocasión. Si la terapia de manipulación no funciona después de varias sesiones, aparecerá inflamación el los tejidos adyacentes o en la bolsa mucosa, y dolor distensivo y ardiente debido a la fricción repetida, afectando así a la función motora del dedo.

【DIFERENCIACIÓN DE SÍNDROMES Y TRATAMIENTO】

En medicina china, la enfermedad, también conocida como nódulos agrupados o varicosidad nodular, está asociada con un daño a los tendones y a la invasión de factores patógenos, lo que afectará a la circulación de líquidos en el cuerpo y conducirá a una excesiva acumulación de líquidos en las articulaciones, meridianos y colaterales. Los tendones dependen de la nutrición del qi y la sangre del hígado para realizar una función normal. Un qi de hígado suficiente posibilita que los tendones estén fuertes y sanos. Por el contrario, un qi de hígado insuficiente dará lugar a su flaccidez debido a la falta de nutrición. Además, la membrana interna de los tendones es dañada, su funda se rompe y surge así una masa hemisférica alrededor de la articulación o vaina bajo la piel. En consecuencia, la enfermedad aparece.

1. Ganglio de la Mano

El ganglio de la mano aparece comúnmente en mujeres, involucra principalmente la parte central de la zona dorsal de la muñeca, alrededor de la tuberosidad del escafoides y semilunar, o del trapecio y del escafoides, o entre el espacio metacarpiano del 2º y 3er o 3er y 4º en algunos casos. Inicialmente, una masa hemisférica, la cual se localiza en la parte dorsal de la muñeca o en el espacio del metacarpo, es palpable, inmóvil, no dolorosa, pequeña y dura. Después del inicio y debido a un tratamiento inadecuado, se vuelve cada vez más grande. En la etapa avanzada, como resultado de una fricción repetida una terapia manipulativa no adecuada, aparece una inflamación y adherencia local que afecta directamente al tendón extensor de la zona dorsal de la muñeca y provoca una disfunción de la mano.

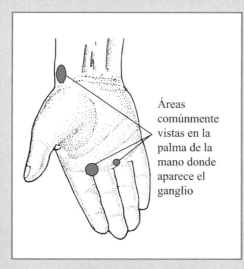
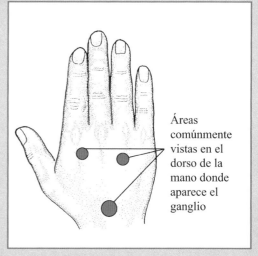

Fig. 3-i Áreas comúnmente vistas en la palma de la mano donde aparece el ganglio

Fig. 3-j Áreas comúnmente vistas en el dorso de la mano donde aparece el ganglio

Un ganglio metacarpiano de pequeño a gran tamaño es duro e inmóvil. Sin embargo, los pacientes con esta situación suelen estar libres de dolor, inflamación y adherencias en la etapa avanzada. La enfermedad puede ser con facilidad diagnosticada erróneamente como un osteoma o con un espolón óseo en la etapa inicial y es de ayuda tomar rayos X para un diagnóstico definitivo. (Fig. 3-i, Fig. 3-j)

2. Ganglio del Pie

El ganglio del pie aparece comúnmente tanto en mujeres como en hombres, sin embargo hay una mayor incidencia en las mujeres. La patogénesis y causas de la enfermedad no están claras. Una posible razón es un exceso de uso durante mucho tiempo o una tensión crónica en el tendón del tobillo, o bien en la articulación del tarso óseo. Sin embargo, algunas personas sostienen que está causado por una degeneración mucinosa del tejido conectivo excedente en la cápsula articular o vaina tendinosa. Algunos pacientes tienen un claro historial traumático. Un quiste ganglionar es un saco monoquístico o poliquístico relleno por un líquido transparente o viscoso. Suele encontrarse en las articulaciones del escafoides y cubital, alrededor de la arteria dorsal del pie y el tobillo. El quiste aparece lentamente con inflamación local y dolor medio ocasional. Examen: el quiste bajo la piel es un quiste liso, blando, tensivo y oval con sensibilidad leve pero sin conexión con la piel. (Fig. 3-k)

【TRATAMIENTO】

1. Puntos y Técnicas Acupunturales

El método es aplicable para los pacientes con un quiste blando de tamaño pequeño o medio en la etapa inicial.

Procedimiento: el médico presiona el quiste con su pulgar derecho y sostiene la mano del paciente con su mano izquierda para aplicar tracción durante un minuto. Luego

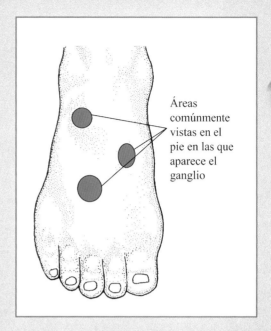

Fig. 3-k   Áreas comúnmente vistas en el pie en las que aparece el ganglio

el médico presiona el quiste con su pulgar derecho o ambos pulgares. El quiste puede desaparecer repentinamente al presionar. Si vuelve parcialmente, el médico debe continuar aplicando presión hasta que prácticamente desaparezca. El paciente con un ganglio en el pie se debe sentar primero en una silla con su pie apoyado sobre un taburete. El médico ejerce presión lentamente en el quiste con sus pulgares. El médico tiene una sensación similar en los dedos que cuando aplica la manipulación en el ganglio de la muñeca.

2. Postura, Manipulación y Duración del Tratamiento

La terapia es aplicable al quiste de gran tamaño con una pared espesa en la etapa avanzada, el cual es difícil de curar mediante la manipulación física.

Procedimiento: aplicar la desinfección local rutinaria. Usar una aguja grande o una cabeza del Nº 7 de inyección intramuscular e insertar en tres puntos triangularmente en el ganglio, uno por uno aproximadamente 15 mm sin retener la aguja. Después de retirar la aguja, presionar el punto central del quiste para hacer que el flujo mucoso salga de él. Luego aplicar ventosas en él con una ventosa del Nº 1 durante diez minutos. Retirar la ventosa y colocar una bola de algodón firmemente sobre el quiste, fijándola con esparadrapos durante 24 horas. Aplicar el procedimiento cada tres días hasta la recuperación.

3. Terapia de Bloqueo

El médico selecciona unas jeringas esterilizadas de 5 ml y 10 ml, y unas cabezas esterilizadas del Nº 7 y Nº 9. Usar una jeringa de 5 ml y una cabeza esterilizada del Nº 7 rellena con 15 mg de inyección de prednisolone, 0,6 ml (o inyección de 24 mg de kenacort, 0,6 ml), y 20 mg de lidocaina o procaína.

El médico aplica primero la desinfección local rutinaria alrededor del quiste, y luego selecciona una jeringa esterilizada de 10 ml con una aguja esterilizada del Nº 9, e insertar la aguja en el punto más elevado del quiste o en la parte fluctuante más clara. El médico siente una repentina pérdida de resistencia cuando la aguja penetra la pared del ganglio. Retroceder lentamente el émbolo para succionar el líquido intracapsular con paciencia ya que el fluido es viscoso. Mientras tanto, presionar el quiste con una mano hasta que el quiste se vuelva más pequeño y no se pueda extraer más fluido. Luego remplazar la jeringa de 5 ml y aplicar la medicina empujando lentamente el émbolo hasta el final. Retirar la aguja y poner firmemente una gran bola de algodón en el lugar de la inyección. Aplicar la inyección cada semana, no más de dos veces por semana. Muchos pacientes se recuperarán después de una inyección. Si no hay mejoría el tratamiento debe cesar. Debido a que los pacientes se sienten mucho dolor por el proceso de succión del fluido, especialmente en las 24 horas posteriores de aplicar la inyección, deben ser informados de ello antes del tratamiento.

【EXPERIENCIA Y ANÁLISIS】

La terapia manipulativa es eficaz para el quiste ganglionar en la etapa inicial. Sin embargo, el método de pinchar con una gran aguja funciona eficazmente para las adherencias y espesamiento de las paredes del quiste en la etapa avanzada. Asímismo, para los grandes quistes con claras adherencias, la terapia de bloqueo será eficaz en muchos casos si los dos métodos mencionados anteriormente fallan. Pero cuando aparece inflamación roja local y dolor ardiente, los tres métodos deben ser pausados. Después de eliminar la inflamación, también es efectivo adoptar un método apropiado. Algunos pacientes tienen quistes ganglionares alrededor del proceso estiloides del radio, los cuáles son difíciles de curar mediante la terapia de manipulación, la terapia acupuntural y terapia de bloqueo. En este caso, debe considerarse un tratamiento quirúrgico.

Sección 14

Secuelas de Fractura del Olécranon

Las secuelas de la fractura del olécranon hacen referencia a las secuelas tales como dolor local, adherencias y alteración funcional del codo después de que la fractura se ha curado.

El olécranon en el extremo proximal del cúbito tiene forma de pico y forma la articulación cubito-humeral con la tróclea del húmero. El punto de inserción del tríceps braquial está en el olécranon, el cual es sujetado por el ligamento lateral y el ligamento medial en ambos lados. Así, el olécranon es muy estable y sirve como una bisagra en el movimiento de flexión y extensión del codo.

La principal causa de la enfermedad es un fuerte impacto directo o indirecto. El fuerte impacto directo proviene de una caída o un impacto externo en el olécranon, mientras que el fuerte impacto indirecto resulta de juegos de lanzamiento o caer con la palma sobre el terreno, y un giro excesivo de la articulación del codo. Clínicamente, el último es más común. Hay varios tipos, tales como la fractura conminuta, fractura por avulsión, fractura con fisura y fractura en tallo verde. Las secuelas, las cuales se presentan con síntomas locales después de la curación de la fractura, pueden dividirse en dos tipos.

1. Alteración Funcional de la Flexión y Extensión

Normalmente el tratamiento no operativo usado en una fractura de fisura o en tallo verde, como la inmovilización con vendajes de escayola o férula, que se lleva al menos durante tres semanas, dará lugar a los síntomas después que los materiales fijados sean quitados. En una fractura de olécranon, los tejidos adyacentes, ligamentos, tendones y abundantes vasos sanguíneos en la cavidad de la articulación del codo también son dañados y una sucesión de síntomas aparecen debido a los capilares rotos, al tejido fibroso atrapado y a la absorción interna de la sangre.

2. Alteración Funcional de la Flexión

Después de una fractura conminuta o por avulsión del olécranon, se ocasionan una serie de síntomas debido a una mala unión o al trauma quirúrgico en la reducción quirúrgica, o bien a la eliminación de los pequeños huesos rotos en los extremos fracturados.

【MANIFESTACIONES CLÍNICAS】

El estado se caracteriza por dolor en el codo centrado principalmente en la parte posterior del codo donde aparece inflamación local en algunos casos, acompañado por la típica sensibilidad o dificultad en la flexión y extensión de la articulación. El punto sensible puede encontrarse en la parte posterior e inferior del codo. Algunos pacientes con alteración funcional de la articulación pueden sufrir de adherencias locales o contracción del tejido cicatricial.

Hallazgos de rayos X: sugiere una antigua fractura.

【DIFERENCIACIÓN DE SÍNDROMES Y TRATAMIENTO】

En medicina china una fractura de olécranon es también conocida como "una fractura del hueso de nariz de ganso", y el dolor en el codo suele permanecer durante la recuperación o tras la unión de la fractura. Según la medicina china, la estasis sanguínea en una fractura impide la circulación de qi y sangre en los meridianos y colaterales, causando así dolor y la enfermedad debido a un estancamiento local de qi y sangre. La enfermedad puede dividirse en dos tipos en base a la extensión de la disfunción.

1. Alteración Funcional de la Flexión y Extensión

Cuando el antebrazo está flexionado en un ángulo de 130º-160º con la parte superior del brazo, hay inflamación y sensibilidad evidente en el punto de unión del olécranon del bíceps braquial, e inflamación bajo la articulación radial del codo. También hay alteración funcional de la flexión y extensión de la articulación del codo, dolor y compresión aparente del bíceps braquial cuando los pacientes extienden el brazo.

2. Disfunción de la Flexión

El antebrazo y la parte superior del brazo están en una postura estirada y rígida. Alrededor del tríceps braquial, en el olécranon, aparecen cicatrices postoperatorias o tejidos como nódulos debido a la mala unión y diversos puntos en el área del olécranon.

Principio de tratamiento: dispersar la estasis para drenar las colaterales, promover la circulación sanguínea para mejorar el dolor.

Combinación de puntos:

IG 11 (*qŭ chí*) (lado afectado)	C 3 (*shào hăi*) (lado afectado)	SJ 10 (*tiān jĭng*) (lado afectado)
PC 3 (*qŭ zé*) (lado afectado)		
El punto en la parte inferior del tendón del bíceps braquial (en el lado afectado)		
El punto entre SJ 9 (*sì dú*) y SJ 10 (*tiān jĭng*) (en el lado afectado)		

【TRATAMIENTO】

1. Puntos y Técnicas Acupunturales

1) **IG 11 (*qŭ chí*) (lado afectado):** en la parte radial del codo, en el punto medio de la línea que conecta P 5 (*chĭ zé*) y el epicóndilo lateral del húmero (con el codo flexionado en un ángulo recto). Usar aguja filiforme del Nº 30, de 2 *cun* (50 mm) de longitud. Aplicar la desinfección local rutinaria. Insertar la aguja hacia C 3 (*shào hăi*) aproximadamente 1,8 *cun* (45 mm). Sensación de la aguja: dolor distensivo en la articulación del codo. (Fig. 1-3)

2) **C 3 (*shào hăi*) (lado afectado):** en la cara anterior del codo, el punto medio de la línea que conecta el extremo cubital del pliegue cubital de la cresta cubital palmar (con el codo flexionado en un ángulo recto) y el epicóndilo medial del húmero. Usar una aguja filiforme del Nº 30, de 2 *cun* (50 mm) de longitud. Aplicar la desinfección local rutinaria. Insertar la aguja hacia IG 11 (*qŭ chí*) aproximadamente 1,8 *cun* (45 mm). Sensación de la aguja: dolor distensivo localizado o dolor que se disemina la parte lateral del dedo meñique. (Fig. 3-50)

3) **SJ 10 (*tiān jĭng*) (lado afectado):** en la cara lateral superior del brazo, en la depresión 1 *cun* por encima de la punta del codo (olécranon). Localizar el punto cuando el codo del paciente se encuentre flexionado por delante del pecho. Usar una aguja filiforme del Nº 30, de 2 *cun* (50 mm) de longitud. Aplicar la desinfección local rutinaria. Insertar la aguja en el punto hacia el olécranon aproximadamente 1,5 *cun* (45 mm). Sensación de la aguja: dolor distensivo localizado.

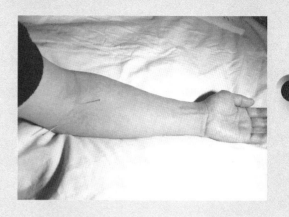

Fig. 3-50   C 3 (*shào hǎi*), PC 3 (*qū zé*)

4) **Un punto entre SJ 9 (*sì dú*) y SJ 10 (*tiān jǐng*) en el lado afectado:** Cuando el codo está flexionado, el punto se encuentra en el punto medio de la línea que conecta SJ 9 (*sì dú*) y SJ 10 (*tiān jǐng*), entre el cúbito y el radio con una sensibilidad más intensa. Usar una aguja filiforme del Nº 30, de 2 *cun* (50 mm) de longitud. Aplicar la desinfección local rutinaria. Insertar la aguja hacia PC 3 (*qū zé*) en el punto aproximadamente 1,5 *cun* (45 mm). Sensación de la aguja: dolor distensivo localizado.

5) **Un punto en la parte inferior del tendón del bíceps braquial en el lado afectado:** cuando el codo está flexionado y el bíceps braquial está ligeramente contraído, el punto está en el tendón por debajo de la eminencia muscular. Usar una aguja filiforme del Nº 30, de 2 *cun* (50 mm) de longitud. Aplicar la desinfección local rutinaria. Insertar perpendicularmente la aguja en el punto hacia el húmero hasta alcanzar el hueso y luego elevarla ligeramente. Sensación de la aguja: dolor distensivo localizado.

6) **PC 3 (*qū zé*) (lado afectado):** en el codo, en el punto medio del pliegue palmar entre P 5 (*chǐ zé*) y C 3 (*shào hǎi*), en el margen cubital del bíceps braquial, donde se puede sentir el pulso de la arteria mediante la palpación. Usar una aguja filiforme del Nº 30, de 2 *cun* (50 mm) de longitud. Aplicar la desinfección local rutinaria. Insertar perpendicularmente la aguja en el punto hacia el húmero hasta alcanzar el hueso sin pinchar la arteria del codo. Sensación de la aguja: dolor distensivo localizado. (Fig. 3-50)

2. Postura, Manipulación y Duración del Tratamiento

El paciente con alteración de la flexión y extensión está en posición sentada. Punturar el punto principal C 3 (*shào hǎi*) y otros tres puntos incluyendo PC 3 (*qū zé*), SJ 10 (*tiān jǐng*) y el punto entre SJ 9 (*sì dú*) y SJ 10 (*tiān jǐng*). Localizar esos puntos con precisión e insertar las agujas en ellos con el método neutro de tonificación y dispersión. Aplicar la electroestimulación a los puntos con electroacupuntura hasta el punto de tolerancia del paciente. Retener las agujas durante 40 minutos, y luego aplicar las ventosas durante aproximadamente 1 minuto.

El paciente con alteración de la flexión está también en posición sentada. Punturar el principal punto entre SJ 9 (*sì dú*) y SJ 10 (*tiān jǐng*) y otros puntos incluyendo IG 11 (*qū chí*), C 3 (*shào hǎi*) y el punto en la parte inferior del tendón del bíceps braquial. Localizar esos puntos con precisión e insertar las agujas en ellos con el método neutro de tonificación y drenaje. Aplicar electroestimulación en los puntos con electroacupuntura hasta la tolerancia del paciente. Retener las agujas durante 40 minutos, y luego aplicar las ventosas durante aproximadamente 1 minuto.

Aplicar la terapia acupuntural cada día para los pacientes con ambos tipos anteriormente mencionados. Un ciclo de tratamiento dura 10 días. Se requiere un intervalo de cinco días entre dos ciclos. Si los síntomas mejoran, el siguiente ciclo debe continuar. Si no hay efectos al final del primer ciclo o si hay recuperación completa durante este periodo, el tratamiento debe cesar.

【EXPERIENCIA Y ANÁLISIS】

Una fractura del olécranon suele darse en niños. Sus secuelas son frecuentemente vistas en la clínica, especialmente la alteración de la flexión y/o extensión que afecta directamente a la función de la articulación del codo y es difícil de curar. Según mi experiencia en el tratamiento de veinte casos de este tipo de secuelas, aunque requiere más tiempo, muchos pacientes se curaron después de unos cinco ciclos con resultados satisfactorios.

Es muy importante tratar las secuelas con electroacupuntura en la etapa inicial. Especialmente para los pacientes con alteración de la flexión y extensión, la terapia con electroacupuntura es bastante efectiva para eliminar las adherencias, pero para los pacientes con disfunción de la flexión, los resultados no son tan satisfactorios. El tratamiento para ambos tipos requiere ejercicio funcional del codo como masaje, estiramiento del codo y levantar cargas pesadas. Los resultados serán satisfactorios siempre y cuando los pacientes continúen recibiendo tratamiento.

Sección 15

Subluxación de la Cabeza Radial en Niños

La subluxación de la cabeza radial en niños también llamada dislocación de la cabeza radial, aparece debido a una tracción excesiva en la articulación humeroradial laxa, lo que conduce a una alteración funcional de la articulación del codo.

El dolor de la articulación del codo está causado principalmente por un esfuerzo excesivo en el antebrazo del niño, el cual conduce a laxitud y a un ligero desplazamiento de la articulación humeroradial. Algunas personas opinan que, como el cóndilo del radio de los niños se encuentra en desarrollo, con una cabeza pequeña y un cuello grueso, eso conlleva el desplazamiento parcial del ligamento anular durante el desplazamiento de la articulación e impide la recolocación natural de la articulación.

【MANIFESTACIONES CLÍNICAS】

La enfermedad suele verse en niños entre los 2-5 años de edad los cuales tienen un claro historial de lesión por caída o arrastre. No hay inflamación aparente o sólo una leve inflamación alrededor del codo. El antebrazo está en posición de pronación y hay un intenso dolor en la articulación del codo así como sensibilidad alrededor de los puntos IG 11 (*qǔ chí*) y SJ 10 (*tiān jǐng*). El dolor es más intenso en la prueba de supinación del antebrazo. Cuando los pacientes elevan el antebrazo o flexionan el codo, se puede observar un brazo débil y tembloroso.

Hallazgos de rayos X: sin alteración aparente.

【DIFERENCIACIÓN DE SÍNDROMES Y TRATAMIENTO】

La medicina china cree que la enfermedad se origina debido a que el brazo del niño es forzado inadecuadamente por otros cuando andan, suben o bajan las escaleras, y hay cuatro causas relacionadas que incluyen:

1. El cóndilo del radio de los niños menores de cinco años es hipoplásico y su tamaño es casi igual al tamaño del cuello, y el ligamento anular es laxo. Cuando el codo es forzado, parte del ligamento se encuentra atrapado en el interespacio articular humeroradial, provocando así la enfermedad.

2. Debido a la holgura de la parte delantera de la cápsula articular y el ligamento anular, cuando el antebrazo experimenta un empuje repentino, el interespacio de la articulación humeroradial se vuelve más ancho y aumenta de forma aguda la presión intra-articular negativa, lo que lleva a que la cápsula articular y el ligamento anular sean absorbidos en el espacio articular y atrapados allí, provocando así la enfermedad.

3. Debido a que el codo extendido es forzado, el cóndilo del radio se desliza fuera del ligamento anular circundante. El bíceps braquial contraído tracciona el cóndilo del radio hacia delante, provocando así a la típica dislocación del cóndilo radial anterior.

4. La cabeza del radio de los niños es un cartílago elástico antes de someterse a una completa osificación. Un arrastre repentino del codo extendido y el bíceps braquial contraído causa una dislocación antero-medial de la parte superior del radio y el cóndilo radial queda atrapado en el borde anterior del radio cubital, el cual no puede ser recolocado, dando lugar a la enfermedad.

Principio de tratamiento: drenar las colaterales para detener el dolor.

Combinación de puntos:

IG 11 (*qǔ chí*) (lado afectado)	SJ 5 (*wài guān*) (lado afectado)	

El brazo afectado suele tener un historial típico de lesión por tracción. El niño afectado suele llorar por dolor y rechaza flexionar el codo, elevar el brazo, así como realizar la pronación o supinación del antebrazo. Cuando el codo afectado es tocado, el niño llora en alto debido al dolor y hay sensibilidad evidente en el cóndilo radial. Muchos pacientes no presentan inflamación local mientras que algunos tienen una evidente inflamación en la articulación del codo.

【TRATAMIENTO】

1. Puntos y Técnicas Acupunturales

1) IG 11 (*qǔ chí*): localizar el punto cuando el codo del paciente está flexionado en un ángulo recto, en la parte radial del codo, en el punto medio de la línea que conecta P 5 (*chǐ zé*) y el epicóndilo lateral del húmero. Usar una aguja filiforme del Nº 30, de 2 *cun* (50 mm) de longitud. Aplicar la desinfección local rutinaria. Insertar perpendicularmente la aguja en el punto aproximadamente 1,8 *cun* (45 mm). Sensación de la aguja: dolor distensivo localizado y entumecimiento o dolor que se disemina a la muñeca, mano u hombro. (Fig. 1-3)

2) SJ 5 (*wài guān*): sobre el lado dorsal del antebrazo, en la línea que conecta SJ 4 (*yáng chí*) y la punta del codo, 2 *cun* por encima del pliegue transverso del dorso de la muñeca, entre el cúbito y el radio. Usar una aguja filiforme del Nº 30, de 2 *cun* (50 mm) de longitud. Aplicar la desinfección local rutinaria. Insertar perpendicularmente la aguja aproximadamente 1,5 *cun* (45 mm). Sensación de la aguja: dolor distensivo localizado o dolor que se irradia al dorso de la mano. (Fig. 1-7)

2. Postura, Manipulación y Duración del Tratamiento

1) Método de acupuntura

Primero, los padres sostienen a su hijo en sus brazos mientras se encuentran sentados en una silla y exponen el brazo afectado. Luego, se inserta la aguja en el punto IG 11 (*qǔ chí*), se gira realizando una fuerza moderada durante 30 segundos, y se retira. A continuación, se puntura el punto SJ 5 (*wài guān*), se gira con una fuerza moderada durante 30 segundos y se retira. A continuación pedir al niño que mueva su brazo afectado. Si lo puede mover libremente, no es necesario aplicar una reducción manipulativa. Si no, aplicar una reducción manipulativa en su lugar.

2) Reducción manipulativa

Sentados en una silla, los padres sostienen al niño por la parte del pecho o de la cintura y el brazo no afectado, y se expone el brazo afectado. El médico permanece en frente del niño, sosteniendo la muñeca afectada del niño con su mano derecha y sosteniendo el codo con su mano izquierda. Luego el médico eleva el brazo del niño lentamente, mientras tanto, sujeta la muñeca afectada para traccionar el antebrazo con su mano derecha durante aproximadamente un minuto. Luego provoca la extorsión dorsal de la parte superior del brazo del niño, lentamente y con cuidado, evitando cualquier lesión a los tejidos adyacentes del codo afectado. Durante la extorsión dorsal, se podrá sentir un "clic" en la parte radial del codo (en los casos leves, no hay tal sonido) cuando el médico empuja el lado afectado con su mano izquierda. A continuación, el médico relaja la mano del niño y pide al niño que realice algunos movimientos de la parte superior del brazo. Un movimiento voluntario demuestra una reducción exitosa. Si falla, repetir los pasos anteriores de nuevo. En muchos casos, los pacientes moverán libremente el lado afectado tras la reducción manipulativa.

Normalmente, no es necesario inmovilizar el brazo fracturado después de la reducción. En los casos graves o recurrentes, el brazo afectado puede ser fijado por delante del pecho con un vendaje triangular durante 2-3 días.

【EXPERIENCIA Y ANÁLISIS】

La subluxación de la cabeza radial en niños, aunque no hay un signo positivo en las radiografías, lleva realmente a un intenso dolor. Normalmente, los pacientes tienen que mantener el brazo afectado en una posición fija e incluso un leve movimiento provocará que el niño llore debido al dolor, lo que afecta al estado de ánimos de sus familiares y la función de los brazos afectados. En la clínica, algunos pacientes pueden recuperarse de forma natural, mientras que muchos pacientes se recuperan después de la acupuntura o la reducción manipulativa.

En la clínica, la subluxación de la cabeza radial en niños es una afección común. Un tirón repentino causará probablemente la enfermedad cuando los padres estén jugando con sus hijos. Ambos métodos anteriores son eficaces para ello. Para los niños menores de 3 años, debido a que la terapia acupuntural no es adecuada para ellos, la reducción manipulativa puede ser eficaz siempre que se aplique correctamente, y muchos pacientes se recuperarán justo después de la primera reducción. Para los niños afectados entre los 3-5 años de edad, se puede obtener un resultado bastante satisfactorio mediante la aplicación del método acupuntural sólo o combinado con la reducción manipulativa, y muchos pacientes se curan después del primer tratamiento. Después de la recuperación, los padres deben ser informados que el brazo afectado debe estar protegido de un exceso de tensión o de ser forzado durante una semana en caso de recurrencia. Si la enfermedad vuelve a aparecer, los métodos anteriores seguirán dando resultados satisfactorios.

Sección 16

Subluxación del Hombro

La subluxación del hombro sucede comúnmente en niños y hace referencia a la disfunción del hombro causada por un daño por tracción a la articulación del hombro. También conocido como pseudos-dislocación del hombro.

Debido a la falta de ejercicio, las articulaciones del hombro de los niños están laxas y son propensas a ser dañadas por fuerzas externas, como ocurre normalmente en una caída con el hombro golpeando el suelo o cuando el hombro y el codo son forzadas por un adulto o por un exceso de tensión durante la extorsión. Hay dos posibles razones para la patogénesis: una es que cuando el brazo es forzado, la cápsula sinovial laxa por debajo de la articulación está atrapada en el espacio articular en el momento en que la cabeza del húmero sale de la fosa de la escápula. Otra es que cuando el brazo es forzado, la cabeza larga del tendón del bíceps braquial se sale del tubérculo superficial intertubercular y no puede ser recolocado naturalmente, causando así la enfermedad.

【MANIFESTACIONES CLÍNICAS】

La enfermedad suele aparecer en niños menores de los 8 años de edad, especialmente entre los 2 y 5 años. Se ve raramente en niños mayores de los 8 años. Antes del inicio, los pacientes presentan un claro historial de daño por tracción en los miembros superiores. Después de ser dañado, el brazo está en una posición fija de aducción y el dolor está localizado en la parte posterior del hombro, parte anterior del hombro o acromion, acompañado por una aparente sensibilidad. La elevación, extorsión y abducción puede empeorar el dolor, pero las articulaciones de los dedos y el codo pueden moverse con libertad.

【DIFERENCIACIÓN DE SÍNDROMES Y TRATAMIENTO】

La medicina china sostiene que la enfermedad aparece debido a una tracción repentina y excesiva en el hombro. Por esto también recibe el nombre de "hombro sacado".

Los pacientes tienen un historial típico de tracción o daño traumático del brazo y fallo para realizar la elevación, extorsión y aducción. Aparecen distintos grados de sensibilidad en la parte anterior-exterior de la articulación del hombro o parte posterior bajo la axila. No hay inflamación aguda o atrapamiento del hombro. Ya que los pacientes no pueden elevar el brazo cuando la enfermedad se presenta, lo cual es muy similar al síntoma causado por la subluxación de la cabeza radial en niños, el médico debe distinguirlos en la clínica.

【TRATAMIENTO】

1. Reducción Manipulativa (Programa A)

El padre sostiene la cintura del niño mientras está sentado en una silla. El médico se encuentra delante del niño. Suponiendo que el brazo derecho del niño fuera el dañado, el médico sostiene la muñeca del lado afectado con su mano derecha. Pone sus tres dedos respectivamente en los tres puntos; su pulgar en P 2 (*yún mén*) localizado en la parte anterior del hombro, su dedo índice en IG 15 (*jiān yú*) localizado en el acromion y su dedo medio en ID 7 (*jiān zhēn*) localizado por detrás del hombro. Presionar los tres puntos lentamente. Mientras tanto, el médico tracciona la muñeca del niño con fuerza creciente mediante su mano derecha durante unos 3 minutos. Luego, el médico presiona los puntos con fuerza creciente mediante su mano izquierda, eleva el brazo afectado con cuidado mediante su mano derecha hasta estar paralela al hombro y aplica ligeras tracciones y una rotación externa. En este momento puede oírse un "clic" en el hombro afectado, el cual demuestra una reducción exitosa. A continuación, el médico baja con cuidado el brazo afectado con su mano derecha. Continuar presionando los puntos en el hombro con sus tres dedos de la mano izquierda durante aproximadamente un minuto. Después de realizar la manipulación, se deja al paciente que eleve, realice la intorsión y abducción del brazo. Si puede realizarlo con libertad, la reducción manipulativa es exitosa.

2. Reducción Manipulativa (Programa B)

El niño afectado se encuentra sentado en una silla o tumbado con el lado afectado frente al médico. El médico sitúa una de sus manos en el hombro afectado y aplica presión desde la parte anterior-superior del hombro a la posterior con sus músculos tenares laterales. Sostiene la muñeca del lado afectado con la otra mano y hace que el brazo realice una serie de ejercicios del brazo una vez, incluyendo extender hacia delante, elevar, bajar por detrás, extender hacia detrás y dejar caer. Cuando se realizan los movimientos con el brazo afectado, asegurarse de que mantenga una posición de extorsión, mientras tanto, el médico presiona los músculos del hombro. Después de realizar una vez la manipulación, si la función del hombro afectado vuelve a la normalidad, demuestra una reducción exitosa.

【EXPERIENCIA Y ANÁLISIS】

La subluxación del hombro, también conocido como "hombro sacado" o "pseudo-dislocación del hombro", está causada por forzar de forma repentina el codo o el hombro del niño cuando está jugando con sus padres, lo que lleva al deslizamiento de la articulación del hombro y los síntomas comentados. Se puede obtener un resultado satisfactorio mediante cualquiera de los métodos de manipulación anteriormente mencionados.

Muchos de los niños que sufren una subluxación del hombro pueden curarse tras un tratamiento con ambos métodos de manipulación siempre que sean aplicados correctamente. La función del brazo afectado puede volver a la normalidad después de una reducción exitosa. Sin embargo, los niños afectados aún tienen miedo de mover sus brazos debido al dolor sufrido durante mucho tiempo. Normalmente el dolor mejorará después de descansar una noche aplicando un emplasto externo que elimine la inflamación y el dolor. Si la reducción falla, volver a intentar el próximo día. Asegurarse de realizar la manipulación con cuidado y ligeramente. El punto clave del primer método es, que en el momento de supinación, supinar el brazo adecuadamente, de forma suave y con rapidez, mientras que en el segundo método, es la fuerza para empujar el brazo afectado y empujar y presionar el hombro hacia delante, hacia fuera y hacia arriba, lo que está asociado con la experiencia clínica del médico. El médico debe traccionar el brazo y presionar el hombro al mismo tiempo con la fuerza adecuada sin causar un fuerte dolor a los pacientes. Cuando el brazo afectado se mueve, asegurarse de aplicar un rango pequeño y mover lenta y suavemente. Por otra parte, los niños se negarán a cooperar y la reducción es difícil de aplicar con suavidad. Para los pacientes que han sufrido durante mucho tiempo un dolor localizado, es conveniente mantener colgado el brazo afectado por delante del pecho realizando un vendaje en cabestrillo durante tres días después de una reducción exitosa, hasta que el brazo pueda moverse libremente y no se abuse en exceso del brazo afectado en la siguiente semana después de la reducción, especialmente no forzarlo en caso de recurrencia.

Sección 17

Síndrome del Túnel Carpiano Cubital

El síndrome del túnel carpiano cubital es un conjunto de síntomas que aparecen debido a la compresión del nervio cubital localizado en el túnel carpiano cubital.

El túnel carpiano cubital es un canal de revestimiento fibro-óseo en el túnel carpiano del cúbito, compuesto por el ligamento transverso del carpo, el ligamento palmar del carpo, el hueso pisiforme y la inserción del hueso ganchoso. El nervio cubital y la arteria cubital pasan a través del túnel. El nervio cubital medio finaliza mediante la división en una rama superficial y una rama profunda en el plano del ligamento troclear de la mano. La rama superficial circula con la arteria cubital y entra en la mano a través de la inserción medial del hueso ganchoso. Esta rama proporciona la sensibilidad a la superficie palmar del dedo meñique y cubital del dedo anular y también inerva el palmar corto. La rama profunda parte ligeramente cerca del cúbito y sobre el ligamento pisouncinado y el abductor del dedo meñique, y luego entra en la capa profunda a través del abductor y flexor del dedo meñique a lo largo del arco palmar profundo hasta el radial. El nervio cubital inerva a la musculatura de la eminencia hipotenar, todos los músculos interóseos lumbricales del tercer y cuarto dedo, y la capa profunda del aductor y el flexor del pulgar.

Las causas principales pueden ser clasificadas en tres tipos:

1. Opresión Local

El nervio cubital puede ser oprimido directamente por un quiste ganglionar, tumores vasculares y lipoma que aparecen cerca del nervio braquial y nervio cubital, provocando así los síntomas asociados a la opresión del nervio cubital.

2. Engrosamiento del Ligamento Palmar del Carpo

Traumas y lesiones repetidas, especialmente una lesión crónica ocupacional, puede conducir a una degeneración fibrosa, engrosamiento de los ligamentos y sinulosis, lo que al final causa un estrechamiento del espacio del túnel y la compresión del nervio cubital.

Debido a que el ligamento-tendón acaba en el hueso pisiforme, el nervio cubital es oprimido y estimulado cuando sucede una lesión aguda o crónica.

【MANIFESTACIONES CLÍNICAS】

Los síntomas de la enfermedad dependen del lugar de la compresión del nervio cubital y su gravedad. La compresión de la rama profunda del nervio cubital dará lugar a una miodinamia del músculo del hipotenar e interóseo, o incluso a neuroatrofia o parálisis del nervio. La rama superficial también puede verse afectada si la compresión del túnel carpiano cubital se extiende al extremo proximal, lo que causa entumecimiento, dolor y debilidad en la región por la que se distribuye el nervio cubital. Los síntomas normalmente provocados por los movimientos de la muñeca afectada, pueden empeorar por la noche, y el dolor en ocasiones se irradia al codo. Los síntomas aparecen en algunos casos de forma intermitente. El examen físico muestra una deformidad típica en los dedos, amiotrofia de los interóseos y músculo de la zona hipotenar, sensación disminuida de los dedos anular y meñique, y una masa palpable de forma ocasional. Los síntomas empeorarán cuando el médico presione el borde medial del hueso pisiforme o el extremo proximal del cúbito. Un golpe en el nervio cubital en el codo da una sensación de reflejo nervioso.

【DIFERENCIACIÓN DE SÍNDROMES Y TRATAMIENTO】

Según la medicina china, la enfermedad pertenece a una atrofia muscular clasificada en el síndrome de atrofia. La medicina china cree que la enfermedad está asociada con una lesión en la palma o una tensión durante mucho tiempo, ambas pueden producir una circulación obstruida del qi y la sangre en los meridianos y colaterales de la palma debido al estancamiento de qi y a la estasis sanguínea de la palma, así como la compresión de la musculatura. Los síntomas como debilidad de los músculos, disminución de la fuerza muscular, movimientos sin fuerza o lentos, aparecerán bajo la situación en que qi, sangre y líquidos orgánicos se vuelvan deficientes. Un tratamiento tardío tras la lesión puede dar lugar a una circulación obstruida del qi y sangre, vacío y distrofia de las colaterales, produciendo así el desgaste muscular y la debilidad de la palma.

Los síntomas iniciales de la enfermedad tienden a ser imprecisos. Aparece principalmente debilidad de la mano, especialmente del dedo meñique y del anular. Aparece hormigueo y dolor en la muñeca, en el dedo meñique y anular, los cuales son graves por la noche y se pueden extender medialmente a lo largo del meridiano de corazón *shaoyin* de la mano hasta la parte medial del codo. Una situación prolongada dará lugar a debilidad de los músculos, disminución de la fuerza muscular, sin fuerza o lentos, de los dedos meñique y anular, e incluso desgaste muscular y debilidad de la palma, frecuentemente acompañados con insomnio, sueño alterado, poca memoria, inquietud y falta de concentración, etc. Otros signos físicos son capa de la lengua gruesa y grasienta y pulso filiforme rápido.

Principio de tratamiento: drenar colaterales para aliviar el dolor.

Combinación de puntos:

C 7 (*shén mén*) (lado afectado)	ID 3 (*hòu xī*) (lado afectado)	SJ 3 (*zhōng zhǔ*) (lado afectado)
C 3 (*shào hǎi*) (lado afectado)		

【TRATAMIENTO】

1. Puntos y Técnicas Acupunturales

1) C 7 (*shén mén*) (lado afectado): en la muñeca, en el punto medio del tercio cubital del pliegue palmar transverso, en la depresión del tendón del flexor cubital del carpo en su lado radial. Usar una aguja filiforme del Nº 30, de 1 *cun* (25 mm) de longitud. Aplicar la desinfección local rutinaria. Insertar la aguja en el punto hacia IG 5 (*yáng xī*) aproximadamente 0,8 *cun* (20 mm). Sensación de la aguja: dolor distensivo localizado o dolor que se disemina al dedo meñique. (Fig. 3-51)

2) ID 3 (*hòu xī*) (lado afectado): en el lado cubital de la mano, en la parte posteroinferior del cóndilo del 5º hueso metacarpiano. Cuando la mano está cerrada formando un puño, el punto está en la depresión sobre el extremo distal del pliegue cubital transverso, en la unión de la piel roja y blanca. Usar una aguja filiforme del Nº 30, de 2,5 *cun* (65 mm) de longitud. Aplicar la desinfección local rutinaria. Insertar la aguja en el punto hacia IG 4 (*hé gǔ*) aproximadamente 2,3 *cun* (60 mm). Sensación de la aguja: dolor distensivo localizado. (Fig. 3-51)

3) SJ 3 (*zhōng zhǔ*) (lado afectado): en la parte dorsal de la mano, en la parte anterior del espacio del 4º metacarpiano (cuando el codo está flexionado en un ángulo recto). Usar una aguja filiforme del Nº 30, de 2 *cun* (50 mm) de longitud. Aplicar la desinfección local rutinaria. Insertar la aguja en el punto hacia IG 11 (*qǔ chí*) aproximadamente 1,8 *cun* (45 mm). Sensación de la aguja: dolor distensivo localizado o dolor que se disemina a la punta del dedo meñique. (Fig. 3-51)

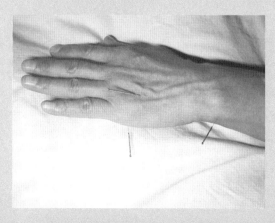

Fig.3-51   C 7 (*shén mén*), ID 3 (*hòu xī*), SJ 3 (*zhōng zhǔ*)

4) C 3 (*shào hăi*) (lado afectado): en la superficie anterior del codo, en el punto medio entre el extremo medial del pliegue cubital transverso (cuando la articulación del codo está flexionado en un ángulo recto) y el cóndilo cubital del húmero. Usar una aguja filiforme del Nº 30, de 2 *cun* (50 mm) de longitud. Aplicar la desinfección local rutinaria. Insertar la aguja en IG 11 (qŭ *chí*) aproximadamente 1,8 *cun* (45mm). Sensación de la aguja: dolor distensivo localizado o dolor que se disemina al dedo meñique. (Fig. 3-47)

2. Postura, Manipulación y Duración del Tratamiento

El paciente se encuentra sentado con el brazo afectado expuesto. El médico coloca el brazo afectado en una mesa con la palma hacia arriba. Localizar los puntos anteriores con exactitud. Primero, insertar las agujas en C 7 (*shén mén*) e ID 3 (*hòu xĭ*) con el método de tonificación. El médico gira la mano cuidadosamente e inserta la aguja en SJ 3 (*zhōng zhŭ*) con el método de tonificación y dispersión. Después, girar de nuevo la palma de nuevo e insertar la aguja en C 3 (*shào hăi*) con el método de tonificación. Tras insertar todas las agujas, aplicar la electroacupuntura y retener las agujas durante 40 minutos. Retirar las agujas y aplicar las ventosas en C 3 (*shào hăi*) durante aproximadamente 1 minuto, una vez al día. Un ciclo de tratamiento dura 10 días. Se requiere un intervalo de cinco días entre dos ciclos. Si los síntomas mejoran, el siguiente ciclo debe continuar. Si no hay efectos al final del primer ciclo o si hay recuperación completa durante este periodo, el tratamiento debe cesar.

【EXPERIENCIA Y ANÁLISIS】

La medicina china piensa que la enfermedad está asociada con una lesión en la palma o una tensión durante mucho tiempo, que conduce a un estancamiento de qi y estasis de sangre en la palma, circulación obstruida de los meridianos, malnutrición de huesos y músculos. Debido a que la enfermedad empieza principalmente desde el meridiano de corazón *shaoyin* de la mano, especialmente la parte inferior de los meridianos, los síntomas se centran principalmente en la parte medial de la mano incluyendo la parte medial de la muñeca, el dedo meñique y el dedo anular. En la etapa avanzada, puede aparecer desgaste muscular y debilidad de la palma debido a un prolongado estancamiento de qi y estasis sanguínea y a malnutrición de huesos y músculos, desgaste muscular y debilidad de la palma. En resumen, como el corazón gobierna la sangre, los meridianos y la mente, los síntomas del meridiano estarán presentes cuando el meridiano de corazón esté afectado.

En la etapa inicial del síndrome del túnel carpiano cubital, la terapia con electroacupuntura es efectiva, especialmente en la mejora de los síntomas iniciales como entumecimiento, sensación de distensión y dolor. Con los pacientes en la etapa avanzada, los cuales suelen sufrir de atrofia muscular del músculo de la zona hipotenar o músculos lumbricales en la parte medial de la mano, también se puede obtener un resultado bastante satisfactorio mediante un tratamiento elaborado por el médico, aunque es difícil de curar y puede llevar más tiempo. Durante el tratamiento o período de recuperación, se les debe indicar a los pacientes que realicen algunos ejercicios de la mano y eviten sujetar objetos fríos y usar agua fría para que no influencie la eficacia de su recuperación.

Sección 18

Tendinitis Estenosante en la Apófisis Estiloides Radial

La enfermedad, caracterizada por dolor en la muñeca, que resulta de una tensión crónica debido a un exceso de uso de la muñeca.

La vaina del tendón es un túnel estrecho formado por el gran surco de la apófisis estiloides radial localizado lateralmente a la muñeca y el ligamento transverso del carpo cuya capa superficial es fuertemente oprimida. Los tendones, tanto del músculo abductor largo de los dedos (que se origina en el centro de la parte dorsal media del cúbito y radio y acaba en la base del primer metacarpo), como el del músculo extensor corto de los dedos (que se origina en la parte dorsal del radio por debajo del abductor largo de los dedos y finaliza en el parte dorsal de la base de las falanges) viaja a través de la vaina.

La enfermedad suele aparecer después de un excesivo uso de la muñeca durante mucho tiempo. Las personas que se dedican a empaquetar, coser, llevar niños en brazos y cargar, pueden verse afectadas. Un prolongado uso excesivo repetitivo de la muñeca, tendones de la muñeca, tendones del músculo abductor largo de los dedos y del extensor corto de los dedos, los cuales pasan a través del túnel, por lo que suelen encontrarse en una situación de fricción y tensión excesiva, lo que puede causar una inflamación aséptica local aguda o crónica, inflamación, alteración de la vaina del tendón, espesamiento de la pared de la vaina, atropamiento y agrandamiento del tendón, estrechamiento del espacio en el túnel, exceso de secreción de sinovia debido a que el líquido sinovial está siendo estimulado por una sustancia inflamatoria, dando lugar así a inflamación y dolor localizado. Finalmente aparece la enfermedad.

【MANIFESTACIONES CLÍNICAS】

La enfermedad se da con mayor frecuencia en mujeres de mediana edad y ancianas, así como mujeres durante los 2-3 meses después de dar a luz. En la etapa aguda, los principales síntomas son un claro dolor distensivo local o sensibilidad en la depresión entre el proceso estiloides radial, aumento de la temperatura local de la piel y dolor, que empeora por el movimiento de los dedos pulgar, índice y la extensión radial, o incluso se disemina al codo y brazo en los casos graves.

Examen físico: se puede encontrar una clara sensibilidad por debajo del proceso estiloides radial. Se obtiene un resultado positivo en el test de Finkelstein (es decir, cuando el pulgar de la mano afectada está colocado dentro del puño y la mano es inclinada hacia el dedo meñique, el dolor empeora en la apófisis estiloides radial, lo que es un signo positivo, mientras que no hay dolor cuando el pulgar se sitúa fuera del puño).

【DIFERENCIACIÓN DE SÍNDROMES Y TRATAMIENTO】

En medicina china, la enfermedad se conoce como síndrome *Bi* de los tendones. Se cree que la aparición de la enfermedad está relacionada con un esfuerzo durante mucho tiempo, lesión, invasión de frío y tensión crónica de la muñeca. Las personas que son físicamente débiles debido a la edad avanzada y especialmente las mujeres de unos 50 años de edad que se encargan de realizar trabajos manuales, son más propensas a ser afectadas debido a la debilidad gradual de los tendones, a la insuficiencia de hígado y riñón y a una lesión crónica local de los tendones causada por una tensión crónica. Durante el parto, debido al consumo y deterioro de la esencia primaria y a las estrías laxas de la piel, el cuerpo de la mujer es fácilmente invadido por los patógenos viento, frío y humedad. Además, la mujer en este momento suele lavar a menudo, usa su mano como almohada del niño y ejerce presión en la parte radial de su muñeca al transportar al niño en sus brazos durante mucho tiempo, lo que provoca lesiones de los tendones en la muñeca y como consecuencia aparece la enfermedad.

Los pacientes suelen tener un claro historial de sobrecarga. Los principales síntomas son dolor en la muñeca localizado en la apófisis estiloides radial, inflamación leve y débil capacidad para sostener. El dolor puede empeorarse mediante el movimiento de la muñeca y el pulgar, o incluso diseminarse al pulgar y antebrazo. Los pacientes que han sufrido durante mucho tiempo, pueden sentir un chasquido y fricción en la apófisis estiloides radial durante la abducción o la extensión dorsal del pulgar, y presentan una leve atrofia del músculo de la zona tenar. En el examen físico, hay una ligera inflamación en la apófisis estiloides radial acompañada por una clara sensibilidad en la etapa inicial, y el dolor puede empeorar por la flexión de la muñeca y la extensión dorsal del pulgar. En la etapa avanzada, la inflamación y la sensibilidad local desaparecen gradualmente mientras los pacientes aún presentan disfunción de la extensión dorsal del pulgar, y el pulgar es incluso forzado a permanecer en una posición fija, acompañado por una evidente atrofia del músculo radial de la zona tenar.

Principio de tratamiento: drenar colaterales para mejorar el dolor.

Combinación de puntos:

IG 5 (*yáng xī*) (lado afectado)	IG 10 (*shǒu sān lǐ*) (lado afectado)	IG 4 (*hé gǔ*) (lado afectado)

【TRATAMIENTO】

1. Puntos y Técnicas Acupunturales

1) IG 5 (*yáng xī*): en el pliegue transverso del dorso de la muñeca, en la depresión entre los tendones del extensor largo y corto de los dedos. Usar una aguja filiforme del Nº 30, de 1,5 *cun* (25 mm) de longitud. Aplicar la desinfección local rutinaria. Insertar la aguja en el punto hacia el espacio óseo de la muñeca aproximadamente 0,8 *cun* (20 mm). Sensación de la aguja: dolor distensivo localizado o dolor

que se disemina a la zona dorsal del pulgar. (Fig. 3-48)

2) IG 4 (*hé gŭ*): en el dorso de la mano, entre el primer y segundo huesos metacarpianos, en el punto medio del segundo hueso metacarpianos en el lado radial. Usar una aguja filiforme del Nº 30, de 2,5 *cun* (65 mm) de longitud. Aplicar la desinfección local rutinaria. Insertar la aguja en el punto ID 3 (*hòu xī*) aproximadamente 2.3 *cun* (60mm). Sensación de la aguja: dolor distensivo localizado en la palma. (Fig. 1-4)

3) IG 10 (*shŏu sān lĭ*): en la parte superior de la zona radial dorsal del brazo, 2 *cun* por debajo de IG 11 (*qŭ chí*) o 10 *cun* sobre IG 5 (*yáng xī*). Usar una aguja filiforme del Nº 30, de 2 *cun* (50 mm) de longitud. Aplicar la desinfección local rutinaria. Insertar perpendicularmente la aguja aproximadamente 1,8 *cun* (45 mm). Sensación de la aguja: dolor distensivo localizado o dolor que se disemina al dedo medio. (Fig. 1-3)

2. Postura, Manipulación y Duración del Tratamiento

El paciente se encuentra sentado. Primero, insertar la aguja en IG 5 (*yáng xī*) con el método neutro de tonificación y dispersión. Luego insertar las agujas en IG 4 (*hé gŭ*) e IG 10 (*shŏu sān lĭ*) con el método de dispersión. Después de insertar las agujas, retenerlas durante 40 minutos, y luego, tras retirar las agujas, aplicar las ventosas en IG 10 (*shŏu sān lĭ*) durante aproximadamente 1 minuto, una vez al día. Un ciclo de tratamiento dura 6 días. Se requiere un intervalo de tres días entre dos ciclos. Si los síntomas mejoran, el siguiente ciclo debe continuar. Si no hay efectos al final del primer ciclo o si hay recuperación completa durante este periodo, el tratamiento debe cesar o probar con la terapia de bloqueo en su lugar.

APÉNDICE: terapia de bloqueo

Seleccionar una jeringa esterilizada de 2 ml y una cabeza esterilizada del Nº 6 rellena con una solución que contenga una inyección de 25 mg de prednisolona (o inyección de 40 mg de kenacort) y 20 mg de lidocaina (o 20 mg procaina).

Procedimiento: primero, encontrar un punto sensible evidente en la depresión bajo la apófisis estiloides radial y aplicar la esterilización rutinaria local. Insertar el inyector en el punto hacia el espacio óseo de la muñeca unos 8 mm, o con la cabeza que alcance el hueso. Retirar el émbolo para asegurarse que no hay sangre. Luego aplicar la medicina empujando el émbolo lentamente hasta el final. Aplicar la inyección cada semana. Un ciclo de tratamiento está formado por tres inyecciones. Si no hay mejoría al final de la tercera sesión, el tratamiento debe cesar.

【EXPERIENCIA Y ANÁLISIS】

La medicina china piensa que la tendinitis estenosante en el proceso estiloides radial, también conocido como síndrome *Bi* de los tendones, está asociada con una prolongada compresión, lesión, invasión por frío y tensión crónica de la muñeca. Está caracterizada por un engrosamiento de los tejidos y dolor más que por un exceso de secreción de la sinovial en la vaina tendinosa.

La enfermedad consiste en un dolor en la muñeca común en la clínica y prevalece en las mujeres lactantes 2-3 meses después de dar a luz. Es eficaz aplicar la terapia de acupuntura mencionada anteriormente para los pacientes con dolor en la muñeca en la etapa inicial. Si la función del pulgar y el dedo índice está afectada y aparece dolor de la parte superior del brazo en la etapa media o avanzada, la terapia de acupuntura puede ser de ayuda para mejorar el dolor y en la recuperación de la función del dedo pulgar y el dedo índice. Sin embargo, el dolor en la apófisis estiloides radial de la muñeca es difícil de curar y requiere adoptar la terapia de bloqueo tan pronto como sea posible para tener un mejor efecto. En la etapa avanzada de los casos graves, los médicos deben combinar el método de agujas con el de electroacupuntura o adoptar la terapia de bloqueo junto con electroacupuntura para obtener un resultado satisfactorio. La enfermedad suele volver a producirse con facilidad después de la recuperación, por lo que se debe advertir a los pacientes que eviten usar en exceso la muñeca en caso de reaparición. El mismo tratamiento mencionado anteriormente es también efectivo para la recaída.

Sección 19

Síndrome del Túnel Carpiano

El síndrome del túnel carpiano ocurre cuando el nervio mediano, el cual pasa a través de la muñeca, es comprimido debido a una lesión de muñeca. Esta condición aparece en el punto en el que el nervio mediano se distribuye en la muñeca.

Hay ocho huesos del carpo situados en un plano horizontal diferente en la muñeca. El borde medial y lateral es elevado y forma un surco del carpo con la superficie palmar deprimida por encima. En la parte interna del surco, se encuentra la eminencia radial de la muñeca, compuesta por el tubérculo del hueso navicular y el tubérculo del hueso mayor multiangular. La eminencia cubital de la muñeca, la cual está compuesta por el hueso pisiforme y el ganchoso, está localizado en el margen medial. Ambas eminencias están por debajo de la piel, y el túnel carpiano, el cual está rodeado por el ligamento transversal del carpo, y el surco del carpo puede sentirse mediante la palpación. Además, los tendones del músculo flexor superficial y profundo de los dedos, los tendones flexores del pulgar y el nervio mediano, pasan a través del túnel carpiano.

La enfermedad está causada principalmente por una lesión externa, un esfuerzo prolongado de la mano durante mucho tiempo, cargar peso en la muñeca, una mala unión de una fractura de muñeca, una dislocación del semilunar, un ganglio en la muñeca y una compresión del túnel carpiano por un lipoma. Esto podría ocurrir en algunas mujeres con una edad crítica. Los cambios patológicos significativos incluyen inflamación aséptica en los tejidos circundantes del túnel carpiano y a ambos lados de la pared del túnel, así como inflamación, la cual conlleva un estrechamiento del túnel carpiano, opresión e irritación en el nervio mediano de la muñeca.

【MANIFESTACIONES CLÍNICAS】

Las principales manifestaciones son los síntomas de compresión del nervio mediano, tales como entumecimiento en la punta y lado medial del pulgar, dedo índice y dedo medio, sensación normal en el dorso de la mano y bajo la punta del dedo, tensión disminuida del músculo de la zona tenar, alteración de la fuerza de agarre, disfunción evidente del dedo pulgar, índice y medio. El dolor es más intenso mientras se duerme y el esfuerzo, o por una estimulación fría. Mejorará después de un ligero movimiento o con la aplicación de calor. En algunos casos, el dolor y entumecimiento puede irradiarse y ascender hasta el codo y el hombro.

Examen físico: sensibilidad evidente en el túnel carpiano, músculo flácido sin fuerza de la zona tenar o diferente grado de atrofia, insensibilidad en las puntas de los dedos y zona palmar del pulgar, dedo índice y dedo medio, sensación normal en la parte dorsal de la mano y por debajo de la punta del dedo, un resultado positivo en la prueba de percusión (es decir, los pacientes tendrán un dolor irradiado y hormigueo a modo de sacudidas en la zona de innervación de la mano afectada cuando el nervio mediano de la muñeca es golpeado), y un resultado positivo en la prueba de compresión de flexión de la muñeca (es decir, los pacientes tendrán un dolor y un hormigueo más intenso que puede incluso irradiarse al dedo índice y medio cuando la muñeca está flexionada en un ángulo recto y el túnel carpiano está oprimido por el dedo del medio durante un tiempo de 40 segundos a 1 minuto).

Hallazgos de rayos X: osteoartritis, estrechamiento de la articulación antebraquial-carpiana o antigua fractura y dislocación del semilunar.

【DIFERENCIACIÓN DE SÍNDROMES Y TRATAMIENTO】

La medicina china cree que la enfermedad está asociada con una lesión de las manos y la muñeca, lo que conduce a un estrechamiento del túnel carpiano, falta de elasticidad, estructura compacta, aumento de la presión interna, estancamiento de qi y estasis de sangre de los tendones y colaterales. Esto impedirá de forma directa la función normal de los tendones y colaterales y la enfermedad aparecerá como resultado. Las causas incluyen:

1. Forma cambiada o espacio disminuido del túnel carpiano debido a la fractura o dislocación de la muñeca.

2. Compresión local causada por un quiste ganglionar o lipoma alrededor del túnel carpiano, mala unión de la fractura radial en la extremidad distal, entablillado incorrecto y hematoma después de una lesión externa, lo que lleva a opresión del nervio mediano.

3. Músculo anormal alrededor del túnel carpiano causado por el músculo flexor superficial

de los dedos o vientre del músculo lumbrical que entran en el túnel carpiano debido a la pared dañada del túnel carpiano.

4. Inflamación local como peritendinitis debido a diversos factores (lesión externa, tensión o artritis reumatoide, etc.)

5. Relacionado con el sistema endocrino. La enfermedad suele ocurrir en mujeres durante su menopausia, gestación o lactancia debido a cambios endocrinos, los cuales causan un engrosamiento sinovial de la articulación y tejido y lleva a una mayor presión en el canal carpiano.

Debido a estas causas, aparecerá el estrechamiento, compresión e irritación de los músculos, tendones y colaterales locales. Conduciendo así a la enfermedad debido a la circulación obstruida del qi y la sangre en la mano y la malnutrición de músculos, tendones y colaterales.

La enfermedad suele aparecer en mujeres de mediana edad con un historial típico de tensión o lesión de la mano. Los síntomas suelen comenzar con un dolor local por debajo del punto medio del pliegue transverso de la muñeca, con entumecimiento y dolor distensivo que afecta el pulgar y el índice, lo que normalmente obstaculizan el trabajo diario. Según se desarrolla la condición, los pacientes podrán sentir entumecimiento, hormigueo o dolor ardiente en el pulgar, índice, dedo medio y una parte del dedo anular, lo cual se volverá intenso después del movimiento. Inicialmente, los pacientes suelen sentir un evidente dolor cuando se levantan por la mañana o después de dormir, y el dolor intenso puede incluso irradiarse al codo y al hombro. En algunos casos, aparecen hipoestesias, hiperestesia o flexibilidad disminuida después de ser estimulado por frío en el dedo pulgar, índice, medio y lado radial del dedo anular. En la etapa avanzada, los pacientes pueden sufrir de amiotrofia del músculo de la zona tenar, disminución de la fuerza muscular del oponente de los dedos y del abductor del pulgar que incluso no puede realizar la oposición. Puede verse sequedad de la piel, atenuación y fragilidad de las uñas en los casos que duran mucho tiempo. (Fig. 3-26)

Principio de tratamiento: drenar colaterales para aliviar el dolor.

Combinación de puntos:

PC 7 (dà líng) (lado afectado)	IG 4 (hé gǔ) (lado afectado)	PC 6 (nèi guān) (lado afectado)

【TRATAMIENTO】

1. Puntos y Técnicas Acupunturales

1) PC 7 (dà líng) (lado afectado): en la muñeca, en el punto medio del pliegue transversal de la muñeca, en la depresión entre el tendón del músculo flexor radial del carpo y el tendón del palmar largo. Localizar el punto con la palma hacia arriba y la muñeca expuesta. Usar una aguja filiforme del Nº 30, de 1,5 cun (40 mm) de longitud. Aplicar la desinfección local rutinaria. Insertar perpendicularmente la aguja en el punto aproximadamente 1,3 cun (35 mm). Sensación de la aguja: dolor distensivo localizado o dolor que se disemina alrededor índice y dedo medio. (Fig. 3-52).

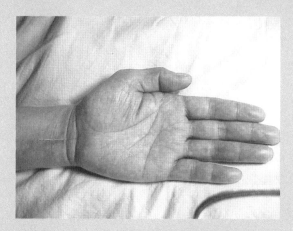

Fig. 3-52   PC 7 (*dà líng*)

2) IG 4 (*hé gǔ*): en el dorso de la mano, en el punto medio del primer espacio intermetacarpiano, o en el punto entre la segunda articulación metacarpofalángica e IG 5 (*yáng xī*), ligeramente cercano al índice. Usar una aguja filiforme del Nº 30, de 2,5 *cun* (65 mm) de longitud. Aplicar la desinfección local rutinaria. Insertar perpendicularmente la aguja en el punto hacia ID 3 (*hòu xī*) aproximadamente 2,3 *cun* (60 mm). Sensación de la aguja: dolor distensivo localizado en la palma. (Fig.1-4)

3) PC 6 (*nèi guān*): 2 *cun* sobre el pliegue transversal de la muñeca, entre los tendones del músculo palmar largo y el flexor radial del carpo. Usar una aguja filiforme del Nº 30, de 1,5 *cun* (40 mm) de longitud. Aplicar la desinfección local rutinaria. Insertar la aguja hacia SJ 5 (*wài guān*) aproximadamente 1,3 *cun* (35 mm). Sensación de la aguja: dolor distensivo localizado o dolor que se irradia al dorso de la mano y al dedo medio. (Fig. 1-20)

2. Postura, Manipulación y Duración del Tratamiento

El paciente se encuentra sentado y pone la mano afectada en la mesa con la palma hacia arriba y los puntos expuestos. Primero, insertar las agujas en PC 7 (*dà líng*) con el método neutro de tonificación y drenaje. Luego insertar las agujas en IG 4 (*hé gǔ*) y PC 6 (*nèi guān*) con el método de dispersión. Después de insertar las agujas, retenerlas durante 40 minutos, y luego, tras retirar las agujas, aplicar las ventosas en PC 6 (*nèi guān*) y PC 7 (*dà líng*) durante aproximadamente 1 minuto, una vez al día. Un ciclo de tratamiento dura 6 días. Se requiere un intervalo de tres días entre dos ciclos. Si los síntomas mejoran, el siguiente ciclo debe continuar. Si no hay efectos al final del primer ciclo o si hay recuperación completa durante este periodo, el tratamiento debe cesar. (Si aparece amiotrofia en el músculo de la zona tenar, el médico seguirá el mismo método de punción combinado con electroacupuntura)

APÉNDICE: terapia de bloqueo

Elegir una jeringa esterilizada de 5 ml y una cabeza esterilizada del Nº 6 rellena con soluciones que contienen una inyección de 25 mg de prednisolona o inyección de kenacort (1 ml), 20 mg de procaína o 20 mg de lidocaina (1 ml).

Procedimiento: el paciente se encuentra sentado. Localizar el punto claramente sensible alrededor de PC 7 (*dà líng*). Insertar perpendicularmente la aguja en el punto aproximadamente 1-1,5 cm después de aplicar la esterilización rutinaria local. Si el paciente tiene entumecimiento y dolor que se irradia a la punta del dedo índice y medio, retroceder un poco el émbolo para asegurarse que no haya sangre. Luego aplicar la medicina empujando el émbolo lentamente hasta el final. Eliminar la aguja y presionar firmemente sobre el lugar de la inyección con una pequeña bola de algodón en caso de sangrado. Aplicar la inyección cada semana. Un ciclo de tratamiento está formado por tres inyecciones. Si no hay mejoría al final de la tercera vez, el tratamiento debe cesar.

【EXPERIENCIA Y ANÁLISIS】

La medicina china sostiene que la enfermedad está relacionada con la lesión de los músculos, tendones y colaterales, así como una circulación obstruida de los meridianos y colaterales, por lo que pertenece al síndrome de estancamiento. Inicialmente, si solo aparece dolor distensivo local, y leve entumecimiento del pulgar, dedo índice y medio, el método de acupuntura es eficaz. Si los pacientes sufren de dolor grave durante la noche, el entumecimiento en la punta del dedo y la disfunción de la mano debido al dolor, es difícil de curar mediante la terapia de acupuntura, y el médico debe aplicar la terapia de bloqueo en su lugar para mejorar el dolor. Para los pacientes con amiotrofia, los médicos deben combinar el método de agujas con el de electroacupuntura después de que el dolor mejore para estimular los músculos afectados para recuperarse.

Sección 20

Lesión del Fibrocartílago Triangular de la Muñeca

La lesión del fibrocartílago triangular se presenta con dolor en la muñeca causado por torsión, fricción, tracción y fracturas distales del radio.

El cartílago piramidal está localizado en la muñeca y está compuesto por fibrocartílago, cuyo centro es lameliforme y la parte superior conecta con la superficie medial de la apófisis estiloides del cúbito (el ligamento lateral de la articulación de la muñeca también conecta con la apófisis estiloides del cúbito). Su parte inferior se une a ambos lados del margen de la escotadura cubital en su extremo distal. En la superficie palmar, el cartílago del piramidal está cercano a la membrana sinovial de la articulación, junto con el disco cartilaginoso de fibrocartílago del hueso triangular, escafoides, semilunar y piramidal, para formar la articulación antebraquial del carpo en la parte distal del radio.

La principal función de la articulación antebraquial del carpo está estrechamente conectada con la parte distal del radio, para evitar así la separación y proporcionar unos movimientos rotacionales estables de la unidad radiocarpiana alrededor del eje cubital (dentro de un ángulo de 150 grados). El antebrazo está relajado cuando está en pronación y su parte palmar en tensión parcial cuando está en supinación.

La enfermedad está directamente relacionada con la lesión causada por la intorsión de muñeca, fricciones repetidas, tracción y fractura distal del radio. Normalmente, estos factores, así como una caída con una mano en el suelo, la extensión dorsal de la articulación de la muñeca, la pronación excesiva del antebrazo (es decir, cuando la muñeca se flexiona ligeramente hacia atrás, la mano es girada y presionada en una posición de extensión dorsal en el lado cubital), o supinación del antebrazo en el lado cubital durante la extensión dorsal de la muñeca, provocarán rotura, desgarro y separación del disco cartilaginoso del fibrocartílago triangular debido a que es comprimido entre el cúbito, el hueso triangular y semilunar.

【MANIFESTACIONES CLÍNICAS】

Los pacientes suelen presentar un claro historial traumático. Los síntomas son evidente inflamación en la articulación del hueso cubital, piramidal y semilunar, entre SJ 4 (*yáng chí*) y ID 5 (*yáng gǔ*), sensibilidad, disminución de la fuerza de agarre, o incluso incapacidad para sostener objetos, dolor intenso cuando la muñeca se flexiona hacia atrás o se prona hacia el lado cubital. En los casos crónicos, puede aparecer un chasquido en la muñeca.

Examen físico: sensibilidad evidente entre SJ 4 (*yáng chí*) y ID 5 (*yáng gǔ*) en el lado dorsal de la muñeca, diferente grado de disfunción del movimiento rotacional de la muñeca en todas las direcciones, desaparición de la depresión por debajo del cúbito, y signo positivo en la prueba de compresión del disco cartilaginoso del fibrocartílago triangular.

【DIFERENCIACIÓN DE SÍNDROMES Y TRATAMIENTO】

Debido a una caída en la que la mano impacta con el suelo, fuerzas externas provocarán la lesión sustancial de la muñeca, estas lesiones incluyen fisura del hueso de la muñeca, daño de los meridianos y colaterales de la muñeca y estasis sanguínea, todo lo cual causará inflamación y dolor. Debido a la fisura del hueso de la muñeca y al tejido cartilaginoso dañado en el margen del hueso de la muñeca, la enfermedad aparecerá.

Inicialmente, los pacientes sienten un dolor sordo en la muñeca y que empeora gradualmente. En los casos graves, aparece inflamación en el lado dorsal de la muñeca, disfunción de la flexión y extensión de la muñeca, especialmente en la extensión dorsal, y clara sensibilidad en la zona dorsal dañada de la muñeca.

Principio de tratamiento: drenaje de colaterales para aliviar el dolor.

Combinación de puntos:

ID 6 (*yǎng lǎo*) (lado afectado)	IG 5 (*yáng xī*) (lado afectado)	SJ 3 (*zhōng zhǔ*) (lado afectado)
SJ 9 (*sì dú*) (lado afectado)		

【TRATAMIENTO】

1. Puntos y Técnicas Acupunturales

1) ID 6 (*yǎng lǎo*) (lado afectado): en la parte cubital dorsal del antebrazo, en la depresión del extremo proximal del cóndilo radial del cúbito. Usar una aguja filiforme del Nº 30, de 1,5 *cun* (40 mm) de longitud. Aplicar la desinfección local rutinaria. Insertar perpendicularmente la aguja aproximadamente 1,3 *cun* (35 mm). Sensación de la aguja: dolor distensivo localizado. (Fig. 3-49)

2) IG 5 (*yáng xī*) (lado afectado): en la parte cubital de la muñeca, en la depresión entre los tendones del extensor largo y corto de los dedos. Usar una aguja filiforme del Nº 30, de 1 *cun* (25 mm) de longitud. Aplicar la desinfección local rutinaria. Insertar la aguja en el punto hacía la sutura ósea aproximadamente 0,8 *cun* (20 mm). Sensación de la aguja: dolor distensivo localizado. (Fig. 3-48)

3) SJ 9 (*sì dú*) (lado afectado): en el lado dorsal del antebrazo, en la línea que conecta SJ 4 (*yáng chí*) y la punta del codo, 5 *cun* por debajo del olécranon, entre el cúbito y el radio. Usar una aguja filiforme del Nº 30, de 2 *cun* (50 mm) de longitud. Aplicar la desinfección local rutinaria. Insertar perpendicularmente la aguja aproximadamente 1,8 *cun* (45 mm). Sensación de la aguja: dolor distensivo localizado.

4) SJ 3 (*zhōng zhǔ*) (lado afectado): en la parte anterior del cuarto espacio intermetacarpiano sobre el dorso de la mano, en la depresión por el lado cubital de la parte posterosuperior de la cuarta articulación metacarpofalángica. Usar una aguja filiforme del Nº 30, de 1,5 *cun* (40 mm) de longitud. Aplicar la desinfección local rutinaria. Insertar perpendicularmente la aguja hacia SJ 4 (*yáng chí*) aproximadamente 1,3 *cun* (35 mm). Sensación de la aguja: dolor distensivo localizado. (Fig. 3-51)

2. Postura, Manipulación y Duración del Tratamiento

El paciente se encuentra en posición sentada con su mano descansando sobre el brazo de la silla y con los puntos expuestos. Primero, insertar la aguja en IG 5 (*yáng xī*) con el método de dispersión. Luego insertar la aguja en ID 6 (*yǎng lǎo*) con el método neutro de tonificación y dispersión. Finalmente insertar las agujas en SJ 9 (*sì dú*) y SJ 3 (*zhōng zhǔ*) con el método neutro de tonificación y dispersión. Después de insertar las agujas, retenerlas durante 40 minutos. Durante este periodo, girar las agujas en todos los puntos una vez. Luego, tras quitar las agujas, aplicar las ventosas en los puntos, excepto en IG 5 (*yáng xī*), durante aproximadamente 1 minuto, una vez al día. Un ciclo de tratamiento dura 6 días. Se requiere un intervalo de tres días entre dos ciclos. Si los síntomas mejoran, el siguiente ciclo debe continuar. Si no hay efectos al final del primer ciclo o si hay recuperación completa durante este periodo, el tratamiento debe cesar. Para los pacientes acompañados por disfunción, el tratamiento debe combinarse con electroacupuntura tras las agujas.

【EXPERIENCIA Y ANÁLISIS】

Debido a que sólo es una la estructura circundante, el cartílago triquetro, no es fácilmente dañado en muchas situaciones de urgencia. Sin embargo, la articulación de la muñeca es usada repetitivamente con el mayor rango de movimiento. Cuando la muñeca experimenta un giro intenso, una fricción repetida, arrastre, o una caída con la palma de la mano en el suelo, aparecerá rotura en la sutura ósea de la palma, provocando así la enfermedad. Se debe distinguir de la fractura del hueso escafoides y de la necrosis aséptica del hueso semilunar según las distintas zonas sensibles o con la ayuda de los rayos X. Además, es fácil de confundir el esguince agudo de muñeca en su etapa aguda con la enfermedad. Sin embargo, la primera lesión puede curarse rápidamente mediante medicamentos que eliminen la estasis.

En la etapa aguda, la terapia de acupuntura sólo es bastante efectiva para aliviar el dolor y la inflamación, así como en la recuperación funcional de la muñeca. Debido a que la aguja es insertada directamente en la sutura ósea de IG 5 (*yáng xī*), los pacientes experimentan mucho dolor y pueden incluso negarse a cooperar. Deben ser informados antes de ser pinchados. Los resultados pueden ser satisfactorios siempre que los pacientes acepten el tratamiento. Para la condición acompañada con disfunción de la muñeca, el tratamiento debe combinarse con electroacupuntura para una mejor recuperación de la función de la articulación.

Sección 21

Tendinitis del Flexor

La tendinitis del flexor, también conocido como dedo chasqueado, dedo en gatillo o dedo en resorte, se refiere a la alteración motora de las articulaciones del dedo causada por la inflamación del tendón flexor palmar.

El tendón flexor, el cual entra en la palma desde el túnel carpiano y permite la flexión de los dedos, está compuesto de cuatros tendones del músculo flexor superficial de los dedos y los cuatro tendones del músculo flexor profundo, así como un tendón del flexor largo de los dedos. Cada tendón pasa a través del correspondiente músculo flexor superficial de los dedos desde la falange proximal y finaliza en la base de la falange ungueal de los dedos. La vaina sinovial del tendón, localizada fuera de los tendones flexores, está rodeada por una vaina fibrosa resistente y flexible, y proporciona la lubricación para las articulaciones de los dedos en el movimiento diario. El tendón flexor actúa principalmente para doblar las articulaciones interfalángicas distales y las articulaciones proximales de los dedos en coordinación con el tendón del músculo flexor superficial de los dedos.

【MANIFESTACIONES CLÍNICAS】

La enfermedad es más común en mujeres y está relacionada con un exceso de trabajo ocupacional (tales como tejer, empaquetar, coser y sujetar). El factor congénito puede verse normalmente entre 12-18 meses después del nacimiento, cuando aparece rigidez del pulgar afectado. Aparece principalmente de un uso excesivo de las articulaciones de los dedos, tensión y fricción de los tendones del músculo flexor superficial y profundo de los dedos, dando lugar a una lesión de la vaina fibrosa que rodea la banda del tendón, inflamación aséptica crónica, inflamación, degeneración o calcificación del cartílago, estrechamiento y adhesión en el túnel, así como ensanchamiento de los tendones. Como resultado, los tendones del músculo flexor superficial y profundo de los dedos presentarán chasquido y dolor cuando son comprimidos mediante la vaina tendinosa estrechada durante la flexión y extensión.

Los síntomas iniciales son dolor intenso y molestia de las articulaciones metacarpofalángicas cuando el dedo se curva, disminución de la fuerza de agarre y disfunción de la flexión y extensión. Gradualmente, aparece una masa dura similar a una cuerda, en el lado palmar de la vaina tendinosa afectada que se vuelve cada vez más grande, incluso interfiriendo con la flexión y extensión de los dedos. En los casos leves, el dedo bloqueado podría mejorar siempre y cuando los pacientes hagan un esfuerzo para estirarlos. Sin embargo, si el bloqueo del dedo sucede frecuentemente en casos graves, es doloroso el estirar los dedos de forma voluntaria, lo cual afectará a la función motora de los tendones flexores. En consecuencia, puede sentirse una clara sensibilidad y tejidos similares a cuerdas, alrededor de las articulaciones de los dedos afectadas.

Examen físico: se puede sentir una clara sensibilidad alrededor del lado palmar del tendón flexor afectado (a menudo en el tendón flexor de la articulación metacarpofalángica), y en muchos casos, se puede escuchar un chasquido cuando el dedo es doblado. (Fig. 3-53)

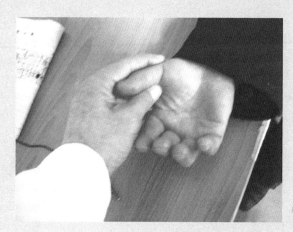

Fig. 3-53   Examen del chasquido

【DIFERENCIACIÓN DE SÍNDROMES Y TRATAMIENTO】

En medicina china, la enfermedad está asociada con una desarmonía entre el qi y la sangre, la circulación obstruida de meridianos y colaterales, tendones y músculos dañados, y estancamiento por frío y humedad en los meridianos y colaterales. La parte engrosada de la fascia profunda compuesta por la vaina tendinosa del flexor, rodea el tendón del flexor bilateral y anteriormente, unida a los huesos bilaterales de los dedos y forma un túnel fibroso óseo con los huesos de los dedos. Así, la flexión y extensión repetida y excesiva de los dedos conducirá a la fricción en el fino túnel fibroso o entre los tendones del músculo flexor superficial y profundo de los dedos, así como la frecuente compresión del túnel fibroso en el cóndilo del hueso metacarpiano cuando la mano sujeta objetos, de forma que causa un estrechamiento y adherencias de la vaina tendinosa dañada o la degeneración y el espesamiento del tendón. Las personas cuya ocupación requiere un uso repetitivo de sus manos, son propensas a sufrir la enfermedad.

La enfermedad afecta con más frecuencia al pulgar que a los dedos índice, medio y anular. Inicialmente, aparece lentamente y se presenta con una leve alteración de la flexión y la extensión, así como dolor en el lado palmar de la mano, especialmente por la mañana o después de realizar un esfuerzo. En la etapa media y avanzada, pueden sentirse mediante la palpación un evidente nódulo en el lado palmar de las articulaciones metacarpofalángicas, particularmente en el pulgar, acompañado por una clara sensibilidad. Debido al estrechamiento y endurecimiento en la entrada de la vaina tendinosa, es difícil por el nódulo inflamado, el paso a través del túnel y se necesita ayuda de la mano sana para estirar el dedo rígido. En este momento, puede oírse un chasquido como un gatillo en la articulación metacarpofalángica. Es por esto que la enfermedad también recibe el nombre de "dedo en gatillo" y "dedo chasqueado". La mano afectada prefiere el calor y tiene aversión al frío. El dolor puede mejorar después de ser calentado o mediante el movimiento.

Principio de tratamiento: drenar los colaterales para aliviar el dolor.

Combinación de puntos:

PC 7 (*dà líng*) (lado afectado)	Punto sensible (lado afectado)	

【TRATAMIENTO】

1. Puntos y Técnicas Acupunturales

1) Punto sensible (lado afectado): localizar el punto de mayor sensibilidad o inflamación en el lado palmar afectado. Usar una aguja filiforme del Nº 30, de 1 *cun* (25 mm) de longitud. Aplicar la desinfección local rutinaria. Insertar perpendicularmente la aguja en el punto hacia la articulación metacarpofalángica aproximadamente 0,5 *cun*

(15 mm). Sensación de la aguja: dolor distensivo localizado.

2) PC 7 (*dà líng*) **(lado afectado):** en la muñeca, en el punto medio del pliegue transverso de la muñeca, en la depresión entre el músculo del flexor radial del carpo y el tendón del palmar largo. Localizar el punto con la palma hacia arriba y la muñeca girada. Usar una aguja filiforme del Nº 30, de 2-3 *cun* (50-75 mm) de longitud. Aplicar la desinfección local rutinaria. Insertar perpendicularmente la aguja en la piel y luego insertarla horizontalmente hasta el punto sensible, alcanzando la articulación metacarpofalángica. Si más vainas tendinosas están afectadas, es recomendable insertar varias agujas, siguiendo el procedimiento anterior, en los puntos sensibles. Sensación de la aguja: dolor distensivo localizado. (Fig. 3-52)

2. Postura, Manipulación y Duración del Tratamiento

El paciente se encuentra sentado. Localizar el punto sensible evidente o la masa con mayor sensibilidad. Insertar la aguja en el punto con el método de dispersión. Luego insertar la aguja en PC 7 (*dà líng*), siguiendo el procedimiento anterior, con el método de tonificación. Si más vainas tendinosas están afectadas, es recomendable insertar agujas en los puntos sensibles siguiendo el procedimiento anterior. Después de insertar las agujas, retenerlas durante 40 minutos, y luego aplicar las ventosas en PC 7 (*dà líng*) durante aproximadamente 1 minuto, tras retirar las agujas, una vez al día. Un ciclo de tratamiento dura 6 días. Si no hay efectos al final del primer ciclo, aplicar la terapia de bloqueo en su lugar.

APÉNDICE: terapia de bloqueo

Elegir una jeringa esterilizada de 5 ml y una cabeza esterilizada del Nº 6 rellena con soluciones que contienen una inyección de 25 mg de prednisolona o inyección de 40mg de kenacort, 20 mg de procaína o 20 mg de lidocaína.

Procedimiento: localizar el punto sensible o nódulo doloroso en la articulación metacarpofalángica del lado afectado. Aplicar la esterilización rutinaria local. Insertar perpendicularmente la aguja en el punto hasta alcanzar el hueso y después retroceder un poco el émbolo para asegurarse que no hay sangre. Luego aplicar la medicina empujando el émbolo lentamente hasta el final. Eliminar la aguja y presionar firmemente sobre el lugar de la inyección con una pequeña bola de algodón en caso de sangrado. Aplicar la inyección cada semana. Un ciclo de tratamiento para cada punto sensible está formado por tres inyecciones. Si no hay mejoría al final del ciclo, el tratamiento debe cesar. Si aparecen varios puntos sensibles al mismo tiempo, puede aplicarse inicialmente la terapia de bloqueo al punto más doloroso, o cada uno de los puntos cada semana, pero las inyecciones deben ser controladas en 6 veces.

【EXPERIENCIA Y ANÁLISIS】

La enfermedad suele presentarse con dolor en la mano y suele aparecer en personas cuyo trabajo requiere de un uso repetitivo de las manos. Clínicamente, afecta con más frecuencia al pulgar que los dedos índice, medio y anular. La terapia de bloqueo es el principal método para curar la tendinitis del flexor aunque el tratamiento con acupuntura mencionado arriba es efectivo para mejorar el dolor hasta cierto grado. Si se adopta la terapia de bloqueo, el dolor puede volverse intenso dos horas después de la inyección, incluso un dolor muy intenso en el área de bloqueo debido a la absorción de la droga. Los pacientes deben ser advertidos de esto para reducir su ansiedad. Normalmente el dolor desaparecerá gradualmente en 24 horas. Si los pacientes se recuperan después de una o dos inyecciones, la terapia debe cesar. Aunque la enfermedad reaparece fácilmente es eficaz aplicar los métodos anteriores para curarla.

Capítulo 4
Lesiones de las Extremidades Inferiores

Este capítulo
describe principalmente las
lesiones de las extremidades inferiores,
incluyendo el diagnóstico y la terapia acupuntural
para las enfermedades músculoesqueléticas que suceden en
los glúteos, parte anterior y posterior del fémur, articulación de la
rodilla, hueco poplíteo, espina tibial, parte posterior de la espinilla, tobillo,
tendón de Aquiles, dedo y planta del pie.

El capítulo se centra en la etiología, la patogénesis, los puntos clave del diagnóstico y el tratamiento con la terapia acupuntural en base a la conclusión diagnóstica para las lesiones de las extremidades inferiores. El capítulo consta de veintiuna secciones las cuales exponen diferentes enfermedades. Al principio de cada sección, el autor describe el inicio, causas y diagnóstico de la enfermedad, en primer lugar desde la perspectiva biomédica. Luego, de acuerdo a la diferenciación de síndromes y tratamiento de la medicina china, divide la enfermedad en distintos tipos y describe sus síndromes principales, principios de tratamiento, prescripción de puntos y técnicas de punción usando ilustraciones de los puntos de acupuntura para comodidad de los lectores. Las prescripciones de puntos introducidas han sido seleccionadas y probadas por el autor en su dilatada experiencia clínica. Además, hay detalles sobre el proceso de tratamiento de cada enfermedad.

La última parte de cada sección, experiencia y análisis, es una
evaluación de la eficacia de tratamiento y menciona algunos
aspectos que requieren una especial atención durante
y después del tratamiento.

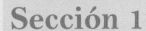

Sección 1

Bursitis Isquioglútea

La bursitis isquioglútea, un tipo de inflamación aséptica entre la tuberosidad isquiática y el tendón, es una enfermedad común caracterizada por dolor en el glúteo.

La tuberosidad isquiática está localizada en la parte superior y anterior del agujero ciático mayor, lateral a la articulación de la cadera. La bolsa isquiática, que se encuentra entre la espina isquiática y el músculo, es un espacio intercapsular de tejido conectivo con su pared interna compuesta de tejido sinovial. El líquido sinovial en la bolsa puede proporcionar lubricación para el movimiento.

La enfermedad aparece comúnmente en personas cuya ocupación requiere que trabajen sentados, particularmente aquellos que sufren emaciación en la mediana edad. Las principales causas son la compresión y fricción de la bolsa isquiática por permanecer mucho tiempo sentado, lo que lleva a una inflamación en la bolsa, aumento del espesor o fibrosis de la pared. En algunos casos, la enfermedad está causada por inflamación local en la cadera debido a la lesión por agacharse de forma repentina.

【MANIFESTACIONES CLÍNICAS】

Los principales síntomas son inflamación local, sensibilidad y dolor cuando los pacientes se sientan o elevan sus piernas. Mediante la palpación, puede encontrarse una masa ovalada con un margen liso que se adhiere a la tuberosidad isquiática en la capa profunda de la región de la tuberosidad isquiática. El dolor empeora después del movimiento y mejora después del descanso. En los casos graves, puede sentirse un leve dolor que se irradia en el área inervada por el nervio ciático.

【DIFERENCIACION DE SÍNDROMES Y TRATAMIENTO】

Según la medicina china la aparición de la enfermedad está relacionada con el estancamiento de qi y la estasis sanguínea. A causa de estar mucho tiempo sentado, o por un daño de tracción repetitiva al ligamento en la tuberosidad isquiática, los meridianos y colaterales locales son comprimidos y dañados, provocando así el estancamiento de qi y sangre en esa zona. Según el principio de la medicina china, la circulación obstruida prolongada en los meridianos y colaterales locales dará lugar a dolor, y la enfermedad entra en la categoría del patrón de humedad del síndrome *Bi*.

En los casos agudos, la enfermedad aparece repentinamente y su pico de inflamación en 2-3 días, acompañado por inflamación local, dolor, sensibilidad marcada y una masa blanda.

En los casos crónicos, la enfermedad tiene un inicio lento y se desarrolla gradualmente. Inicialmente, el dolor intenso está presente en la tuberosidad isquiática tras permanecer mucho tiempo sentado o andando. El dolor no suele ser obvio y no interfiere con el movimiento del miembro afectado. Según se desarrolla la situación, aparecerá gradualmente una masa blanda en la tuberosidad isquiática. La sensibilidad local empeora después del movimiento y la compresión, y mejora después de la relajación y la aplicación local externa de calor. Según crece la masa, la compresión y la adherencia se agravan de forma continua. Así pues, el nervio ciático en el agujero isquiático mayor se verá directamente afectado, lo que dará lugar a compresión e irritación, o dolor referido del nervio ciático bajo la sección afectada, pero el síntoma ciático es leve.

Principio de tratamiento: promover la circulación sanguínea y eliminar la estasis para aliviar el dolor.

Combinación de puntos:

Punto sensible (lado afectado)	V 40 (*wěi zhōng*) (lado afectado)	V 54 (*zhì biān*) (lado afectado)

【TRATAMIENTO】

1. Puntos y Técnicas Acupunturales

1) Punto sensible (lado afectado): localizar el punto con clara sensibilidad en el área de la tuberosidad isquiática. Usar dos agujas filiformes del Nº 30, de 3 *cun* (75 mm) de longitud. Aplicar la desinfección local rutinaria. Insertar las agujas en el punto hacia la masa en la tuberosidad isquiática aproximadamente 2,8 *cun* (70 mm). Sensación de la aguja: dolor distensivo localizado o dolor que se disemina al miembro inferior. (Fig. 4-a)

2) V54 (*zhì biān*) (lado afectado): en el glúteo, horizontal al cuarto agujero dorsal del sacro, 3 *cun* lateral a la cresta media del sacro, que está 3 *cun* lateral al punto DU 2 (*yāo shù*). Usar una aguja filiforme del Nº 30, de 3 *cun* (75 mm) de longitud. Aplicar la desinfección local rutinaria. Insertar perpendicularmente la aguja aproximadamente 2,8 *cun* (70 mm). Sensación de la aguja: dolor distensivo localizado. (Fig. 2-33)

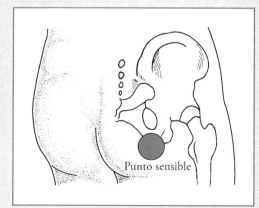

Fig. 4-a   Punto sensible

Punto sensible

3) V 40 (*wěi zhōng*) (lado afectado): posterior a la articulación de la rodilla, en el punto medio del pliegue transverso del hueco poplíteo, entre los tendones del bíceps femoral y el músculo semitendinoso. Usar una aguja filiforme del Nº 30, de 2 *cun* (50 mm) de longitud. Aplicar la desinfección local rutinaria. Insertar la aguja oblicuamente hacia arriba aproximadamente 1,8 *cun* (45 mm). Sensación de la aguja: dolor distensivo en el hueco poplíteo o dolor que se disemina a la parte posterior de la tibia. (Fig.2-25)

2. Postura, Manipulación y Duración del Tratamiento

La terapia acupuntural se aplica principalmente al estado con derrame leve de la bolsa en la fase inicial. El paciente se encuentra en posición de cúbito prono. Primero, localizar el punto sensible evidente en la tuberosidad isquiática, insertar dos agujas en el punto con la técnica de punción proximal, manteniendo una distancia de 2 cm entre dos agujas. Insertar ambas en el punto sensible con el método de dispersión y las agujas en V 54 (*zhì biān*) y V 40 (*wěi zhōng*) con el método neutro de tonificación y drenaje. Después de insertar las agujas, retenerlas durante 40 minutos, y luego, tras retirar las agujas, aplicar las ventosas durante aproximadamente 1 minuto, una vez al día. Un ciclo de tratamiento dura diez días. Se requiere un intervalo de cinco días entre dos ciclos. Si los síntomas mejoran, el siguiente ciclo debe continuar. Si no hay efectos al final del primer ciclo o si hay recuperación completa durante este periodo, el tratamiento debe cesar. Para los pacientes con disfunción de la elevación de la pierna debido a adherencias locales, la terapia de punción debe ser combinada con la electroestimulación.

APÉNDICE: terapia de bloqueo

La terapia es aplicable principalmente a la condición con mucha efusión de la bolsa de la tuberosidad isquiática.

Seleccionar una jeringa esterilizada de 10 ml, una jeringa esterilizada de 5 ml, una cabeza de jeringa de bloqueo esterilizada del Nº 7 (10 cm de longitud) y una cabeza intramuscular del Nº 7. Conectar la jeringa de 5 ml con la cabeza intramuscular del Nº 7 rellena con una solución compuesta por una inyección de 25 mg de prednisolona o inyección de 40 mg de kenacort, 20 mg de procaína o 20 mg de lidocaina.

Localizar el área que presenta una masa fluctuante alrededor de la tuberosidad isquiática. Insertar una cabeza de bloqueo del Nº 7 conectada con la jeringa de 10 ml en la punta de la masa. Cuando el médico tiene una sensación de vacío, fijar la jeringa y retorcer el émbolo lentamente para succionar el líquido. Luego, eliminar la jeringa de 10 ml e insertar la jeringa de 5 ml rellena con la solución que contiene la medicina. Aplicar la medicina empujando el émbolo lentamente hasta el final. Eliminar la aguja y poner firmemente una bola de algodón sobre el lugar de la inyección en caso de sangrado. Aplicar la inyección cada semana. Un ciclo de tratamiento está formado por tres inyecciones. Si no hay mejoría al final del ciclo, el tratamiento debe cesar.

【EXPERIENCIA Y ANÁLISIS】

En medicina china, se piensa que la aparición de la enfermedad está relacionada con el estancamiento de qi y la estasis sanguínea. La bursitis isquioglútea, una enfermedad con dolor en la parte inferior del glúteo, es también vista en clínica. Aparece principalmente debido a que los pacientes están siempre en posición sentada o porque la bolsa isquiática está frecuentemente forzada, comprimida o friccionada. Esto conducirá a una inflamación aguda o crónica de la bolsa isquiática, bursitis isquioglútea paroxística aguda o bursitis crónica. Los casos agudos están marcados por un inicio repentino, mientras que los crónicos aparecen lentamente y se desarrollan de forma gradual.

Pienso que la terapia acupuntural es efectiva para mejorar ambas, la etapa inicial de la bursitis isquioglútea crónica y aquellos síntomas locales que permanecen después de la bursitis aguda es tratada mediante el uso de la terapia de bloqueo para aliviar el dolor y la adherencia regional. La terapia de bloqueo debe ser aplicada tan pronto como sea posible a la condición con mucho derrame de la bolsa. La clave de la terapia de bloqueo está en la precisión de la punción. La punción precisa y la succión completa del líquido aseguran un efecto ideal del tratamiento tras la inyección de la medicina. Por el contrario, una punción inadecuada conducirá a un fallo del tratamiento. Si los pacientes tienen adherencias locales en la bolsa sinovial, es recomendable aplicar electroacupuntura con terapia de agujas para mejorar las adherencias. Durante el tratamiento, se debe pedir a los pacientes que se relajen y permanezcan tranquilos, así como que muevan los miembros inferiores suavemente (por ejemplo, realizar la flexión y extensión de los miembros inferiores u otros movimientos leves). Deben evitarse las actividades vigorosas y permanecer mucho tiempo sentado. Los pacientes están mejor sentados en un cojín blando o un colchón de aire inflable redondo. La enfermedad es propensa a la recaída, y también es eficaz adoptar la misma terapia mencionada arriba, tan pronto como sea posible.

Sección 2

Síndrome del Piriforme

La enfermedad está causada por irritación y compresión de la raíz del nervio ciático que desciende por el piriforme. Es una enfermedad común caracterizada por isquialgia.

El piriforme, que actúa rotando la pierna hacia fuera, comienza en la parte anterior lateral del sacro, pasa a través de la pelvis desde el agujero sacrociático mayor y finaliza en la superficie medial posterior del troquiter. El agujero suprapiriforme y el agujero infrapiriforme localizados arriba y debajo del piriforme en el agujero ciático mayor. La arteria superior del glúteo, las venas superiores del glúteo y el nervio del glúteo, circulan a través del agujero suprapiriforme (su margen superior e inferior están formados respectivamente por el agujero sacrociático mayor y el piriforme); el nervio pudendo, nervio cutáneo femoral posterior, nervio ciático, nervio glúteo, arteria glútea inferior y venas, pasan a través del agujero infrapiriforme. El nervio ciático tiene una estrecha relación con el piriforme debido a que la raíz del nervio ciático pasa por la pelvis desde el agujero infrapiriforme y acaba en los glúteos. Como resultado, cambios patológicos del piriforme afectarán directamente al nervio ciático y causarán dolor en su área de inervación.

Los tejidos adyacentes o vasos sanguíneos y nervios del piriforme pueden ser afectados por daño al piriforme, lo que causa el síndrome del piriforme y una sucesión de síntomas. Un esguince de la extremidad inferior, llevar una carga pesada en el hombro, o estar mucho tiempo sentado y de cuclillas conducirán probablemente a una lesión crónica del piriforme. Además, la ruptura del sarcolema y fibras parciales del piriforme, o la inflamación que se extienden al piriforme, darán lugar a cambios patológicos.

【 MANIFESTACIONES CLÍNICAS 】

La enfermedad está caracterizada principalmente por síntomas alrededor de los glúteos, dolor en el área de inervación del nervio ciático afectado, dolor intenso y dolor distensivo en los glúteos, dolor que se irradia y disminución de la sensibilidad de la piel en la parte posterior del muslo y parte lateral de la pierna del lado afectado. Además, los pacientes suelen sentir que el miembro afectado es más corto que antes. Cuando el miembro está lesionado o gravemente afectado, aparecerán síntomas, tales como cojera evidente de los miembros afectados, dolor que se irradia a los glúteos, parte posterior del muslo y parte lateral de la pierna, molestias en el perineo o tic doloroso en el escroto y testículos. El dolor está presente cuando los miembros superiores del paciente son descendidos y el dolor será intenso debido a la rotación hacia fuera o flexión del muslo y mejora mediante la rotación medial. El dolor que se irradia podría estar causado por un esfuerzo abdominal (por ejemplo, toser y estornudar), verse exacerbado por el movimiento y aliviado por el descanso. En algunos casos, si los pacientes han sufrido la situación durante mucho tiempo, aparecerá amiotrofia en la parte lateral de la pierna.

Examen físico: dolor intenso y dolor distensivo que aparece en los glúteos, así como dolor que se irradia o sensibilidad en el área de inervación del nervio ciático. El dolor empeorará cuando el miembro afectado sea rotado hacia fuera o después del movimiento, y mejorará cuando sea rotado medialmente o después del descanso.

【 DIFERENCIACIÓN DE SÍNDROMES Y TRATAMIENTO 】

Ya que no hay ninguna referencia del síndrome del piriforme en medicina china, debe clasificarse como un síndrome *Bi* en base a sus características. Se piensa que la enfermedad está causada por un vacío del músculo y vísceras, insuficiencia del qi nutritivo y qi defensivo e invasión por frío y humedad. El estancamiento de los patógenos conduce a la circulación obstruida de meridianos, colaterales, qi y sangre-un patrón por frío-humedad del síndrome *Bi*. Si los pacientes tienen una constitución con exceso de yang, su acumulación interna de calor afectada por el viento, frío y humedad patógenos es apta para dar lugar al patrón humedad-calor del síndrome *Bi*. Sin embargo, las principales causas de la enfermedad son probablemente el esguince de los miembros inferiores, la lesión externa de los glúteos, cargar objetos pesados en los hombros, una tensión repentina, un giro y contusión después de permanecer durante mucho tiempo de pie o en cuclillas, lo que da lugar a estancamiento de qi y estasis sanguínea, circulación obstruida de los meridianos y colaterales, así como dolor. Si la situación dura mucho tiempo, los pacientes presentarán insuficiencia de qi y sangre, malnutrición de músculos y meridianos, o incluso amiotrofia del glúteo y del gastrocnemio, lo que se corresponde con el síndrome *Bi* de los músculos.

La principal manifestación clínica es dolor en los glúteos y piernas, causado principalmente por los cambios patológicos del piriforme, lo que afecta a los nervios y vasos que pasan por los agujeros suprapiriforme e infrapiriforme. Como resultado, aparecerá un dolor intenso o molestia en los glúteos acompañado por dolor en el área de inervación del nervio ciático. El dolor mejorará después de descansar en la cama y se agravará por la tos, estornudar o defecar. En algunos casos, el dolor se irradiará a la parte inferior de abdomen y región perineal. Algunos pacientes experimentan un tipo de dolor distensivo y punzante o dolor severo en los glúteos debido a la obstrucción de los vasos sanguíneos y a la invasión del viento, frío y humedad patógenos, lo que altera gravemente su vida y sueño diario.

La condición causada por una lesión traumática aguda suele tener un inicio repentino. El dolor alcanza su pico en 2-3 días o una semana sin un dolor o punto sensible claro en la región lumbar. Generalmente hay una clara sensibilidad en la capa profunda del piriforme, dolor en la vía descendente del nervio ciático, así como inflamación del músculo o tejidos con forma de cuerda que pueden sentirse mediante la palpación en el piriforme. La situación crónica suele estar causada por la invasión de viento, frío y humedad en los músculos de los glúteos y tiene un inicio lento. En la etapa inicial, los pacientes sólo tienen un dolor intenso y molestia en el área del piriforme. En la etapa media o avanzada, experimentarán dolor intenso y dolor distensivo alrededor del piriforme, o bien dolor que se irradia u hormigueo en el recorrido del nervio ciático. Algunos pacientes presentan incluso flaccidez o amiotrofia del glúteo externo, glúteo medio y músculo sural. El dolor será agravado por el frío y mejorará por el calor.

Principio de tratamiento: dispersar el frío y la humedad para aliviar el dolor.

Combinación de puntos:

VB 30 (*huán tiào*) (lado afectado)	V 36 (*chéng fú*) (lado afectado)	V 37 (*yīn mén*) (lado afectado)
V 40 (*wěi zhōng*) (lado afectado)	V 57 (*chéng shān*) (lado afectado)	

【TRATAMIENTO】

1. Puntos y Técnicas Acupunturales

1) VB 30 (*huán tiào*): en la parte lateral del glúteo, en la unión del tercio lateral y el tercio medial

de la línea que conecta el punto más elevado del trocánter y el hiato del sacro. Para localizar este punto, pedir al paciente que se coloque tumbado de lado con su pierna inferior estirada y la de arriba doblada. Usar una aguja filiforme del Nº 30, de 4 *cun* (100 mm) de longitud. Aplicar la desinfección local rutinaria. Insertar la aguja en el agujero sacrociático mayor aproximadamente 3,8 *cun* (90 mm). Sensación de la aguja: dolor distensivo localizado o dolor que se disemina al miembro inferior y pie del mismo lado. (Fig. 2-33)

2) V 36 (*chéng fú*): en la parte superior de la superficie posterior del muslo, en el punto medio del pliegue transverso del glúteo. Usar una aguja filiforme del Nº 30, de 3 *cun* (75 mm) de longitud. Aplicar la desinfección local rutinaria. Insertar perpendicularmente la aguja aproximadamente 2,8 *cun* (70mm). Sensación de la aguja: dolor distensivo localizado o dolor que se disemina a la extremidad inferior y pie del mismo lado. (Fig. 2-33)

3) V 37 (*yīn mén*): en medio de la superficie posterior del muslo, en la línea que conecta V 36 (*cheng fú*) y V 40 (*wěi zhōng*), 6 *cun* verticalmente por debajo de V 36 (*cheng fú*). Usar una aguja filiforme del Nº 30, de 2,5 *cun* (65 mm) de longitud. Aplicar la desinfección local rutinaria. Insertar perpendicularmente la aguja aproximadamente 2,3 *cun* (60 mm). Sensación de la aguja: dolor distensivo localizado o dolor que se disemina al miembro inferior y pie. (Fig. 2-36)

4) V 40 (*wěi zhōng*): posterior a la articulación de la rodilla, en el punto medio del pliegue transverso del hueco poplíteo, entre los tendones del bíceps femoral y el músculo semitendinoso. Usar una aguja filiforme del Nº 30, de 2,6 *cun* (65 mm) de longitud. Aplicar la desinfección local rutinaria. Insertar perpendicularmente la aguja aproximadamente 2,3 *cun* (60 mm). Sensación de la aguja: dolor distensivo localizado en el hueco poplíteo o dolor que se disemina a la parte posterior de la tibia. (Fig. 2-36)

5) V 57 (*chéng shān*): en medio de la fascia crural posterior, 8 *cun* verticalmente por debajo de V 40 (*wěi zhōng*), o bien 8 *cun* sobre la punta del maléolo externo, en un ángulo que forma una depresión por debajo del vientre muscular del gastrocnemio cuando el paciente tiene su pierna estirada o eleva el talón. Usar una aguja filiforme del Nº 30, de 2 *cun* (50 mm) de longitud. Aplicar la desinfección local rutinaria. Insertar perpendicularmente la aguja aproximadamente 1,8 *cun* (45 mm). Sensación de la aguja: dolor distensivo localizado. (Fig. 2-36)

2. Postura, Manipulación y Duración del Tratamiento

El paciente se encuentra en posición decúbito prono. Primero insertar las agujas en VB 30 (*huán tiào*), y luego en V 36 (*chéng fú*), V 37 (*yīn mén*) y V 40 (*wěi zhōng*) con el método neutro de tonificación y dispersión. Finalmente, insertar la aguja en V 57 (*chéng shān*) con el método de tonificación. Después de insertar las agujas retenerlas durante 40 minutos, y luego aplicar las ventosas durante aproximadamente 1 minuto después de retirar las agujas, una vez al día. Un ciclo de tratamiento dura diez días. Se requiere un intervalo de cinco días entre dos ciclos. Si los síntomas mejoran, el siguiente ciclo debe continuar. Si no hay efectos al final del primer ciclo o si hay recuperación completa durante este periodo, el tratamiento debe cesar.

【EXPERIENCIA Y ANÁLISIS】

Clínicamente, el síndrome del piriforme es un tipo común de isquialgia. Está asociado a una variación y lesión traumática que sucede en el lugar donde el tronco del nervio isquiático desciende por el piriforme, y también está relacionado con la invasión por viento, frío y humedad. Generalmente esta enfermedad puede ser clasificada como de tipo agudo y de tipo crónico. La primera está causada por una lesión que aparece repentinamente y un dolor que rápidamente alcanza el pico. El último está causado por la invasión de viento, frío y humedad, obstrucción alrededor del piriforme, que conduce a inflamación y espasmos del músculo en el piriforme, oprimiendo directamente el nervio ciático el cual desciende al piriforme. Los síntomas están caracterizados principalmente por isquialgia.

En Julio de 1972, cuando tenía dieciséis años, sufrí una lesión en mi glúteo derecho. Una semana más tarde, un dolor intenso y dolor distensivo, localizado inicialmente en la región que va desde el glúteo a la fosa poplítea, apareció en el glúteo y miembros inferiores. Así, se me suministró la siguiente medicación (*Dú Huó Jì Shēng*, *Liù Wèi Dì Huáng*, Decocción *Wánbì*, inyección intramuscular de vitamina B1, B12, administración oral de APC, tabletas de Indometacina, tabletas de Nuprin, etc.). Inicialmente el dolor mejoró con la medicación, pero volvió a aparecer tres días después de retirar las drogas, y gradualmente se expandió hacia abajo y al pie un mes más tarde. Hubo una mejora inconsistente del dolor, empeoramiento y reaparición. También aumentó la sensibilidad al dolor, con dolor intenso experimentado después de elevar la pierna derecha solo 10 cm. Apareció un ciclo continuo de dolor, seguido por la prescripción de una medicina que proporcionó un alivio continuado hasta octubre. Debido a la administración oral prolongada de calmantes y plantas de medicina china, aparecieron molestias en el estómago, aunque la isquialgia mejoraba temporalmente con la medicación. Debido al dolor de la pierna, solicité la baja por enfermedad para pedir a mi padre (un famoso doctor local) para que me diera un tratamiento completo. Mi padre propuso la terapia con acupuntura y moxibustión. Primero, estaba un poco asustado, lo que desapareció más tarde. Mediante el primer tratamiento de acupuntura combinado con ventosas, de forma increíble el dolor de mi pierna desapareció. Sin embargo, reapareció al quinto día. Para cuando yo había recibido diez sesiones de tratamiento, el dolor había remitido completamente y yo era capaz de volver al trabajo en el campo. Cuando trabajaba intensamente, aún reaparecía, pero no de forma tan severa como antes. Cuando reapareció, se aplicaba inmediatamente el tratamiento de acupuntura, y en diciembre de 1972 estaba completamente curado. Desde mi propia experiencia, me he dado cuenta que la terapia acupuntural para la enfermedad no tiene efectos secundarios, es segura y de rápido efecto. Aunque la terapia con medicamentos podía mejorar temporalmente el dolor, tenía muchos efectos secundarios. Además, si los pacientes toman analgésicos durante mucho tiempo, probablemente tendrán riesgos potenciales de problemas de estómago.

El síndrome del piriforme causado por un trauma agudo puede ser tratado eficazmente mediante la terapia acupuntural anteriormente mencionada. Para el tipo crónico debido a la invasión de viento, frío y humedad en el piriforme, o más bien, cambios patológicos en el propio piriforme (por ejemplo, espasmos del piriforme debido a irritación por inflamación, etc.), la terapia acupuntural mencionada también puede lograr efectos satisfactorios aunque requiere más tiempo (unas 20 sesiones). Para curar el estado debido a que el piriforme es afectado por inflamación pélvica, deben confirmarse primero las principales causas, y luego aplicar la terapia acupuntural explicada anteriormente combinada con el tratamiento para la inflamación pélvica (antibióticos y antiinflamatorios). La combinación del tratamiento es más eficaz que un único método.

Sección 3

Bursitis del Trocánter Mayor

La bolsa del trocánter mayor es una bolsa adicional, que existe sólo en el trocánter mayor de algunas personas. La bursitis del trocánter mayor está causada principalmente por fricción y tensión crónica local.

La tuberosidad mayor está localizada en la parte superior del fémur, la prominencia ósea sobre el trocánter mayor del fémur. Su bolsa adicional inferior y posterior al trocánter mayor del fémur puede reducir la fricción por el trocánter mayor del fémur y la tuberosidad, mediante la secreción de mucosidad.

La bursitis del trocánter mayor, normalmente causada por una lesión crónica, suele verse en pacientes demacrados. Debido a permanecer tumbado de un lado durante mucho tiempo, a la ficción constante entre el glúteo externo y la gran tuberosidad del fémur, así como la compresión del tejido conectivo, aparece inflamación crónica en la bolsa, la cual es una inflamación aséptica, que conduce gradualmente a un derrame inflamatorio, estructuración y otros cambios patológicos.

【MANIFESTACIONES CLÍNICAS】

Los pacientes suelen quejarse de dolor y sensibilidad en el área de la gran tuberosidad del fémur. Una masa dolorosa con un claro margen puede sentirse mediante la palpación, si hay mucho derrame. La masa es estable pero presenta fluctuación. El dolor empeora cuando la pierna afectada está flexionada o rotada medialmente, y mejora cuando está abducida o rotada lateralmente.

【DIFERENCIACIÓN DE SÍNDROMES Y TRATAMIENTO】

Según la medicina china, la enfermedad está relacionada con un giro o tensión prolongados, o por la fricción repetida en la cadera y tuberosidad del fémur. Como la bolsa está situada entre la gran tuberosidad del fémur y el glúteo externo, la fricción en esa zona aumenta en las personas delgadas, lo cual da lugar gradualmente a inflamación crónica local, circulación obstruida del qi y la sangre en los meridianos y colaterales. La enfermedad aparece en el momento de la invasión por viento, frío y humedad patógenos.

En la etapa inicial, los síntomas son solo dolor local. Una clara sensibilidad alrededor de la tuberosidad del fémur aparecerá cuando los pacientes estén tumbados de lado o después de realizar ejercicio, y desaparece cuando se tumben de espaldas o después de descansar. Según se desarrolla la enfermedad, el dolor de la tuberosidad se hace cada vez más intenso. Durante el periodo de inicio crónico, algunos pacientes, debido a su débil constitución (por ejemplo tener fuertes resfriados, pérdida de sangre), junto con la invasión de viento, frío y humedad patógenos, experimentarán un inicio repentino, lo que lleva a distensión en la tuberosidad del fémur, desaparición de la depresión posterior de la tuberosidad del fémur, y dolor. El dolor se verá empeorado por la aducción pasiva o la rotación interna, por ejemplo, cuando las piernas de los pacientes adoptan las posturas de flexión, extorsión o abducción. Aparece una clara sensibilidad o una masa fluctuante alrededor de la gran tuberosidad del fémur. En algunos casos crónicos, el derrame acumulado es gradualmente absorbido y más tarde aparecerán adherencias locales, lo que conduce a una posición flexionada de la pierna afectada, sensación de que la pierna afectada se ha acortado, cojera y atrofia local en la gran tuberosidad del fémur.

Principio de tratamiento: relajar los tendones para aliviar el dolor.

Combinación de puntos:

VB 30 (*huán tiào*)	V 36 (*chéng fú*)	V 37 (*yīn mén*)
V 40 (*wěi zhōng*) (lado afectado)	Punto sensible (lado afectado)	

【TRATAMIENTO】

1. Puntos y Técnicas Acupunturales

1) **Punto sensible (lado afectado):** localizar el punto con clara sensibilidad en el área de la tuberosidad del fémur. Usar una aguja filiforme del Nº 30, de 3 *cun* (75 mm) de longitud. Aplicar la desinfección local rutinaria. Insertar la aguja en el punto hacia el cuello del fémur aproximadamente 2,8 *cun* (70 mm) o hasta alcanzar el hueso. Sensación de la aguja: dolor distensivo localizado. (Fig.4-b)

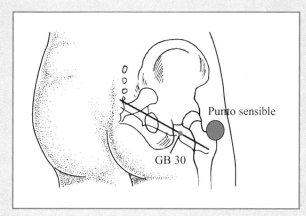

Fig. 4-b   Punto sensible

227

2) VB 30 (*huán tiào*): en la parte lateral del glúteo, en la unión del tercio lateral y el tercio medial de la línea que conecta el punto más elevado del trocánter y el hiato del sacro. Para localizar este punto, pedir al paciente que se coloque tumbado de lado con su pierna inferior estirada y la de arriba doblada. Usar una aguja filiforme del Nº 30, de 4 *cun* (100 mm) de longitud. Aplicar la desinfección local rutinaria. Insertar la aguja en el agujero sacrociático mayor aproximadamente 3,8 *cun* (95 mm). Sensación de la aguja: dolor distensivo localizado o dolor que se disemina al miembro inferior y pie del mismo lado. (Fig. 2-33)

3) V 36 (*chéng fú*): en la parte superior de la cara posterior del muslo, en el punto medio del pliegue transverso del glúteo. Usar una aguja filiforme del Nº 30, de 3 *cun* (75 mm) de longitud. Aplicar la desinfección local rutinaria. Insertar perpendicularmente la aguja aproximadamente 2,8 *cun* (70 mm). Sensación de la aguja: dolor distensivo localizado o dolor que se irradia a la extremidad inferior y pie del mismo lado. (Fig. 2-33)

4) V 40 (*wěi zhōng*): posterior a la articulación de la rodilla, en el punto medio del pliegue transverso del hueco poplíteo, entre los tendones del bíceps femoral y el músculo semitendinoso. Usar una aguja filiforme del Nº 30, de 2 *cun* (50 mm) de longitud. Aplicar la desinfección local rutinaria. Insertar perpendicularmente la aguja aproximadamente 1,8 *cun* (45 mm). Sensación de la aguja: dolor distensivo localizado en el hueco poplíteo o dolor que se disemina a la parte posterior de la tibia. (Fig. 2-36)

2. Postura, Manipulación y Duración del Tratamiento

El paciente se encuentra en decúbito prono. Primero insertar la aguja en el punto sensible con el método de dispersión. A continuación, insertar las agujas en VB 30 (*huán tiào*) y en V 36 (*chéng fú*) con el método neutro de tonificación y dispersión, y V 40 (*wěi zhōng*) con el método de tonificación. Después de insertar las agujas retenerlas durante 40 minutos, y luego aplicar las ventosas durante aproximadamente 1 minuto después de retirar las agujas, una vez al día. Un ciclo de tratamiento dura diez días. Se requiere un intervalo de cinco días entre dos ciclos. Si los síntomas mejoran, el siguiente ciclo debe continuar. Si no hay efectos al final del primer ciclo o si hay recuperación completa durante este periodo, el tratamiento debe cesar.

APÉNDICE: terapia de bloqueo

La terapia es aplicable a pacientes con mucho derrame de la bolsa de la tuberosidad mayor del fémur.

Seleccionar una jeringa esterilizada de 10 ml, una jeringa esterilizada de 5 ml, una cabeza de bloqueo esterilizada del Nº 7, 10 cm de longitud y una cabeza intramuscular del Nº 7. Conectar la jeringa de 5 ml con la cabeza intramuscular del Nº 7 rellena con una solución compuesta por una inyección de 25 mg de prednisolona o inyección de 40 mg de kenacort, 20 mg de procaína o 20 mg de lidocaina.

Localizar el área que presenta una masa fluctuante alrededor de la tuberosidad del fémur.

Insertar la cabeza de bloqueo del Nº 7 conectada con la jeringa de 10 ml en la punta de la masa. Cuando el médico tiene una sensación de vacío, fijar la jeringa y retorcer el émbolo lentamente para succionar el líquido. Luego, eliminar la jeringa de 10 ml e insertar la jeringa de 5 ml rellena con la solución que contiene la medicina. Aplicar la medicina empujando el émbolo lentamente hasta el final. Eliminar la aguja y poner firmemente una bola de algodón sobre el lugar de la inyección en caso de sangrado. Aplicar la inyección cada semana. Un ciclo de tratamiento está formado por tres inyecciones. Si no hay mejoría al final del ciclo, el tratamiento debe cesar.

【EXPERIENCIA Y ANÁLISIS】

Debido a que la bolsa de la tuberosidad mayor del fémur está localizada entre la tuberosidad mayor del fémur y el glúteo externo, en la vida diaria, especialmente durante los movimientos de los miembros inferiores, la fricción entre el tendón del glúteo externo y el trocánter mayor del fémur es fisiológica. La mucosa secretada por la bolsa puede reducir la fricción entre las articulaciones, o reducir sus consecuentes alteraciones. Sin embargo en las personas delgadas, debido a la delgadez de los músculos y estrechamiento de los tendones, la fricción entre los tendones finos del glúteo externo y el trocánter mayor normal del fémur se vuelve un factor etiológico. Eventualmente la bolsa del trocánter mayor es dañada repetidamente, dando lugar a una inflamación aséptica de la bolsa y que conduce a la enfermedad.

En la etapa inicial, los pacientes tan solo se quejan de que los síntomas se agraven después de que la tuberosidad mayor sea comprimida debido a acostarse de lado o tras ejercicios intensos. Se pueden lograr efectos satisfactorios mediante la aplicación de la terapia anteriormente mencionada. Si aparece mucho exudado inflamatorio y una masa fluctuante local aparente, se puede lograr un resultado satisfactorio mediante el bloqueo medicinal, el cual se aplica tras la succión de la efusión. Si el dolor local aún permanece después de la terapia de bloqueo, la terapia acupuntural también es eficaz.

Sección 4

Secuelas de Fractura del Cuello del Fémur

La fractura del cuello del fémur es una de las fracturas de fémur más comunes en la vejez. Las secuelas hacen referencia a los síntomas locales remanentes tras la reparación de la fractura.

Debido a la rarefacción ósea en los pacientes ancianos, la fractura suele estar causada por un impacto directo o indirecto en el cuello femoral frágil con un giro repentino de los miembros superiores, tal como una caída en el suelo o desde la cama. La fractura del cuello del fémur de los jóvenes suele estar causada por una lesión grave como es un accidente de tráfico o una caída desde cierta altura.

Ocasionalmente, andar o levantar objetos pesados durante mucho tiempo también dará fractura por fatiga.

【MANIFESTACIONES CLÍNICAS】

La enfermedad es comúnmente vista en personas de edad media y ancianos que presentan un claro historial de fracturas o tratamiento quirúrgico tras la fractura. Los pacientes se suelen quejar de dolor de cadera que se extiende a los miembros inferiores. El dolor empeora con los movimientos, al girar el cuerpo o dormir de un lado, y mejora mientras permanezcan sin moverse o descansando mucho. Los pacientes suelen andar lentamente con la ayuda de una muleta. En algunos casos, debido a la mala unión de la pierna afectada y la osteonecrosis, los pacientes sienten como si la pierna afectada fuera más corta que la otra. El dolor se vuelve intenso particularmente cuando los pacientes caminan con la pierna afectada, y puede incluso irradiar a los miembros inferiores, centrándose en el área inervada por el nervio ciático o el nervio cutáneo femoral anterior.

Examen físico: hay una clara sensibilidad o un tejido en forma de cuerda en la parte superior de la tuberosidad femoral. En una condición prolongada, la amiotrofia en el glúteo es evidente, causando dolor que se agrava cuando los pacientes elevan o extienden hacia fuera sus piernas como cuando caminan de pie. De forma severa, el dolor se irradiará al miembro inferior cuando el punto sensible en el glúteo es presionado.

Hallazgos de rayos X: los hallazgos sugieren una antigua fractura del cuello femoral, o necrosis, deformación y mala unión de la cabeza del fémur.

【DIFERENCIACIÓN DE SÍNDROMES Y TRATAMIENTO】

Muchos pacientes con fractura del cuello del fémur pueden conseguir resultados satisfactorios mediante la fijación interna con un clavo Smith-Peterson tras la fractura, siempre que la operación se realice con éxito. Sin embargo, algunos pacientes con lesión en los tejidos adyacentes del cuello del fémur y mala unión después de la fractura pueden tener secuelas persistentes.

Las secuelas están principalmente causadas por fractura del cuello del fémur, lo que da lugar a hemodiapedesis en el sector fracturado, estasis sanguínea local, circulación obstruida del qi y la sangre debido a lesión de los tejidos adyacentes, meridianos y colaterales. Además, una mala unión debido a una pobre yuxtaposición de los extremos fracturados, cartílago de crecimiento irregular en la línea de fractura o callo óseo durante la recuperación, o una eminencia de cartílago de crecimiento tras la reparación de la fractura podría estimular directamente los tejidos adyacentes, conduciendo en consecuencia a la enfermedad.

Las principales manifestaciones clínicas incluyen dolor de cadera, cojera y dolor agravado durante el sueño. El dolor de cadera suele estar causado por la sangre estancada local, el tejido dañado o la mucosa de la bolsa y el creciente exudado de la bolsa. La cojera suele resultar de una adherencia de tejidos, la mucosa de la bolsa, tendones dañados localmente durante la fractura o una mala unión después de la fractura. El dolor agravado durante el sueño, es producido frecuentemente por las adherencias de los tejidos de la zona o por la mala unión, lo que da lugar a un aumento de la tensión en la cadera, provocando así la enfermedad. En la etapa avanzada, los pacientes pueden tener amiotrofia local causada por el prolongado estancamiento de sangre, la circulación obstruida de meridianos y colaterales, y por la malnutrición de los meridianos, la musculatura y los músculos.

Principio de tratamiento: relajar tendones y activar las colaterales para aliviar el dolor.

Combinación de puntos:

Punto sensible (lado afectado)	V 40 (*wěi zhōng*)	V 37 (*yīn mén*)

【TRATAMIENTO】

1. Puntos y Técnicas Acupunturales

1) Puntos sensibles (lado afectado): localizar dos puntos claramente sensibles entre el trocánter mayor y el hueso de la cadera. Usar una aguja filiforme del Nº 30, de 3 *cun* (75 mm) de longitud. Aplicar la desinfección local rutinaria. Insertar las agujas en los puntos hacia la articulación de la cadera para alcanzar el hueso con la técnica de punción proximal. Sensación de la aguja: dolor distensivo localizado. (Fig. 4-c)

2) V 37 (*yīn mén*): en el medio de la superficie posterior del muslo, en la línea que conecta V 36 (*chéng fú*) y V 40 (*wěi zhōng*), 6 *cun* verticalmente por debajo de V 36 (*chéng fú*). Usar una aguja filiforme del Nº 30, de 3 *cun* (75 mm) de longitud. Aplicar la desinfección local rutinaria. Insertar perpendicularmente la aguja aproximadamente 2,8 *cun* (70 mm). Sensación de la aguja: dolor distensivo localizado o dolor que se irradia al miembro inferior y al pie. (Fig.2-36)

3) V 40 (*wěi zhōng*): posterior a la articulación de la rodilla, en el punto medio del pliegue transverso del hueco poplíteo, entre los tendones del bíceps femoral y el músculo semitendinoso. Usar una aguja filiforme del Nº 30, de 2 *cun* (50 mm) de longitud. Aplicar la desinfección local rutinaria.

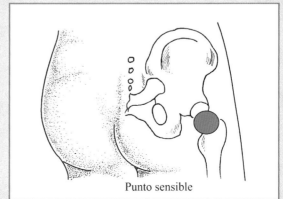

Fig. 4-c   Punto sensible

Punto sensible

Insertar perpendicularmente la aguja aproximadamente 1,8 *cun* (45 mm). Sensación de la aguja: dolor distensivo localizado en el hueco poplíteo o dolor que se disemina a la parte posterior de la tibia. (Fig. 2-36)

2. Postura, Manipulación y Duración del Tratamiento

El paciente se encuentra en posición decúbito prono. Primero, punturar las agujas en los dos puntos sensibles con el método de dispersión. Luego insertar las agujas en V 37 (*yīn mén*) y V 40 (*wěi zhōng*) con el método neutro de tonificación y dispersión. Después de insertar las agujas, aplicar electroestimulación y retenerlas durante 40 minutos. Luego aplicar las ventosas durante aproximadamente 1 minuto tras retirar las agujas, una vez al día. Un ciclo de tratamiento dura 10 días. Se requiere un intervalo de cinco días entre dos ciclos. Si los síntomas mejoran, el siguiente ciclo debe continuar. Si no hay efectos al final del primer ciclo o si hay recuperación completa durante este periodo, el tratamiento debe cesar.

【EXPERIENCIA Y ANÁLISIS】

Clínicamente, la fractura del cuello del fémur es una de las fracturas de fémur más comunes en ancianos. Muchos pacientes pueden curarse completamente mediante la fijación interna con clavos de Smith-Peterson sin secuelas. En algunos casos, debido a que las bolsas locales y los tejidos blandos son seriamente dañados, a una mala unión por una incorrecta inmovilización tras la fractura, a una lesión de los tejidos, músculos, tendones y bolsa de la zona, así como realizar ejercicios inadecuados durante el período de recuperación, se pueden desarrollar adherencias locales en la etapa avanzada, conduciendo eventualmente a la enfermedad. Una vez la enfermedad aparece, es una enfermedad clínicamente obstinada ya que los síntomas empeoran gradualmente y permanecen de forma persistente.

Es eficaz adoptar los métodos mencionados anteriormente para mejorar la adherencia local, especialmente en el alivio del dolor. El dolor normalmente mejora o se elimina después de veinte sesiones de tratamiento. Pero para algunos pacientes crónicos que presentan evidentes adherencias alrededor de la articulación de la cadera, amiotrofia local, dolor agravado al girar el cuerpo mientras duermen, o aquellos miembros afectados que se vuelven más cortos y cojean, requerirán más tiempo para el tratamiento, normalmente entre 30 ó 60 veces, o incluso más. Siempre que los pacientes mantengan el tratamiento, también se pueden obtenerse resultados satisfactorios. Cuando el dolor ha remitido del todo, debe instarse a los pacientes a realizar ejercicios de los miembros inferiores de forma que la flexión del miembro afectado debe empezar desde una pequeña amplitud a una mayor amplitud, y la distancia a la hora de andar debería aumentarse gradualmente. Todos los ejercicios deben basarse en la tolerancia del paciente. A su vez, los ejercicios deben ser persistentes pero no excesivos para así evitar o reducir la reaparición del dolor. Aquellos pacientes con lesión crónica deben seguir realizando sus ejercicios durante al menos medio o incluso un año.

Sección 5

Lesión de los Aductores del Fémur

La lesión a los aductores del fémur es una lesión muscular común en la parte medial del muslo.

Los aductores del fémur, localizados en la parte medial del muslo alrededor del hueso fémur, están compuestos por el pectíneo, el recto interno, el aductor mediano, el aductor menor y el aductor mayor, los cuales surgen desde el pubis e isquion y finalizan en la tuberosidad del fémur, excepto el recto interno que se inserta en la parte superior medial de la tibia. Los aductores del fémur sirven principalmente para realizar la aducción de las piernas.

La lesión de los aductores del fémur está causada principalmente por una fuerza externa indirecta, como es un esguince y contusión durante el ejercicio gimnástico, correr y saltar alto o a gran distancia, lo que da lugar a un desgarro de los tendones, estasis sanguínea local e inflamación. En algunos casos, la lesión está causada por una fuerza externa directa como un accidente de tráfico o una caída desde alto, lo que provoca estasis sanguínea local, inflamación y dolor. A lo largo del tiempo, el dolor intenso y distensivo aparecerá en el lugar lesionado cuando cambie el tiempo.

【MANIFESTACIONES CLÍNICAS】

Los pacientes con una situación aguda suelen presentar distensión y dolor en el punto de inserción del músculo (por ejemplo parte inferior del pubis del espacio interfemoral). Los pacientes lesionados por una fuerza externa directa, presentan generalmente distensión y dolor en el tercio inferior de la parte medial del muslo; sufren de intenso dolor durante la flexión y la rotación lateral de la articulación de la rodilla afectada, la aducción o abducción de la articulación de la cadera y los movimientos. Los pacientes afectados durante mucho tiempo no presentan inflamación local y dolor evidente, sin embargo, puede sentirse mediante la palpación una sensibilidad evidente y un nódulo con forma de cuerda, en el tercio superior o inferior de la parte medial del muslo.

【DIFERENCIACIÓN DE SÍNDROMES Y TRATAMIENTO】

Según la medicina china, la enfermedad es causada por una lesión directa o indirecta. La enfermedad aparece debido a diversos movimientos excesivos de la pierna y a un exceso de abducción del muslo, los meridianos, la musculatura y los colaterales de los aductores del fémur pueden ser directamente dañados, lo que conduce a estasis sanguínea fuera de los vasos y alteración del qi y la sangre. El tratamiento inadecuado para los casos agudos puede dar lugar a la lesión crónica. Por otra parte, una resistencia repetida excesiva, junto con la invasión prolongada por viento, frío y humedad, da lugar a una lesión crónica de los músculos, meridianos y musculatura. El último aparece lentamente y los síntomas empeoran de forma gradual.

Los pacientes con situación aguda suelen tener un historial típico de haber sido directamente lesionados. El dolor aparece en la parte medial del muslo poco después de la lesión y suele ser persistente. Además, se puede observar una clara inflamación en la cara interna del muslo (equivalentemente por debajo de la posición perineal). Los pacientes con una situación grave suelen presentar posturas involuntarias como es la flexión y la rotación lateral de la cadera y articulación de la rodilla, acompañado por cojera.

Los pacientes crónicos presentan generalmente una condición inestable, y el dolor se agravará de forma gradual, lo cual se manifiesta inicialmente sólo con dolor intenso y distensión en la posición perineal inferior de la parte medial del muslo. Más adelante, los síntomas se agravan paulatinamente y el dolor puede irradiar ascendiendo hacia la posición perineal o descender a la parte inferior de la zona medial del muslo y parte superior de la zona media de la rodilla. El dolor suele localizarse en la parte medial del muslo sin una clara inflamación. Pero en los pacientes con situaciones prolongadas, puede encontrarse una clara masa dura y una típica área sensible en la parte inferior de la posición perineal.

Principio de tratamiento: relajar los tendones para aliviar el dolor.

Combinación de puntos:

Punto sensible local (lado afectado)	Puntos sensibles locales en la parte inferior del fémur (lado afectado)	B 10 (*xuè hǎi*)

【TRATAMIENTO】

1. Puntos y Técnicas Acupunturales

1) **Puntos sensibles locales (lado afectado):** en el tercio superior de la parte medial del muslo, localizar los puntos con clara inflamación o sensibilidad bajo el pubis (normalmente pueden encontrarse uno o más puntos). Usar una aguja filiforme del Nº 30, de 2 *cun* (50 mm) de longitud. Aplicar la desinfección local rutinaria. Insertar perpendicularmente las agujas en cada punto aproximadamente 1,8 *cun* (45 mm). (Evitar pinchar la arteria y vena femoral). Sensación de la aguja: dolor distensivo localizado. (Fig. 4-d)

2) **Puntos sensibles en la parte inferior del fémur (lado afectado):** localizar los tres puntos con mayor sensibilidad (por ejemplo en el tercio inferior de la línea que conecta el pubis y B 10 (*xuè hǎi*) del lado afectado). Usar tres agujas filiformes del Nº 30, de 2 *cun* (50 mm) de longitud. Aplicar la desinfección local rutinaria. Insertar perpendicularmente las agujas en cada punto aproximadamente 1,8 *cun* (45 mm). Sensación de la aguja: dolor distensivo localizado. (Fig.4-d)

3) **B 10 (*xuè hǎi*):** cuando la rodilla está flexionada, el punto está en la eminencia

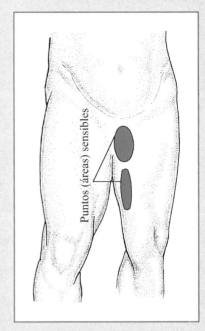

Fig. 4-d   Puntos (áreas) sensibles

del cuadriceps femoral medial. Usar una aguja filiforme del Nº 30, de 2 *cun* (50 mm) de longitud. Aplicar la desinfección local rutinaria. Insertar perpendicularmente la aguja aproximadamente 1,8 *cun* (45 mm). Sensación de la aguja: dolor distensivo localizado. (Fig. 2-38)

2. Postura, Manipulación y Duración del Tratamiento

El paciente se encuentra en posición decúbito supino. Primero, localizar el área con clara sensibilidad o inflamación por debajo de la posición perineal de la parte medial del muslo y encontrar tres puntos sensibles en la parte superior medial del muslo. Luego localizar otros tres puntos en la parte medial inferior del muslo e insertar las agujas en los puntos con el método neutro de tonificación y dispersión. Insertar una aguja en B 10 (*xuè hǎi*) con el método de dispersión. Después de insertar las agujas, aplicar las ventosas durante aproximadamente 1 minuto tras retirar las agujas (la electroestimulación debe usarse para los pacientes con amiotrofia), una vez al día. Un ciclo de tratamiento dura 6 días. Se requiere un intervalo de tres días entre dos ciclos. Si los síntomas mejoran, el siguiente ciclo debe continuar. Si no hay efectos al final del primer ciclo o si hay recuperación completa durante este periodo, el tratamiento debe cesar.

【EXPERIENCIA Y ANÁLISIS】

Clínicamente, es común ver pacientes con lesión aguda del aductor del fémur. Muchos casos son provocados por una excesiva rotación externa del muslo, un excesivo estiramiento del aductor del fémur durante el ejercicio de estirar lateralmente las piernas, y una lesión mientras se empuja y se va de cuclillas como puede verse mientras se está ejercitando con el potro de madera, lo cual da lugar a una lesión de los tendones y meridianos en la parte medial posterior del muslo. Los casos crónicos están causados principalmente por realizar un ejercicio muy intenso durante mucho tiempo de estiramiento lateral de las piernas o usar el caballo con arcos, dando así lugar a lesión crónica en los tendones regionales, estancamiento local de qi y sangre, malnutrición de los músculos, tendones y meridianos.

Finalmente aparece la enfermedad.

En la etapa inicial, la lesión aguda al aductor del fémur puede ser eficazmente tratada con acupuntura. Si la condición está acompañada por un hematoma local, para asegurar un mejor efecto terapéutico, la acupuntura no puede ser aplicada hasta que el hematoma sea absorbido mediante el calentamiento. Una condición crónica suele aparecer lentamente sin un claro dolor e inflamación. Pero los músculos en la parte medial del muslo están relativamente rígidos y aparece una evidente sensibilidad en el tercio superior de la parte medial del muslo. En la etapa avanzada, el dolor se vuelve intenso e incluso altera la función de los miembros inferiores. Para este tipo, si la terapia de acupuntura no permite obtener un resultado satisfactorio, puede combinarse con la electroacupuntura para obtener un mejor resultado.

Sección 6

Esguince del Cuádriceps Femoral

El cuadriceps femoral consiste en cuatro músculos localizados en la parte anterior del muslo. Debido a varios tipos de lesiones al cuadriceps femoral, aparecen una sucesión de síntomas como disfunción del estiramiento de la articulación de la rodilla y de la flexión de la cadera.

El cuadriceps femoral incluye cuatro músculos en la parte anterior del muslo: el recto femoral que parte de la espina ilíaca antero-superior, el fémur, el vasto interno y el vasto externo, todos ellos surgen del fémur. Los cuatros músculos se combinan como un tendón, el cual cubre la rótula, desciende y gira en el ligamento rotuliano y finaliza en la tuberosidad de la tibia, sirviendo en el estiramiento de la rodilla y recto femoral, así como la flexión de la articulación de la cadera.

La enfermedad suele aparecer cuando las personas están jugando al fútbol, saltando o sufren una lesión externa en el fémur, lo que lleva a un esguince y contusión del cuadriceps femoral. Esto se debe principalmente a la compresión repentina de los músculos que dará lugar a desgarro o giro del punto de inicio o inserción del músculo, así como espasmos de los tendones musculares.

【MANIFESTACIONES CLÍNICAS】

En la etapa inicial y media, por lo general, los pacientes sufren de dolor o sensibilidad en la espina ilíaca antero-inferior y el tercio superior del fémur. De tres a cinco días después del inicio, los pacientes tendrán dolor en el área del cuadriceps femoral durante el movimiento y estiramiento de la articulación de la rodilla. En la etapa avanzada, el dolor puede expandirse al aductor del fémur, articulación de la rodilla y miembros inferiores, pero principalmente permanece en el área del cuadriceps femoral.

Examen físico: aparece una evidente sensibilidad en la espina ilíaca antero-inferior, el punto de inicio del recto anterior o cresta femoral. El dolor se agrava durante el estiramiento de la rodilla y al flexionar la articulación de la cadera.

【DIFERENCIACIÓN DE SÍNDROMES Y TRATAMIENTO】

La medicina china piensa que la enfermedad está relacionada con la rotación directa o el giro indirecto que afecta a la parte anterior del muslo, lo que lleva a un esguince del cuadriceps femoral. Se debe destacar que muchos afectados son adolescentes. La enfermedad aparece debido a una excesiva rotación interna o externa del muslo y a la violenta contracción del cuádriceps femoral. Una vez es dañado el punto de inicio del cuadriceps femoral, esto da lugar a lesión local de los músculos, tendones y meridianos, a estasis sanguínea local y circulación obstruida de los meridianos.

Los pacientes suelen tener un típico historial de esquince de muslo que por lo general sucede en el punto de inicio del cuádriceps femoral. Inicialmente, una clara sensibilidad e inflamación aparecen en espina ilíaca antero-inferior, borde medial y lateral del fémur. Con el tiempo, el miembro inferior afectado no puede moverse libremente o incluso manifiesta amiotrofia, lo que alterará directamente la función normal de la extremidad inferior.

Principio de tratamiento: relajar los tendones para aliviar el dolor.

Combinación de puntos:

E 31 (*bì guān*) (lado afectado)	B 10 (*xuè hǎi*)	El punto en la articulación de la rodilla (lado afectado)

El punto en la espina ilíaca antero-inferior
(lado afectado)

【TRATAMIENTO】

1. Puntos y Técnicas Acupunturales

1) Puntos en la espina ilíaca antero-inferior (lado afectado):1 *cun* (unidad corporal proporcional) por debajo del punto medio del ligamento crural, es decir, E 12 (*chōng mén*). Usar una aguja filiforme del Nº 30, de 2 *cun* (50 mm) de longitud. Aplicar la desinfección local rutinaria. Insertar perpendicularmente la aguja aproximadamente 1,8 *cun* (45 mm). Sensación de la aguja: dolor distensivo localizado.

2) E 31 (*bì guān*) (lado afectado): en la superficie anterior del muslo, en la línea que conecta la espina ilíaca antero-inferior y el lado lateral de la base de la rótula, horizontal al perineo cuando el muslo está flexionado, en la depresión lateral del músculo sartorio, 12 *cun* (unidad corporal proporcional) sobre el lado lateral de la base de la rótula. Usar una aguja filiforme del Nº 30, de 2 *cun* (50 mm) de longitud. Aplicar la desinfección local rutinaria. Insertar la aguja hacia la parte medial del muslo aproximadamente 1,8 *cun* (45 mm). Sensación de la aguja: dolor distensivo localizado. (Fig. 1-16)

3) El punto en la espina ilíaca antero-inferior (lado afectado): dos dedos (dedo índice y medio) de ancho sobre el borde superior de la rótula. Usar una aguja filiforme del Nº 30, de 2 *cun* (50 mm) de longitud. Aplicar la desinfección local rutinaria. Insertar la aguja en ángulo de 25 grados aproximadamente 1,8 *cun* (45 mm). Sensación de la aguja: dolor distensivo localizado en el hueco poplíteo o dolor que se irradia a la articulación de la rodilla. (Fig.4-54)

4) B 10 (*xuè hǎi*): cuando la rodilla está flexionada, el punto está en la parte medial del muslo, 2 *cun* sobre la zona medial de la base de la rótula, en el área protuberante del cuádriceps femoral medial. Usar una aguja filiforme del Nº 30, de 2 *cun* (50 mm) de longitud. Aplicar la desinfección local rutinaria. Insertar perpendicularmente la aguja aproximadamente 1,8 *cun* (45 mm). Sensación de la aguja: dolor distensivo localizado. (Fig.4-54)

2. Postura, Manipulación y Duración del Tratamiento

El paciente se encuentra sentado. Primero, insertar la aguja en la espina ilíaca antero-inferior con el método neutro de tonificación y dispersión, y luego en E 31 (*bì guān*), el punto en la articulación de la rodilla y B 10 (*xuè hǎi*) con el método de dispersión. Después de insertar las agujas, retenerlas durante 40 minutos, y luego aplicar las ventosas durante aproximadamente 2 minutos (puede combinarse la electroacupuntura para resolver las adherencias locales) tras retirar las agujas, una vez al día. Un ciclo de tratamiento dura 10 días. Se requiere un intervalo de cinco días entre dos ciclos. Si los síntomas mejoran, el siguiente ciclo debe continuar. Si no hay efectos al final del primer ciclo o si hay recuperación completa durante este periodo, el tratamiento debe cesar.

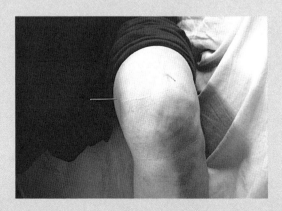

Fig. 4-54   Punto en la articulación de la rodilla, B 10 (*xuè hǎi*)

El esguince del cuádriceps femoral, no se ve con frecuencia en la práctica clínica, generalmente está causado por una rotación externa, abducción o rotación interna excesiva. Debido a un esguince brusco, contracción y giro, la fuerza se encuentra en los tendones, lo que causa esguince de los tendones y meridianos. Como consecuencia aparece la enfermedad.

En la etapa inicial, la terapia acupuntural no debe ser aplicada hasta 24 horas después de la lesión debido al deterioro de los meridianos, la estasis sanguínea local y la inflamación. Se puede usar una compresa fría como una bolsa de hielo o cubitos de hielo, dentro de las 24 horas. Si los pacientes tienen una evidente inflamación local, los doctores pueden aplicar un vendaje en las zonas dañadas y pedirles que mantengan los miembros en alto para reducir la angiorrea y evitar hematomas mayores. Los doctores deben evitar pinchar la arteria y vena femoral mientras aplican la terapia acupuntural en las primeras 24 horas. El tiempo de aplicación de las ventosas debe basarse en la tolerancia de la piel-hasta cuando empieza a enrojecer. En la etapa avanzada, los pacientes con adherencias locales y amiotrofia, pueden ser tratados mediante la combinación con la electroacupuntura. Normalmente, la aplicación de la terapia acupuntural es eficaz.

Sección 7

Lesión de la Almohadilla Grasa Infrarotuliana

La lesión de la almohadilla grasa infrarotuliana es un enfermedad común de la rodilla causada principalmente por movimientos profesionales prolongados o violentos de la rodilla.

La almohadilla grasa infrarotuliana localizada bilateralmente en el tendón infrarotuliano, es decir los puntos de EX-EI 4 (*nèi xī yǎn*) y E 35 (*wài xī yǎn*), es un tejido conectivo, que normalmente actúa para atenuar y lubricar la articulación de la rodilla y absorber así golpes y energías. Puede moverse hacia delante y hacia detrás junto con la flexión y extensión de la articulación de la rodilla. La articulación de la rodilla es la articulación más grande en el cuerpo humano y lleva a cabo una gran cantidad de los movimientos del cuerpo humano, por lo que sufre fácilmente de lesiones agudas y crónicas debido a varias razones.

La enfermedad aparece frecuentemente en mujeres obesas de edad media y ancianas debido a esguinces repetitivos, choques o la carga de peso durante mucho tiempo en la articulación de la rodilla, lo cual causa inflamación, organización, cambios degenerativos, engrosamiento de los tejidos y la consecuente distensión y dolor.

【MANIFESTACIONES CLÍNICAS】

Los pacientes se quejan de dolor intenso mientras permanecen de pie, en cuclillas o realizan hiperextensión de la articulación de la rodilla, debilidad de la articulación de la rodilla al andar, distensión y dolor acompañado por una clara sensibilidad en el tendón infrarotuliano alrededor de EX-EI 4 (*nèi xī yǎn*) y E 35 (*wài xī yǎn*). Algunos pacientes también se quejan de que las articulaciones de sus rodillas presentan aversión al frío o a las corrientes de aire frío.

Examen físico: sensibilidad evidente en las prominencias de la rodilla, es decir, EX-EI 4 (*nèi xī yǎn*) y E 35 (*wài xī yǎn*).

Signo positivo en la prueba de hiperextensión de la rodilla: el paciente permanece en posición decúbito supino con ambas piernas extendidas rectas, causando que las articulaciones de las rodillas sean estiradas. El examinador sostiene el tobillo del lado afectado con una mano y presiona la rodilla con la otra para provocar que la articulación de la rodilla esté hiperextendida. Se considera positivo si el dolor aparece en la almohadilla grasa infrarotuliana.

Signo positivo en la prueba de sensibilidad de relajación del tendón rotuliano: el paciente permanece en posición decúbito supino con ambas piernas estiradas rectas, causando que las articulaciones de las rodillas estén estiradas. El examinador coloca su pulgar en los puntos EX-EI 4 (*nèi xī yǎn*) y E 35 (*wài xī yǎn*) del paciente y pone su otra palma en el pulgar, luego pide al paciente que relaje el cuádriceps femoral (es decir que relaje el tendón rotuliano). El examinador ejerce una presión gradual con su pulgar y el paciente tendrá un claro dolor ahí. Luego se pide al paciente que contraiga el cuádriceps femoral (es decir, que contraiga el tendón rotuliano), cuando el examinador repite la manipulación mencionada arriba incluyendo la misma presión. Si el dolor mejora, es un signo positivo en la prueba de sensibilidad de relajación del tendón rotuliano.

Hallazgos de rayos X: la proyección lateral de la articulación de la rodilla revela un intenso marco de soporte de la almohadilla grasa con disposición de irradiación desde la rótula hasta la articulación femorotibial.

【DIFERENCIACIÓN DE SÍNDROMES Y TRATAMIENTO】

En medicina china, el hueso de la patela es conocido como rótula, por lo que la enfermedad es considerada como un tipo de dolor de rótula según la medicina china.

Los casos de lesión aguda suelen estar causados por una extensión repentina de la rodilla, un golpe directo o un exceso de carga en al parte anterior de la articulación de la rodilla, o bien a un la termogénesis inducida por el ejercicio debido a un energético ejercicio de los miembros inferiores, o por un arrastre fuerte del tendón o compresión del tendón rotuliano ejercido en la almohadilla grasa infrarotuliana. Los casos de lesión crónica suele aparecer en mujeres obesas de mediana edad y ancianas, y son provocados principalmente por cargar peso de forma prolongada en la rodilla. Los pacientes con lesión aguda suelen haber experimentado un impacto o esguince agudo, el cual conduce al estancamiento local de qi y sangre, distensión y dolor. Los pacientes con lesión crónica, debido al estancamiento de qi y sangre durante mucho tiempo, son propensos a tener inflamación isquémica de la almohadilla grasa y del tendón rotuliano, fibrosis, adherencias y espesamiento de los tejidos, lo que da lugar a un dolor crónico debajo de la articulación de la rodilla.

Principio de tratamiento: relajar los tendones y músculos para aliviar el dolor.

Combinación de puntos:

EX-EI 4 (*nèi xī yǎn*) (lado afectado)	E 35 (*wài xī yǎn*) (lado afectado)	EX-EI 3 (*hè dǐng*) (lado afectado)
E 36 (*zú sān lǐ*) (lado afectado)		

【TRATAMIENTO】

1. Puntos y Técnicas Acupunturales

1) EX-EI 4 (*nèi xī yǎn*) (lado afectado) y E 35 (*wài xī yǎn*) (lado afectado): ambos se encuentran bajo la rótula. EX-EI 4 (*nèi xī yǎn*) está localizado en la depresión medial del ápice de la rótula y E 35 (*wài xī yǎn*) está localizado en la depresión lateral del ápice de la rótula. Usar dos agujas filiformes del Nº 30, de 2 *cun* (50 mm) de longitud. Aplicar la desinfección local rutinaria. Insertar perpendicularmente la aguja aproximadamente 1,8 *cun* (45 mm). Sensación de la aguja: dolor distensivo localizado, y dolor distensivo que se irradia hacia el dorso del pie cuando E 35 (*wài xī yǎn*) es pinchado. (Fig.4-55)

2) EX-EI 3 (*hè dǐng*) (lado afectado): en la parte anterior de la rodilla, en la depresión por encima del punto medio de la base de la rótula. Usar una aguja filiforme del Nº 30, de 2 *cun* (50 mm) de longitud. Aplicar la desinfección local rutinaria. Insertar la aguja hacia la rótula aproximadamente 1,8 *cun* (45 mm). Sensación de la aguja: dolor distensivo localizado o dolor que se disemina a la parte superior del muslo. (Fig. 4-56)

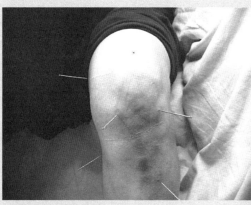

Fig. 4-55   EX-EI 4 (*nèi xī yǎn*), E 35 (*wài xī yǎn*), E 36 (*zú sān lǐ*)

Fig. 4-56   EX-EI 3 (*hè dǐng*)

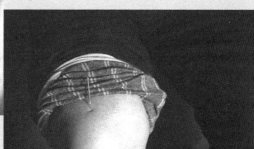

3) E 36 (*zú sān lǐ*) (lado afectado): en la superficie anterolateral superior de la pierna, 3 *cun* por debajo de E 35 (*wài xī yǎn*), un dedo medio de ancho lateral a la cresta anterior de la tibia. Usar una aguja filiforme del Nº 30, de 2 *cun* (50 mm) de longitud. Aplicar la desinfección local rutinaria. Insertar perpendicularmente la aguja aproximadamente 1,8 *cun* (45 mm). Sensación de la aguja: dolor distensivo localizado en el hueco poplíteo o dolor que se irradia al dorso del pie. (Fig.4-55)

2. Postura, Manipulación y Duración del Tratamiento

El paciente se encuentra sentado con la articulación de la rodilla expuesta. Primero, insertar las agujas en EX-EI 4 (*nèi xī yǎn*) y E 35 (*wài xī yǎn*) con el método neutro de tonificación y dispersión. Luego insertar las agujas en EX-EI 3 (*hè dǐng*) con el método de dispersión y en E 36 (*zú sān lǐ*) con el método de tonificación. Después de insertar las agujas, retenerlas durante 40 minutos. Luego aplicar las ventosas durante aproximadamente 2 minuto tras retirar las agujas, una vez al día. Un ciclo de tratamiento dura 10 días. Se requiere un intervalo de cinco días entre dos ciclos. Si los síntomas mejoran, el siguiente ciclo debe continuar. Si no hay efectos al final del primer ciclo o si hay recuperación completa durante este periodo, el tratamiento debe cesar.

【EXPERIENCIA Y ANÁLISIS】

La enfermedad aparece frecuentemente en las mujeres obesas de mediana edad y ancianas debido a un esguince repetitivo, golpe o cargar peso durante mucho tiempo en la articulación de la rodilla, lo que lleva a inflamación, cambios degenerativos y engrosamiento de los tejidos así como distensión y dolor en consecuencia.

La terapia acupuntural es bastante eficaz para las lesiones de la almohadilla grasa infrarotuliana, especialmente para los pacientes agudos en la etapa aguda. Se pueden obtener resultados satisfactorios en la mejora de la inflamación y el dolor mediante la aplicación de 10 sesiones de acupuntura. La terapia con acupuntura también es eficaz para los casos crónicos prolongados aunque requiere más tiempo, normalmente entre diez y veinte sesiones. Durante el tratamiento, los pacientes deben ser advertidos de reducir o evitar el ejercicio intenso que implique cargar peso o estar de cuclillas durante mucho tiempo. El tratamiento efectivo requiere de la paciencia y colaboración del paciente. Incluso después de la recuperación, los pacientes deben evitar el ejercicio intenso y cargar peso en la articulación de la rodilla, excepto algunos ejercicios suaves como dar un paseo, en caso de reaparición.

Sección 8

Bursitis Prerrotuliana

La bolsa prerrotuliana, que está localizada por debajo de la piel lateral del hueso patelar de la articulación de la rodilla, es propensa a ser afectada por un trauma o inflamación local, lo que da lugar a la bursitis prerrotuliana.

El tendón del cuádriceps femoral se extiende hacia abajo y forma La bolsa prerrotuliana en la rótula —una bolsa sinovial débil que cubre la mitad inferior de la rótula. Más del 90 por ciento de las personas tienen la bolsa, cuya función es secretar un líquido que reduce la fricción y el calor entre los tendones.

La enfermedad es provocada por una lesión aguda o crónica, o bien por una infección local. La bursitis prerrotuliana aguda hace referencia a un deterioro de la bolsa de los tejidos circundantes debido a un trauma agudo, el cual causa inflamación local y efusión abundante de la bolsa. La inflamación crónica está relacionada con actividades del trabajo que incluyen ejercicio enérgico excesivo durante mucho tiempo, fricción, compresión, irritación o trauma leve de la articulación de la rodilla, lo que puede inducir una lesión previa y provocar un aumento de la secreción aséptica de la bolsa cuando se es de constitución débil, o cuando el clima cambia rápidamente. La infección local hace referencia a una bursitis infecciosa causada por un furúnculo en los tejidos de alrededor o por un trauma abierto del tejido.

【MANIFESTACIONES CLÍNICAS】

Los pacientes con bursitis prerrotuliana aguda suelen presentar un evidente historial de trauma. Después del trauma tienen distensión e inflamación local con evidente sensibilidad. En la etapa avanzada, la inflamacón aguda disminuye gradualmente mientras que la hinchazón con marcada sensibilidad alrededor de la bolsa prerrotuliana aún permanece. Los pacientes afectados por un estado crónico experimentan un inicio lento, normalmente no tienen historial de trauma. Tan solo tienen un dolor localizado en el área de la bolsa prerrotuliana y dolor inflamatorio en la etapa avanzada cuando la secreción aumenta. Dichos casos están caracterizados por una infección focal inicial seguida por la consecuente inflamación, distensión y dolor alrededor de la bolsa prerrotuliana.

Examen físico: puede sentirse fluctuación y clara sensibilidad en el área de inflamación de la rodilla afectada. La localización y el tamaño del área de inflamación no varían durante la prueba de elevación de la pierna recta.

【DIFERENCIACIÓN DE SÍNDROMES Y TRATAMIENTO】

Según la medicina china, la enfermedad está estrechamente relacionada con una lesión aguda o crónica de la parte anterior de la articulación de la rodilla, estancamiento de viento, frío y humedad patógenos, así como obstrucción local de la circulación del qi y la sangre. Puede dividirse en un patrón agudo y uno crónico. El patrón agudo está causado generalmente por lesión de la parte anterior de la articulación de la rodilla, lo que lleva a interrupción local de la circulación de los meridianos, estasis sanguínea local, y circulación obstruida del qi, sangre y meridianos. El cuadro crónico suele estar causado por una tensión excesiva o por cargar peso en la articulación de la rodilla durante mucho tiempo, lo que conduce a estancamiento local del qi y la sangre, así como circulación obstruida de los meridianos. Así, la enfermedad aparece.

En los casos agudos, la inflamación y el dolor local suelen aparecer inmediatamente, o bien 2 horas después del trauma. El dolor está localizado principalmente alrededor del tercio inferior de la rótula en la parte anterior de la articulación de la rodilla y luego desaparece gradualmente en una semana o se transforma en el tipo crónico cuando la inflamación y el dolor se alivian lentamente. Los casos crónicos pueden ser causados por un tratamiento inadecuado de la condición aguda, o por cargar durante mucho tiempo un peso excesivo en los miembros inferiores. La enfermedad se caracteriza por dolor leve, dolor intenso y distensión en la parte anterior de la rodilla inicialmente, agravados por el ejercicio y que mejoran tras el descanso. Más tarde aparecen prominencias en la parte anterior de la rodilla o en el tendón rotuliano bilateralmente, hiperblastosis y dolor inconstante agravado por el frío y la humedad. Cuando el paciente es examinado en posición de pie, se puede observar una prominencia obvia sin evidente sensibilidad en la parte anterior de la rodilla o en el tendón rotuliano bilateral. Además, suele encontrarse flexionada la articulación de la rodilla en los casos prolongados o con dolor agravado cuando el paciente se arrodilla.

Principio de tratamiento: estimular la circulación sanguínea y calentar los meridianos para detener el dolor.

Combinación de puntos:

EX-EI 4 (nèi xī yǎn) (lado afectado)	E 35 (wài xī yǎn) (lado afectado)	EX-EI 3 (hè dǐng) (lado afectado)
E 36 (zú sān lǐ) (lado afectado)		

【TRATAMIENTO】

1. Puntos y Técnicas Acupunturales

1) EX-EI 4 (nèi xī yǎn) (lado afectado) y E 35 (wài xī yǎn) (lado afectado): ambos se encuentran bajo la rótula. EX-EI 4 (nèi xī yǎn) está localizado en la depresión medial del ápice de la rótula y E 35 (wài xī yǎn) está localizado en la depresión lateral del ápice de la rótula. Usar dos agujas filiformes del Nº 30, de 2 cun (50 mm) de longitud.

Aplicar la desinfección local rutinaria. Insertar perpendicularmente la aguja aproximadamente 1,8 *cun* (45 mm). Sensación de la aguja: dolor distensivo localizado. (Fig.4-55)

2) EX-EI 3 (*hè dǐng*) (lado afectado): en la parte anterior de la rodilla, en la depresión por encima del punto medio de la base de la rótula. Usar una aguja filiforme del Nº 30, de 2 *cun* (50 mm) de longitud. Aplicar la desinfección local rutinaria. Insertar la aguja hacia la rótula aproximadamente 1,8 *cun* (45 mm). Sensación de la aguja: dolor distensivo localizado o dolor que se irradia al dorso del pie. (Fig. 4-56)

3) E 36 (*zú sān lǐ*) (lado afectado): en la superficie anterolateral superior de la pierna, 3 *cun* por debajo de E 35 (*wài xī yǎn*), un dedo medio de ancho lateral a la cresta anterior de la tibia. Usar una aguja filiforme del Nº 30, de 2 *cun* (50 mm) de longitud. Aplicar la desinfección local rutinaria. Insertar perpendicularmente la aguja aproximadamente 1,8 *cun* (45 mm). Sensación de la aguja: dolor distensivo localizado o dolor que se disemina al dorso del pie. (Fig.4-55)

2. Postura, Manipulación y Duración del Tratamiento

El paciente se encuentra sentado con los puntos expuestos. Primero, insertar las agujas en EX-EI 4 (*nèi xī yǎn*) y E 35 (*wài xī yǎn*) con el método de dispersión. Luego insertar las agujas en EX-EI 3 (*hè dǐng*) con el método neutro de tonificación y dispersión y en E 36 (*zú sān lǐ*) con el método de tonificación. Después de insertar las agujas, retenerlas durante 40 minutos, y luego aplicar las ventosas durante aproximadamente 1 minuto tras retirar las agujas, una vez al día. Un ciclo de tratamiento dura 6 días. Se requiere un intervalo de tres días entre dos ciclos. Si los síntomas mejoran, el siguiente ciclo debe continuar. Si no hay efectos al final del primer ciclo o si hay recuperación completa durante este periodo, el tratamiento debe cesar.

【EXPERIENCIA Y ANÁLISIS】

En comparación con otras bolsas de la articulación de la rodilla, la bolsa prerrotuliana es pequeña y no es fácilmente dañada bajo condiciones normales. Pero la lesión aguda puede ser causada por un impacto directo en la parte anterior de la articulación de la rodilla. La lesión crónica sucede generalmente en mujeres de mediana edad que son obesas o que realizan un trabajo que requiere un uso frecuente de la articulación de la rodilla. La enfermedad, en medicina china, está relacionada con una lesión o con estancamiento de qi y sangre de la articulación de la rodilla.

La bursitis prerrotuliana no se ve comúnmente en la práctica clínica y suele ser causada por un trauma agudo. En la etapa inicial, no es aconsejable aplicar terapia acupuntural si hay mucha efusión de la bolsa. El médico debería aplicar un vendaje en la zona tras extraer la efusión de la bolsa (procedimiento: seleccionar una jeringa con cabeza esterilizada del Nº 7 e insertar la aguja en el punto más elevado de la masa. Puede sentirse un espacio "hueco" cuando se pincha la aguja en la bolsa. Retroceder el émbolo lentamente para extraer la efusión de la bolsa y luego aplicar una inyección de 40 mg de kenacort y 20 mg de lidocaina. Poner una bola de algodón firmemente en el lugar de la inyección después de retirar la aguja y luego fijar la articulación de la rodilla con un vendaje durante 72 horas). En la etapa inicial de la afección aguda, al haber infección, para obtener un resultado satisfactorio, los pacientes deben ser tratados primero con una terapia antiinfecciosa y antiinflamatoria, y luego con punción y vendaje compresivo si hay mucho derrame de la bolsa. Si los pacientes sólo presentan dolor local o dolor al movimiento sin derrame, la terapia acupuntural mencionada anteriormente puede ser efectiva. Aquellos pacientes con un proceso crónico suelen tener un dolor inconstante y un derrame de la bolsa aumentado; muchos de ellos son difíciles de curar pero la terapia acupuntural también puede ser muy eficaz.

Sección 9
Quiste Poplíteo

El quiste poplíteo, como otros quistes, es una masa nodular también conocida como quiste de Baker.

El hueco poplíteo, situado en la superficie profunda de la aponeurosis poplítea en la parte posterior de la rodilla, presenta una forma romboidal. Está formado por el bíceps femoral (lateralmente sobre él), y por el músculo semitendinoso (medialmente sobre él). La cabeza lateral y medial del gastrocnemio están localizados respectivamente, lateral y medialmente por debajo del músculo semitendinoso. La parte inferior del hueco poplíteo está compuesto por el plano poplíteo, la cápsula articular y el músculo poplíteo, en el que está el nervio tibial localizado superficialmente en la línea media, el nervio peroneo común localizado medialmente al tendón del bíceps femoral, la vena poplítea antero-medial al nervio tibial, la arteria poplítea antero-medial a la vena poplítea y adyacente a las glándulas linfáticas poplíteas.

La causa de la enfermedad es desconocida, pero una lesión o tensión crónica es seguramente un factor causante principal. Muchos médicos creen que la enfermedad es una hernia de la articulación de la rodilla. El saco de la hernia está formado por tejido fibroso y la endomembrana es algo como la articulación de la bolsa con mucosidad gelatinosa en ella. La herrnia de la articulación de la rodilla está localizada en profundidad, conecta con la articulación de la rodilla, y suele presentarse sola.

【MANIFESTACIONES CLÍNICAS】

Los pacientes suelen presentar un historial de tensión crónica en lugar de un trauma agudo obvio. El quiste crece lentamente en la etapa inicial sin síntomas aparentes o sólo una leve molestia en la rodilla, la cual no suele ser apreciable. Cuando el quiste crece mucho, los síntomas aparecen, incluyendo un dolor sordo, debilidad de los miembros inferiores, así como molestias en la flexión y extensión de la articulación de la rodilla. Los pacientes pueden sentir debilidad en la articulación de la rodilla cuando andan mucho o suben las escaleras pero no sienten un dolor evidente. Además, los pacientes experimentarán una clara distensión y molestia en la articulación de la rodilla cuando la presión atmosférica y la temperatura cambian, tal como el cambio de un buen día a un día nublado. Debido a que el retorno venoso de los miembros inferiores es oprimido por el gran quiste, aparece hinchazón de las piernas tras estar mucho tiempo de pie.

Examen físico: se puede sentir un quiste evidente blando mediante la palpación alrededor del hueco poplíteo del lado afectado. En algunos casos en la etapa inicial, el quiste desaparecerá sin una evidente sensibilidad cuando se administra una presión manipulativa. El quiste se vuelve más grande y más duro cuando la articulación de la rodilla está extendida y se vuelve más blando y más pequeño cuando se flexiona la rodilla. En general, no hay adherencias en el tejido de la cápsula articular. En algunos casos, hay un tipo de conexión como una válvula entre la cavidad articular y la cápsula. El quiste se volverá pequeño o incluso desaparecerá después de aplicar lentamente una presión manipulativa, pero puede reaparecer.

Hallazgos de rayos X: no hay hallazgos positivos en muchos casos mientras que aparecen sombras de calcificación de forma ocasional.

【DIFERENCIACIÓN DE SÍNDROMES Y TRATAMIENTO】

La medicina china sostiene que la enfermedad está relacionada con una lesión aguda o crónica, que conduce a un estancamiento de qi y sangre, fallo de la sangre para nutrir los tendones y estasis local de flema. En consecuencia, aparece la enfermedad. La enfermedad puede dividirse en dos patrones.

1. Patrón Primario

El quiste se origina a partir de la masa poplítea formada por la cápsula sinovial, la cual no presenta otras alteraciones en sí. El patrón comúnmente visto en niños está generalmente afectando los lados bilaterales, pero no aparecen necesariamente al mismo tiempo.

2. Patrón Secundario

Este patrón suele afectar a adultos, el cual suele ser secundario a cierta enfermedad articular, como lesión crónica de la articulación de la rodilla, gonartritis, alteración de las articulaciones debido a una lesión de menisco, se debe particularmente a una lesión del menisco medial. Por otra parte, la enfermedad puede ser secundaria a una artritis reumatoide.

El diagnóstico del quiste poplíteo se basa principalmente en la palpación. Una clara masa blanda con una superficie lisa puede sentirse mediante la palpación en el hueco poplíteo. No hay sensibilidad aparente ni adherencias locales evidentes, pero hay un dolor suave. El tamaño del quiste cambia con las posturas corporales.

Principio de tratamiento: eliminar la inflamación y aliviar el dolor.

Combinación de puntos:

El punto más elevado del quiste

【TRATAMIENTO】

1. Puntos y Técnicas Acupunturales

Localizar el punto más elevado del quiste en el hueco poplíteo
y el borde superior, inferior, medial y lateral del quiste. Usar
cinco agujas filiformes del Nº 28, de 2 *cun* (50 mm) de
longitud. Aplicar la desinfección local rutinaria. Insertar
perpendicularmente una aguja en el punto más elevado del
quiste aproximadamente 1 *cun*. Insertar las otras cuatro
agujas en el borde superior, inferior, medial y lateral del
quiste hacia la zona central aproximadamente 1,8 *cun*
(45 mm). Sensación de la aguja: dolor distensivo localizado.
(Fig.4-e)

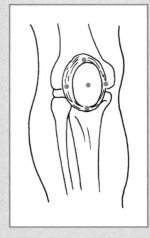

Fig. 4-e   Los cinco puntos
de acupuntura en la región
poplitea

2. Postura, Manipulación y Duración del Tratamiento

El paciente se encuentra en posición decúbito prono. Primero, insertar la aguja en el punto
más elevado del quiste con el método de dispersión. Luego insertar las otras cuatro agujas
en los cuatro puntos localizados en el borde superior, inferior, medial y lateral del quiste
con el método de dispersión. Aplicar la terapia de acupuntura cada dos días y después de
insertar las agujas, retenerlas durante 40 minutos. Luego aplicar las ventosas en los puntos
con ventosas del Nº 3 durante aproximadamente 2 minutos tras retirar las agujas, una vez
al día. Un ciclo de tratamiento dura 6 días. Si no hay efectos al final del primer ciclo el
tratamiento debe cesar.

【EXPERIENCIA Y ANÁLISIS】

El quiste poplíteo se refiere principalmente a un bulto en el hueco poplíteo. Su causa aún
no está clara. La medicina china sostiene que la enfermedad está relacionada con una lesión
aguda o crónica, que puede conducir a estancamiento de qi y sangre, fallo de la sangre
para nutrir los tendones, estasis local y retención de flema. Como consecuencia, aparece la
enfermedad.

En la etapa inicial, los pacientes con quiste poplíteo pueden curarse mediante presión
manipulativa (es decir, pedir a los pacientes que se tumben con la región poplítea expuesta
fijando el quiste. El médico empuja y comprime el quiste al otro lado con sus pulgares,
es mejor de empujar el quiste contra la pared del hueso y provocar que se rompa la pared

de la cápsula. Así, el líquido intracapsular se dispersa a nivel subcutáneo o en el interior de los tejidos. Cuando el quiste desaparece, aplicar presión sobre él para asegurarse de que no permanezca líquido en el quiste y la pared de la cápsula esté cerrada. Aplicar un vendaje compresivo sobre el lugar durante unas 72 horas en caso de reaparición). Para los casos sin respuesta a la presión manipulativa o con quistes leves, la terapia acupuntural anteriormente mencionada es normalmente efectiva y también es eficaz para algunos casos recurrentes. Sin embargo, para los casos con recaídas o con pared del quiste gruesa que conecta con la cápsula articular, debe considerarse el eliminar el quiste quirúrgicamente. Las secuelas del dolor postoperatorio también pueden ser tratadas mediante el método con agujas.

Sección 10

Sinovitis Traumática de la Articulación de la Rodilla

La sinovitis traumática de la articulación de la rodilla se caracterizada por hemartrosis e hidrartrosis. Puede dividirse en dos patrones que incluyen el patrón traumático agudo y el inflamatorio crónico. Clínicamente, la sinovitis crónica la sufren más las pacientes mujeres que los hombres, especialmente las pacientes obesas.

La articulación de la rodilla es la mayor y la articulación más sofisticada del cuerpo. La capa sinovial de la cápsula articular es compleja y sobresale hacia fuera para formar una bolsa por debajo del tendón. La bolsa suprarotuliana como la mayor, está formada por la bolsa por debajo del tendón del cuádriceps femoral que comunica con la cavidad articular. Su límite superior está 3-4 cm más alto que el margen superior de la rótula. Hay abundantes vasos sanguíneos en la bolsa. El líquido secretado por las células sinoviales proporciona nutrición al cartílago articular avascular, y lubrica las carillas articulares para reducir el calor generado por los movimientos articulares. El líquido sinovial alcalino también previene la acción tóxica de los metabolitos ácidos. Además, hay unas pequeñas bolsas sinoviales en la superficie profunda del hueco poplíteo, semitendinoso y cabeza medial del músculo gastrocnemio, una bolsa profunda infrarotuliana en la superficie profunda del ligamento de la rótula, y una bolsa prerotuliana por delante de la rótula.

La sinovitis traumática de la articulación de la rodilla se presenta con hidrartrosis en la sinovial debido a la irritación de la lesión aguda o la inflamación crónica, lo que lleva a una alteración de la secreción y la consecuencia. Las principales causas incluyen el hematoma sinovial traumático agudo, gonartritis crónica, artritis proliferativa, artritis reumática, artritis deformante, gota, artritis supurativa, artritis tuberculosa y sinovitis villonodular pigmentada. Debido a esos factores, la secreción de la membrana interna de la bolsa aumenta o los vasos sanguíneos quedan dañados, lo que da lugar a hermartrosis o hidrartrosis de la rodilla, función alterada de la flexión y extensión de la rodilla. La enfermedad no sólo alterará la función de la articulación de la rodilla, sino que también provocará su daño progresivo, adherencias graves de la sinovial y la incapacitación funcional consecuente.

【MANIFESTACIONES CLÍNICAS】

Lesión aguda: el hematoma suele aparecer en la rodilla inmediatamente ó 1-2 horas después del trauma. Los otros síntomas son: rodilla inflamada, clara eminencia de la cápsula articular, masas fluctuantes en los lados medial y lateral del cuádriceps femoral, lado medial de la rodilla y lados bilaterales bajo la rodilla, signo positivo en la prueba de la rótula flotante, dolor al movimiento, alteración de la flexión y extensión de la rodilla, y función alterada para agacharse. Una semana después de la lesión aguda, el hematoma rojo brillante en la articulación se vuelve rojo oscuro y se vuelve gradualmente un líquido turbio naranja. (Fig. 4-57, Fig. 4-58)

Lesión crónica: generalmente se desarrolla a partir de un tratamiento inadecuado de una bursitis aguda y puede verse de forma común en pacientes ancianos obesos. En la etapa inicial, los pacientes pueden quejarse de aversión al frío, dolor intenso, dolor rígido y distensivo de la articulación de la rodilla. Más tarde los pacientes experimentarán función alterada de la flexión y extensión de la rodilla, y dolor intenso al agacharse. Los pacientes que sufren de hiperostosis de rodillas suelen presentar además signos como piernas arqueadas, rodilla golpeada y otras deformaciones de rodilla. En algunos casos, los pacientes pueden tener artroedema agudo (la cantidad de líquido puede aumentar a 50 ml o más) debido al aumento de la secreción de la bolsa en casos de constitución débil. Pueden sentirse masas fluctuantes evidentes mediante la palpación en los lados medial y lateral del cuádriceps femoral sobre la rótula, lados bilaterales por debajo de la rodilla, y signo positivo en la prueba de la rótula flotante.

【DIFERENCIACIÓN DE SÍNDROMES Y TRATAMIENTO】

Según la medicina china, la enfermedad pertenece a la categoría del síndrome *Bi*. La

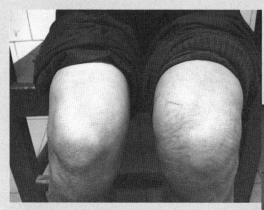

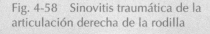
Fig. 4-58   Sinovitis traumática de la articulación derecha de la rodilla

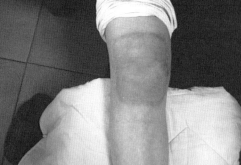

Fig. 4-57   Sinovitis traumática de la articulación de la rodilla izquierda

medicina china sostiene que está estrechamente relacionado con la debilidad del qi defensivo, la invasión de factores patógenos externos, lesión por una caída, estancamiento de qi y estasis sanguínea, lo cual provoca la circulación obstruida de qi y sangre. La enfermedad también está relacionada con una dieta inadecuada, así como daño al bazo y estómago, lo que conduce a humedad interna que fluye por los músculos y articulaciones, dolor inflamatorio de las articulaciones o un síndrome *Bi* con predominio del frío. A lo largo del tiempo, los ataques recurrentes darán lugar a algo de pérdida de qi y sangre y finalmente causará deficiencia de qi y sangre.

La manifestación clínica de la enfermedad es un dolor inflamatorio en la rodilla. Los pacientes con traumatismos agudos suelen tener dolor inflamatorio local después de la lesión de la articulación de la rodilla, y luego gradualmente presentan hinchazón en la parte superior de la articulación de la rodilla. El dolor podría agravarse por el movimiento, especialmente cuando se suben y bajan las escaleras. Los pacientes pueden encontrar dificultad para flexionar la rodilla y experimentan un dolor más intenso durante la noche. Los pacientes presentan principalmente hematoma en las rodillas después del daño. Si los pacientes tienen una ligera hemorragia, la inflamación de las rodillas podría remitir en una semana; si los pacientes tienen una intensa hemorragia, la inflamación de las rodillas podría durar mucho tiempo y la hemorragia intraarticular podría volverse de forma gradual naranja amarillento después de una semana mientras que el dolor se alivia. Se debe señalar que los pacientes aún encontrarán dificultad para flexionar las rodillas y experimentarán un intenso dolor durante los movimientos; sin embargo, esto puede mejorar después del descanso.

Los pacientes crónicos pueden tener una lesión débil o no apreciable, o bien sin una causa específica de la enfermedad. En la etapa inicial, debido a que los pacientes sólo sienten un ligero dolor o incluso no tienen dolor, muchos de ellos no van al hospital. Este dolor sin identificar o con ligera distensión podría durar varios meses. Los pacientes no visitan al médico hasta que sienten dolor durante el movimiento como subir o bajar las escaleras. En algunos casos, la afectación aguda puede volverse crónica con los síntomas obvios debido a un tratamiento inadecuado, por lo que se vuelve más difícil de curar.

Principio de tratamiento: eliminar la inflamación y mejorar el dolor.

Combinación de puntos:

EX-EI 4 (*nèi xī yǎn*) (lado afectado)	E 35 (*wài xī yǎn*) (lado afectado)	B 10 (*xuè hǎi*) (lado afectado)
E 36 (*zú sān lǐ*) (lado afectado)	El punto en la articulación de la rodilla (lado afectado)	

【TRATAMIENTO】

1. Puntos y Técnicas Acupunturales

1) EX-EI 4 (*nèi xī yǎn*) (lado afectado) y E 35 (*wài xī yǎn*) (lado afectado): ambos se encuentran inferior a la rótula. EX-EI 4 (*nèi xī yǎn*) está localizado en la depresión medial del ápice de la

rótula y E 35 (*wài xī yǎn*) está localizado en la depresión lateral del ápice de la rótula. Usar dos agujas filiformes del Nº 30, de 2,5 *cun* (65 mm) de longitud. Aplicar la desinfección local rutinaria. Insertar perpendicularmente la aguja en medio del hueco poplíteo aproximadamente 2,3 *cun* (60 mm). Sensación de la aguja: dolor distensivo localizado en ambos puntos, y dolor que se irradia hacia el dorso del pie en E 35 (*wài xī yǎn*). (Fig.4-55)

2) B 10 (*xuè hǎi*) (lado afectado): cuando la rodilla está flexionada, el puntó está en la parte medial del muslo, 2 *cun* por encima de la parte medial de la base de la rótula, en el área prominente de la parte medial del cuadriceps femoral. Usar una aguja filiforme del Nº 30, de 2 *cun* (50 mm) de longitud. Aplicar la desinfección local rutinaria. Insertar perpendicularmente la aguja aproximadamente 1,8 *cun* (45 mm). Sensación de la aguja: dolor distensivo localizado. (Fig. 4-54)

3) El punto en la articulación de la rodilla (lado afectado): dos dedos de ancho sobre el punto medio del borde anterior de la base de la rótula. Usar una aguja filiforme del Nº 30, de 2 *cun* (50 mm) de longitud. Aplicar la desinfección local rutinaria. Insertar la aguja oblicuamente hacia arriba hasta el fémur. Sensación de la aguja: dolor distensivo localizado o dolor que se disemina en la articulación de la rodilla.

4) E 36 (*zú sān lǐ*) (lado afectado): en la superficie anterolateral superior de la pierna, 3 *cun* por debajo de E 35 (*wài xī yǎn*), un dedo medio de ancho lateral a la cresta anterior de la tibia. Usar una aguja filiforme del Nº 30, de 2 *cun* (50 mm) de longitud. Aplicar la desinfección local rutinaria. Insertar perpendicularmente la aguja aproximadamente 1,8 *cun* (45 mm). Sensación de la aguja: dolor distensivo localizado o dolor que se disemina al dorso del pie. (Fig.4-55)

2. Postura, Manipulación y Duración del Tratamiento

El paciente se encuentra sentado. Primero, insertar las agujas en EX-EI 4 (*nèi xī yǎn*) y E 35 (*wài xī yǎn*) con el método de dispersión. Luego insertar las agujas en el punto de la articulación de la rodilla y en E 36 (*zú sān lǐ*) con el método neutro de tonificación y dispersión, y B 10 (*xuè hǎi*) con el método de tonificación. Después de insertar las agujas, retenerlas durante 40 minutos; girar las agujas cada 20 minutos, luego aplicar las ventosas en esos puntos durante aproximadamente 1 minuto tras retirar las agujas, una vez al día. Un ciclo de tratamiento dura 10 días. Se requiere un intervalo de cinco días entre dos ciclos. Si los síntomas mejoran, el siguiente ciclo debe continuar. Si no hay efectos al final del primer ciclo o si hay recuperación completa durante este periodo, el tratamiento debe cesar.

【EXPERIENCIA Y ANÁLISIS】

La enfermedad está principalmente causada por un trauma, tensión excesiva, frío y humedad. Las principales manifestaciones son dolor e inflamación en la articulación de la rodilla, función restringida de la articulación, dolor intenso cuando los pacientes suben o bajan las escaleras. Los pacientes con hidrartrosis son diferenciados principalmente de acuerdo al signo positivo en la prueba de la rótula flotante. En muchos casos con lesión aguda, el dolor y la inflamación, las cuales son causadas por la estasis sanguínea, aparecen inmediatamente en la articulación de la rodilla después de la lesión. Un típico signo positivo en la prueba de la rótula flotante, puede verse en los casos con marcada estasis sanguínea. Después de una semana, el color de la secreción sanguínea se vuelve amarillo. Los pacientes con lesión crónica, en la etapa inicial, no suelen tener síntomas evidentes y sólo sienten molestia en la articulación de la rodilla durante el ejercicio, particularmente cuando suben y bajan las escaleras y al agacharse. Según se desarrolla la enfermedad, la inflamación y el dolor en la articulación de la rodilla se agravan y alivian alternativamente. Cuando hay inflamación evidente en la rodilla, se puede ver un signo positivo o débilmente positivo de la prueba de la rótula flotante. Pero cuando los pacientes están cansados o cuando hay un excesivo frío y humedad en el cuerpo, la cantidad acumulada de líquido en la bolsa de la articulación de la rodilla aumenta gradualmente, lo que altera directamente la función de la articulación de la rodilla. La diferenciación clínica para los patrones de frío-humedad del síndrome *Bi* es principalmente como la siguiente: casos con evidente inflamación en la articulación de la rodilla y excesivo líquido acumulado, pertenecen al patrón de humedad del síndrome *Bi*; casos con rigidez y aversión al frío de la rodilla pertenecen al patrón frío del síndrome *Bi*.

La terapia acupuntural para la sinovitis de al articulación de la rodilla se deja aplicar a pacientes crónicos con menos líquido en la bolsa y sin pus. En los casos crónicos, la terapia acupuntural es eficaz aunque requiere más tiempo. En dichos casos, el tiempo de tratamiento debe ser comunicado a los pacientes. Para aquellos con mucha sangre o líquido en la cavidad articular, la terapia con agujas no debe aplicarse hasta que pase una semana, o bien que los médicos puedan extraer primero el líquido y luego inyectar medicina en la articulación de la rodilla (25 mg de prednisolona o 40 mg de kenacort, añadiendo 20 mg de procaína o lidocaina). Los casos con sangre acumulada pueden mejorar después de una o dos sesiones de tratamiento. Los pacientes con menos líquido acumulado pueden mejorar después de una o dos sesiones de tratamiento, sin embargo, cuando hay más líquido retenido se requiere mucho más tiempo y se puede necesitar entre tres y seis sesiones de tratamiento con terapia de bloqueo. Cuando la sangre o el líquido acumulado es completamente eliminado, pero aún hay ligero dolor o disfunción de la articulación de la rodilla, se puede alcanzar también un resultado satisfactorio mediante la terapia con acupuntura.

Aunque el tratamiento de la rodilla séptica no debe discutirse en esta sección, los síntomas iniciales se asemejan a los de la sinovitis de la articulación de la rodilla. La principal diferencia recae en que los pacientes con rodilla séptica, en la etapa inicial, suelen sufrir de clara rojez, inflamación, calor y dolor en la rodilla acompañado de fiebre. La enfermedad debe ser tratada con terapia antibacteriana y antiinflamatoria así como con drenaje quirúrgico para el empiema. Cuando los síntomas inflamatorios han desaparecido totalmente y aún persiste ligero dolor y rigidez en la articulación de la rodilla, se favorece la terapia acupuntural para eliminar las adherencias entre el cuádriceps femoral y la cavidad articular de la rodilla, así como para mejorar el dolor.

Para los pacientes con adherencias en la articulación de la rodilla en la etapa avanzada, es importante realizar ejercicios funcionales de la articulación de la rodilla. Generalmente el ejercicio debe comenzar después de que mejora el dolor, lo cual incluye principalmente masaje o auto-contracción del cuádriceps femoral para prevenir la amiotrofia de los tendones, y realizar algunos ejercicios de flexión y extensión de la articulación de la rodilla para evitar al adherencia de ligamentos en la cavidad articular, rigidez de la articulación e incapacitación funcional de la articulación de la rodilla.

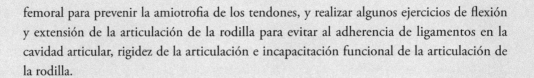

Sección 11

Lesión del Ligamento Colateral Medial de la Articulación de la Rodilla

La lesión del ligamento colateral medial de la articulación de la rodilla es una enfermedad traumática común en la rodilla, que ocurre frecuentemente en personas dedicadas a trabajos físicos o ejercicio enérgico. El principal síntoma es dolor en la parte medial de la rodilla, donde la parte inferior del fémur se encuentra con la tibia.

El ligamento colateral de la rodilla, es decir, el ligamento colateral de la tibia, localizado en la parte medial de la rodilla es un ligamento deltoideo largo y ancho compuesto de porciones superficiales y profundas, ambas se originan en el lado medial del epicóndilo interno del fémur e insertan en la tuberosidad medial de la tibia. Las fibras posteriores en la porción superficial están estrechamente conectadas al menisco medial. Las fibras en la porción profunda, las cuales pueden dividirse en las partes superior e inferior, van oblicuamente y forman un triángulo junto con la superficial. El ligamento colateral medial soporta más tensión durante el estiramiento de la rodilla para limitar la abducción de la rodilla y el movimiento rotatorio del hueso de la tibia. Cuando la rodilla está flexionada, las fibras parciales del ligamento se relajan. Cuando está flexionada en un ángulo entre 150-100 grados, el ligamento colateral de la tibia proporciona la menor protección, mientras que la tibia puede realizar una ligera abducción y rotación interna, lo que juega un papel importante en la estabilización de la articulación de la rodilla.

La lesión del ligamento colateral medial, comúnmente visto en la clínica, está causada principalmente por una falta de coordinación del movimiento de la articulación de la rodilla cuando el fémur realiza la rotación interna y la tibia realiza la rotación externa. En los casos leves, suele aparecer un desgarro o desplazamiento en algunos de los ligamentos. En esguinces graves, el menisco medial y el ligamento cruzado serán dañados, pero raramente sucede una lesión tan grave.

Algunos pacientes con lesión en el punto de inserción del ligamento colateral medial en el cóndilo de la tibia del fémur sólo notan un leve dolor local. Pero 2 meses después de la lesión, una calcificación u osificación local aparece, lo que afecta al deslizamiento hacia atrás del ligamento colateral medial y a la flexión y extensión del a articulación de la rodilla. La enfermedad también es conocida como enfermedad de Pellegrini-Stieda.

【MANIFESTACIONES CLÍNICAS】

Los pacientes suelen tener obvios historiales traumáticos de rotación lateral de la rodilla. En los casos leves, el dolor aparece en la parte medial de la rodilla cuando está en movimiento o cuando es presionada. El dolor puede ser aliviado con el descanso. En los casos graves, los pacientes experimentan inflamación local o equimoma si tienen ruptura de ligamento o lesión en el menisco medial, lo que conduce a un dolor asociado al movimiento insoportable, especialmente cuando los pacientes suben las escaleras. En la etapa avanzada, la inflamación local desaparece, permaneciendo aún una evidente sensibilidad. Además, los pacientes sufrirán de dolor intenso acompañado por piernas arqueadas cuando suban o bajen las escaleras.

Hallazgos de rayos X: el espacio articular de la parte medial de la rodilla se ensancha anormalmente. En casos graves, puede verse fractura en avulsión en la espina tibial o pueden aparecer sombras de calcificación u osificación.

【DIFERENCIACIÓN DE SÍNDROMES Y TRATAMIENTO】

En medicina china, la lesión al ligamento colateral medial de la articulación de la rodilla es conocido como daño del tendón en el espacio medial de la articulación de la rodilla, el cual puede dividirse en el tipo de lesión aguda y el tipo de tensión crónica.

1. Tipo de Lesión Aguda

Una fuerza externa que impacta en la articulación de la rodilla cuando está parcialmente flexionada (tal como una abducción y extorsión repentina de la pierna, o una aducción e intorsión repentina del muslo mientras la pierna está fija), lo que primero causará una lesión o rotura de la capa profunda del ligamento colateral medial. Si la fuerza es más violenta causará a su vez una lesión a la capa superficial del ligamento colateral medial, una lesión al menisco medial y una lesión al ligamento cruzado anterior. En algunos casos graves, los pacientes pueden presentar fractura lineal de la rótula o del cartílago en la carilla articular femoral, o fractura por compresión de la tuberosidad externa de la tibia.

Los síntomas son serios y suelen ocurrir pronto después de la lesión o en las primeras 24 horas. Generalmente, el dolor aparece en el ligamento colateral medial de la rodilla afectada. En los casos graves, la inflamación y el dolor en la articulación de la rodilla puede aparecer durante las siguientes 24 horas después de la lesión, pero el punto sensible aparece principalmente en la parte medial de la rodilla, lo que lleva a una articulación de la rodilla flexionada y movimiento dificultoso. El dolor empeorará durante el movimiento y mejorará tras el descanso. Según disminuye o desaparece la inflamación, el dolor también mejorará gradualmente o remitirá totalmente, o bien la lesión se transforma en el tipo crónico.

2. Tipo de Lesión Crónica

Esta condición está causada principalmente por cargar peso en la rodilla durante mucho tiempo, o por una repetida lesión del ligamento colateral medial de la articulación de la rodilla, o bien por degeneración de la articulación de la rodilla (hiperostosis). El síntoma inicial no es grave, con presencia de un dolor vago localizado en la parte medial de la rodilla. Más tarde, el dolor mejora y empeora alternativamente, e incluso afecta al movimiento de la articulación de la rodilla cuando se vuelve grave. Pero los pacientes con este tipo de afeccion raramente sufren de una condición aguda grave como sinovitis de la articulación de la rodilla.

Principio de tratamiento: relajación de los tendones para aliviar el dolor.

Combinación de puntos:

B 9 (*yīn líng quán*) (lado afectado)	E 35 (*wài xī yǎn*) (lado afectado)	B 10 (*xuè hǎi*) (lado afectado)
E 36 (*zú sān lǐ*) (lado afectado)	Puntos sensibles	

【TRATAMIENTO】

1. Puntos y Técnicas Acupunturales

1) **Puntos sensible:** encontrar los puntos evidentemente sensibles en el área del ligamento colateral medial del lado afectado. Usar tres agujas filiformes del Nº 28, de 2 *cun* (50 mm) de longitud. Aplicar la desinfección local rutinaria. Insertar las agujas en los puntos hacia el cuadriceps femoral 1,8 *cun* (45 mm). Sensación de la aguja: dolor distensivo localizado. (Fig.4-f)

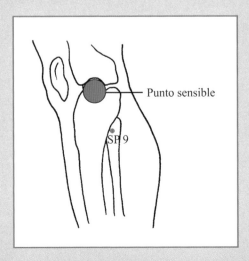

Fig.4-f   Punto sensible

2) B 10 (*xuè hǎi*) (lado afectado): cuando la rodilla está flexionada, el puntó está en la parte medial del muslo, 2 *cun* por encima de la parte medial de la base de la rótula, en el área prominente de la parte medial del cuádriceps femoral. Usar una aguja filiforme del Nº 30, de 2 *cun* (50 mm) de longitud. Aplicar la desinfección local rutinaria. Insertar perpendicularmente la aguja aproximadamente 1,8 *cun* (45 mm). Sensación de la aguja: dolor distensivo localizado. (Fig. 2-38)

3) B 9 (*yīn líng quán*) (lado afectado): en la parte superior de las fascias mediales del crural, en la depresión entre la parte transmigratoria formada por el ángulo interno de la tibia y el cóndilo interno, y la cabeza medial del músculo gastrocnemio, normalmente 2 *cun* por debajo de EX-EI 4 (*nèi xī yǎn*). Usar una aguja filiforme del Nº 28, de 2 *cun* (50 mm) de longitud. Aplicar la desinfección local rutinaria. Insertar perpendicularmente la aguja aproximadamente 1,8 *cun* (45 mm). Sensación de la aguja: dolor distensivo localizado.

2. Postura, Manipulación y Duración del Tratamiento

El paciente se encuentra sentado. Primero, localizar los puntos sensibles con precisión. Insertar tres agujas con el método de dispersión en los puntos hacia el cuádriceps femoral, el cual parece tener la forma de un abanico. Luego insertar las agujas en B 10 (*xuè hǎi*) y B 9 (*yīn líng quán*) con el método neutro de tonificación y dispersión. Después de insertar las agujas retenerlas durante 40 minutos. Luego aplicar las ventosas durante aproximadamente 1 minuto tras retirar las agujas, una vez al día. Aplicar la terapia acupuntural cada día. Un ciclo de tratamiento dura 6 días. Se requiere un intervalo de tres días entre dos ciclos. Si los síntomas mejoran, el siguiente ciclo debe continuar. Si no hay efectos al final del primer ciclo o si hay recuperación completa durante este periodo, el tratamiento debe cesar.

APÉNDICE: terapia de bloqueo

Medicina: inyección de 25 mg de prednisolona o inyección de 40 mg de kenacort, y 20 mg de procaina o 20 mg de lidocaina.

Procedimiento: el paciente se encuentra sentado. Primero, localizar el área de sensibilidad evidente en la parte medial de la rodilla. Seleccionar una jeringa esterilizada de 5 ml con una cabeza del tamaño Nº 6 rellena con soluciones que contengan la medicación anteriormente indicada. Aplicar la desinfección local rutinaria sobre la zona sensible. Presionar la aguja en el punto de encuentro del fémur y la tibia aproximadamente 1 cm, con la cabeza de la aguja alcanzando el hueso. Retroceder el émbolo para asegurarse de que no hay sangre. Luego suministrar la medicina empujando lentamente el émbolo hasta el final. Retirar la aguja y presionar firmemente sobre el lugar de la inyección con una pequeña bola de algodón en caso de sangrado. Aplicar la inyección cada semana. Un ciclo de tratamiento está formado por tres inyecciones. Si no hay ningún efecto al final de la tercera vez, aplicar otros métodos en su lugar.

【EXPERIENCIA Y ANÁLISIS】

En medicina china, la lesión del ligamento colateral medial es conocida como lesión de los tendones en el espacio medial. Los pacientes tienen un evidente historial de lesión de rodilla cruzada o esguince crónico en la parte medial de la rodilla. Los principales síntomas son dolor agudo o crónico, inflamación, estasis sanguínea subcutánea en la parte medial de la rodilla y disfunción de la articulación de la rodilla. No es difícil diagnosticar la enfermedad.

Hay distinciones obvias entre la condición aguda y crónica. Los síntomas de la primera aparecen en general pronto tras la lesión o en 24 horas, mientras que los pacientes con condición crónica tienen historiales de tensiones de largo tiempo en la parte medial de la rodilla. El dolor suele ser menos intenso que en el tipo agudo y la condición es inestable, aún, cuando el dolor empeora, la función de la articulación de la rodilla puede ser alterada.

En el tratamiento de la lesión del ligamento colateral medial de la articulación de la rodilla, la terapia acupuntural está indicada principalmente en los casos leves o en pacientes en la etapa inicial. La terapia es más efectiva para la afección cuya evolución es inferior a una semana, pero no es tan eficaz para un estado que sobrepasa los quince días. Si aparece estasis sanguínea local grave debido a una ligera rotura de ligamento o lesión de menisco, es eficaz para aliviar la inflamación y el dolor local mediante la terapia acupuntural en las siguientes 48 horas después de la lesión. Cuando vienen pacientes con rotura grave de ligamento o lesión grave de menisco, no es recomendable aplicar la terapia acupuntural, en su lugar, se requiere una operación o fijación externa de la articulación de la rodilla, tan pronto como sea posible. Para los casos con dolor local remanente u otros síntomas en la etapa avanzada, la terapia acupuntural es eficaz. Si no se pueden conseguir efectos satisfactorios, dos inyecciones de bloqueo en el punto sensible pueden ayudar a mejorar el dolor.

Sección 12

Lesión del Ligamento Colateral Lateral de la Articulación de la Rodilla

El ligamento colateral lateral de la articulación de la rodilla se daña con menos frecuencia que el ligamento colateral medial. Los principales síntomas son inflamación y dolor en el ligamento colateral medial.

El ligamento colateral lateral de la rodilla, es decir, el ligamento colateral del peroné localizado en la parte lateral de la articulación de la rodilla, está formado por muchas fibras resistentes y parte del cóndilo externo del fémur. Los tejidos laxos y la cápsula articular localizados en la punta de la cabeza del peroné se separan del ligamento colateral lateral desde el menisco lateral. El ligamento colateral lateral se vuelve tenso cuando la pierna está extendida. Junto con la cintilla iliotibial, resiste el movimiento de rotación excesiva de la articulación y peroné. El tramo iliotibial y el bíceps femoral localizados lateralmente protegen la articulación de la rodilla de la rotación hacia el interior. Como es difícil que fuerzas externas impacten en la parte medial de la rodilla, la lesión del ligamento colateral lateral ocurre rara vez.

Una aducción o intorsión repentina de la pierna y una extorsión o abducción repentina del muslo cuando la rodilla está siendo parcialmente flexionada suele producir un esguince, el cual llevará a una lesión del ligamento colateral lateral o a una fractura osteocondral de la articulación iliofemoral en los casos leves. En los casos graves, la lesión también estará acompañada por daños a la cápsula articular lateral, al ligamento arqueado, ligamento crucial, bíceps femoral y el tendón poplíteo (estos son esenciales para mantener la estabilidad de la rodilla), y lesión al nervio peroneo común. Generalmente, la enfermedad está causada por desgarro o fracturas en el lugar de inserción del peroné.

【MANIFESTACIONES CLÍNICAS】

La lesión leve al ligamento colateral lateral causará inflamación y dolor local, que puede ser provocado al subir las escaleras y aliviarse tras el reposo. Una lesión grave puede conducir a un hematoma local e inflamación en la parte anterior del peroné, acompañado por hemartrosis debido a un daño en la cápsula articular. Además, la enfermedad suele provocar compresión o lesión al nervio peroneo común sin afectar al menisco, provocando así alteración sensorial en el área por debajo del pie, en el 1/3 lateral inferior de la pierna y en la parte dorsal lateral del pie.

Hallazgos de rayos X: los hallazgos sugieren un ensanchamiento del espacio articular lateral en el lado afectado o fractura por avulsión del cóndilo del peroné.

【DIFERENCIACIÓN DE SÍNDROMES Y TRATAMIENTO】

En medicina china, la lesión al ligamento colateral lateral de la rodilla, también llamado daño en el espacio lateral de los tendones, está causado por una tensión excesiva y desarmonía del qi, la sangre, los tendones, así como de los meridianos. Una aducción o intorsión repentina de la pierna y una extorsión o abducción repentina del muslo cuando la rodilla está siendo parcialmente flexionada, suele producir un esguince, el cual suele dar lugar frecuentemente a esta lesión. Sin embargo, muchos casos son debidos a cargar peso en la rodilla durante mucho tiempo, o a degeneración e hiperostosis de la articulación de la rodilla en personas de mediana edad y en personas mayores.

Clínicamente, la enfermedad puede dividirse en el tipo agudo y en el tipo crónico. Los pacientes del tipo agudo tienen un claro historial traumático y sufren un dolor repentino y grave poco después de la lesión. En los casos que sólo presentan lesión de ligamento, el dolor aparece principalmente en la parte lateral de la rodilla. En los casos con alteración del menisco y del ligamento cruzado, los pacientes suelen quejarse de inflamación y dolor, el cual puede ser localizado sólo en la parte lateral de la rodilla o extenderse a todo el área de la rodilla, o incluso alterar la función de la articulación de la rodilla. En los casos crónicos, la condición suele desarrollarse lentamente y el dolor está sólo localizado en la parte lateral de la rodilla, cuya intensidad oscila de forma intermitente. Sin embargo, el dolor puede afectar a la función motora de la articulación de la rodilla si es grave.

Principio de tratamiento: relajar los tendones para aliviar el dolor.

Combinación de puntos:

Punto sensible (lado afectado)	E 38 (*tiáo kǒu*) (lado afectado)	E 43 (*xiàn gǔ*) (lado afectado)
VB 34 (*yáng líng quán*)		

【TRATAMIENTO】

1. Puntos y Técnicas Acupunturales

1) Punto sensible (lado afectado): puede localizarse alrededor del ligamento colateral lateral de la rodilla. Usar una aguja filiforme del Nº 30, de 2 *cun* (50 mm) de longitud. Aplicar la desinfección local rutinaria. Insertar la aguja en el punto hacia el hueco poplíteo a lo largo de la sínfisis de la parte lateral inferior del fémur y peroné aproximadamente 1,8 *cun* (45 mm). Sensación de la aguja: dolor distensivo localizado. (Fig. 4-g)

2) VB 34 (*yáng líng quán*): en la superficie anterolateral superior de la pierna, en la depresión anterior e inferior del cóndilo de la tibia. Usar una aguja filiforme del Nº 30, de 2 *cun* (50 mm) de longitud. Aplicar la desinfección local rutinaria. Insertar perpendicularmente la aguja aproximadamente 1,8 *cun* (45 mm). Sensación de la aguja: dolor distensivo localizado o dolor que se irradia al dorso del pie a lo largo de la espinilla. (Fig.1-12)

3) E 38 (*tiáo kǒu*) (lado afectado): en la superficie anterolateral superior de la pierna, 9 *cun* por debajo de E 35 (*wài xī yǎn*), y un dedo medio de ancho lateral a la cresta anterior de la tibia. Usar una aguja filiforme del Nº 30, de 2 *cun* (50 mm) de longitud. Aplicar la desinfección local rutinaria. Insertar perpendicularmente la aguja aproximadamente 1,8 *cun* (45 mm). Sensación de la aguja: dolor distensivo localizado o dolor que se disemina al dorso del pie.

4) E 43 (*xiàn gǔ*) (lado afectado): en el dorso del pie, en la depresión anterior al punto medio del 2º y 3er hueso metatarsiano. Usar una aguja filiforme del Nº 30, de 2 *cun* (50 mm) de longitud. Aplicar la desinfección local rutinaria. Insertar la aguja ligeramente hacia arriba aproximadamente 1,8 *cun* (45 mm). Sensación de la aguja: dolor distensivo localizado. (Fig.4-59)

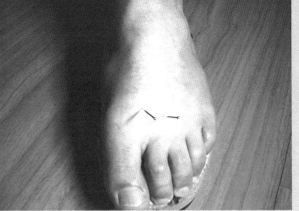

Fig. 4-59   E 43 (*xiàn gǔ*), H 3 (*tài chōng*)

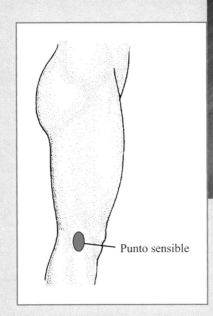

Punto sensible

Fig. 4-g   Punto sensible

2. Postura, Manipulación y Duración del Tratamiento

El paciente se encuentra sentado. Primero, localizar el punto sensible en la parte lateral de la rodilla e insertar la aguja en él con el método de dispersión. Luego insertar las agujas en VB 34, E 38 y E 43 con el método neutro de tonificación y dispersión. Después de insertar las agujas, aplicar electroestimulación a las agujas y retenerlas durante 40 minutos. Luego aplicar las ventosas durante aproximadamente 1 minuto tras retirar las agujas. El tratamiento se aplica una vez al día. Un ciclo de tratamiento dura 10 días. Se requiere un intervalo de cinco días entre dos ciclos. Si los síntomas mejoran, el siguiente ciclo debe seguir. Si no hay efectos al final del primer ciclo o si hay recuperación completa durante este periodo, el tratamiento debe cesar.

【EXPERIENCIA Y ANÁLISIS】

La lesión aguda y grave al ligamento colateral lateral de la articulación de la rodilla aparece con mayor frecuencia que el crónico y leve. Muchos pacientes, acompañados por una alteración del menisco o de los ligamentos como los ligamentos cruzados poco después de la lesión, se presentan con graves síntomas tales como hemartrosis, inflamación y dolor en la articulación de la rodilla. La terapia acupuntural no es aplicable en la etapa inicial de los casos. Para lograr un resultado satisfactorio, la terapia debe aplicarse después de la absorción del líquido intrararticular cuando el dolor local sólo permanece en el ligamento colateral lateral o se presenta una lesión del nervio peroneo. Sino es efectivo, el doctor puede usar el mismo método como la terapia de bloqueo aplicada en el punto sensible del ligamento colateral medial, con el que también se puede conseguir un resultado satisfactorio.

Sección 13

Lesión del Menisco de la Articulación de la Rodilla

La lesión del menisco, la cual incluye desgarro del menisco y menisco discoide, lesión a la cápsula articular y tejidos adyacentes, es una lesión común de la articulación de la rodilla.

Los meniscos, un par de láminas de fibrocartílago en la articulación, están localizados respectivamente en las carillas articulares medial y lateral del cóndilo articular en la meseta tibial. Los meniscos con un margen externo grueso y un margen interno fino, tienen una superficie cóncava de los cóndilos del fémur y una superficie plana de la tibia. El menisco medial es el más grande, pero más estrecho que el lateral. Los extremos anterior y posterior de los meniscos respectivamente, se unen a la correspondiente escotadura intercondilar tibial. El ligamento transverso de la rodilla está combinado con el margen anterior de los meniscos. Las articulaciones profundas localizadas entre el menisco medial y lateral aumentan su estabilidad y función interfacial, dividen la carilla articular, absorben los choques en la articulación, reducen la fricción intraarticular y distribuyen el líquido sinovial de manera uniforme.

La lesión del menisco está principalmente causada por un impacto repentino. Una excesiva rotación medial o lateral lleva a un movimiento en la superficie de los cóndilos del menisco del fémur, generando así una fricción en la meseta tibial. Además, un repentino esfuerzo de la articulación de la rodilla supone un peso insoportable en los meniscos, por lo que causa una lesión por contusión. La lesión del menisco generalmente ocurre en aquellas personas que practican deportes como el baloncesto, el salto de altura y lanzamiento de disco, así como en aquellas personas que desarrollan su trabajo en posición agachada durante mucho tiempo, lo que puede conducir a una lesión crónica por esfuerzo del menisco.

【MANIFESTACIONES CLÍNICAS】

Los síntomas incluyen dolor con el movimiento, inflamación local y chasquido de la rodilla. Algunos pacientes van acompañados con una lesión de la cápsula de la rodilla.

1. El dolor de movimiento aparece durante el movimiento o esfuerzo, y empeora cuando los pacientes suben y bajan las escaleras, o suben y bajan una pendiente.

2. Después de que suceda la lesión, aparece inflamación local con diferentes grados de gravedad en el menisco y los tejidos adyacentes, lo que estimula la articulación de la rodilla e induce dolor en la región.

3. En la lesión leve con ligera adherencia de los tejidos en la articulación, la rodilla es capaz

de flexionarse y extenderse libremente, también acompañada por un ligero chasquido y dolor. Las graves adherencias de los tejidos, en algunos casos pueden conducir a una articulación bloqueada (un síntoma de rodilla fija es el que se refiere a que la articulación de la rodilla está de repente "bloqueada" durante el movimiento, causando así dolor y dolor distensivo cuando intenta ponerse en movimiento), y rodilla desbloqueada (es decir cuando la articulación se flexiona o se extiende, el dolor en la rodilla se alivia o desaparece, o bien se elimina después del chasquido). Ambos están acompañados por un dolor agravado.

4. Los pacientes con lesión en la rodilla suelen experimentar inflamación en la articulación de la rodilla, un signo positivo en la prueba de la rótula flotante que se debe a la alteración en la secreción sinovial y la consecuente hidrartrosis en la cápsula articular. La cantidad de líquido (normalmente amarillo translúcido), es proporcional a la gravedad de la lesión de la cápsula articular.

【DIFERENCIACIÓN DE SÍNDROMES Y TRATAMIENTO】

La rodilla, como se describe en el *Huáng Dì Nèi Jīng*, es una parte importante del cuerpo. El menisco es un tipo de estabilizador para que la articulación de la rodilla pueda soportar el peso, transmitir fuerzas, absorber calor, dispersar la sinovial, proteger la carilla cartilaginosa de la articulación, y disminuir el choque y la fricción.

Clínicamente, la lesión al menisco medial ocurre frecuentemente cuando la rodilla es parcialmente flexionada y la pierna está fija, así como cuando los pacientes extienden y giran repentinamente su rodilla, lo que conduce a la rotación medial de los cóndilos del fémur, o bien la rotación lateral y abducción de la pierna. Como resultado, el menisco medial se mueve hacia el interior y hacia atrás, provocando una lesión por presión y rodamiento. También, la lesión al menisco lateral está causada comúnmente por fuerzas externas en los cóndilos del fémur y una abrupta rotación lateral cuando la rodilla está estirada. Las fuerzas externas débiles, debido a la prolongada compresión y fricción, pueden provocar una lesión crónica del menisco en lugar de su rotura, causando degeneración del menisco, periartritis del menisco, o bien una lesión que se asocia al movimiento excesivo del menisco debido a que el borde o la parte de inserción del cuerno anterior o posterior está laxo.

La lesión al menisco medial o lateral, o bien ambos, puede verse en la clínica y suele ir acompañado de lesión al ligamento colateral y al ligamento cruzado de la rodilla, así como al cartílago articular. Así pues, la enfermedad debe ser diferenciada con cuidado. El desgarro del menisco, el cual puede suceder en su parte caudomedial o en cuerpo anterior o posterior, puede dividirse en varios tipos, incluyendo la separación marginal, el desgarro longitudinal, el desgarro transverso, el desgarro horizontal, el desgarro del borde, el desgarro compuesto y el menisco relajado, etc. (Fig. 4-h)

1. Estructura normal	2. Separación marginal	3. Desgarro en el cuerno anterior
4. Desgarro en el cuerno posterior	5. Desgarro transverso	6. Desgarro longitudinal
7. Borde medial	8. Desgarro horizontal	9. Menisco relajado

El diagnóstico está basado principalmente en el historial, síntomas, signos y hallazgos en la artroscopia.

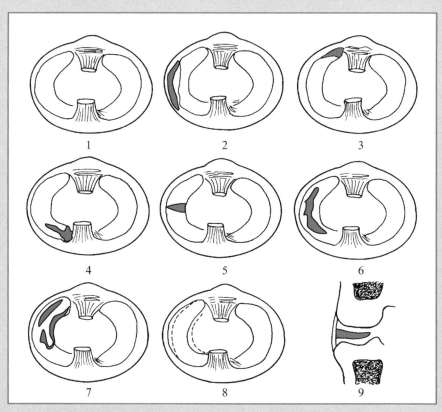

Fig. 4-h   Tipos de lesión de menisco

Debido a que la enfermedad suele estar acompañada por lesiones en otras partes, se debe discernir cuidadosamente de acuerdo a las siguientes condiciones:

1. Muchos pacientes tienen un evidente historial de esguince agudo en la rodilla: cuando la rodilla es dañada, aparece una evidente sensación de desgarro o dolor en la parte medial o lateral de la rodilla, y más tarde, se produce limitación del movimiento de la articulación de la rodilla, sinovitis local o hidrartrosis de la cavidad articular. Una lesión simple del menisco se presenta con inflamación y dolor de aparición lenta. Si la enfermedad está acompañada por lesión al ligamento colateral o al ligamento cruzado, inflamación, dolor intenso, hemartrosis grave y articulación inestable aparecerán en poco tiempo. Los pacientes con degeneración o menisco laxo, o bien con quiste de menisco, suelen presentar un historial de lesión o esguince crónico, un inicio lento y un dolor leve.

2. Atrofia del Cuádriceps Femoral: especialmente en la parte medial del muslo, generalmente está causada por discapacidad muscular y dolor. El ejercicio de la fuerza muscular no ayuda a curar la atrofia.

3. Sensibilidad en los espacios interarticulares: que proporciona un importante diagnóstico e información de la ubicación de la enfermedad. Durante el examen, el médico presiona los espacios intraarticulares con sus pulgares, mientras pide al paciente que flexione y extienda la rodilla y gire la pierna. Hay una clara sensibilidad o sensación de inestabilidad en el área local. En los pacientes con quiste de menisco, un quiste protuberante con sensibilidad marcada puede sentirse mediante la palpación u observarse en el espacio articular; cuando la rodilla está flexionada, el quiste puede desaparecer durante el movimiento.

4. Los síntomas de articulación bloqueada y chasquido: los cuales tienen un valor diagnóstico vital en la clínica, suelen aparecer en los pacientes que sufren de desgarro longitudinal o menisco laxo y se presentan con articulación bloqueada dolorosa y chasquido cuando la rodilla se flexiona o se extiende. Después del inicio, la articulación bloqueada puede mejorar de forma natural en algunos casos. La lesión del menisco discoide se presenta con chasquido y articulación crepitante, en lugar de articulación bloqueada durante la flexión y la extensión. El quiste de menisco también se presenta con articulación crepitante mientras que la degeneración o la periartritis del menisco se presenta sin articulación bloqueada o crepitante.

5. Articulación inestable: cuando los pacientes suben o bajan las escaleras, se puede sentir inestabilidad, debilidad o sensación de deslizamiento en la articulación de la rodilla.

6. Prueba especial del signo físico: puede ser realizado después de extraer una acumulación de sangre de la articulación inflamada.

1) Prueba de elevación y compresión de la rodilla: el paciente permanece en posición prona y flexiona una rodilla en un ángulo de noventa grados. El médico sostiene el talón del paciente con ambas manos y empuja la pierna hacia atrás, mientras que la hace rotar lateral y medialmente, así como también hace flexionar y extender completamente la rodilla. Si aparece dolor, indica un signo positivo de desgarro medial o lateral del menisco. La zona dañada puede ser determinada por la localización del dolor en la rodilla. Luego, el examinador fija la parte posterior del muslo con su rodilla o tira, sostiene el tobillo elevado y gira la pierna medial y lateralmente. Si aparece dolor, indica daño al ligamento.

2) El signo de la marcha de pato: es usado principalmente para evaluar la lesión del borde posterior del menisco en adolescentes. Los pacientes tienen marcha de pato o cambian las direcciones constantemente, cuando están andando, o pueden agacharse sólo parcialmente debido a un dolor intenso. Andar en postura similar a un pato puede provocar dolor y chasquido de la rodilla.

7. Rayos X: no tiene un valor clínico especial para la enfermedad, pero puede usarse para excluir una dislocación, fractura, articulación inestable y calcificación de menisco.

8. Artroscopia: ayuda a determinar la posición y tipo de lesión de menisco.

Principio de tratamiento: relajar los tendones para aliviar el dolor.

Combinación de puntos:

EX-EI 4 (*nèi xī yăn*) (lado afectado)	E 35 (*wài xī yăn*) (lado afectado)	B 10 (*xuè hăi*) (lado afectado)
E 36 (*zú sān lǐ*) (lado afectado)	EX-EI 3 (*hè dǐng*) (lado afectado)	

【TRATAMIENTO】

1. Puntos y Técnicas Acupunturales

1) EX-EI 4 (*nèi xī yǎn*) (lado afectado) y E 35 (*wài xī yǎn*) (lado afectado): ambos se encuentran bajo la rótula. EX-EI 4 (*nèi xī yǎn*) está localizado en la depresión medial del ápice de la rótula y E 35 (*wài xī yǎn*) está localizado en la depresión lateral del ápice de la rótula. Usar dos agujas filiformes del Nº 30, de 2 *cun* (50 mm) de longitud. Aplicar la desinfección local rutinaria. Insertar perpendicularmente la aguja hacia el hueco poplíteo aproximadamente 1,8 *cun* (45 mm). Sensación de la aguja: dolor distensivo localizado. (Fig.4-55)

2) B 10 (*xuè hǎi*) (lado afectado): cuando la rodilla está flexionada, el puntó está en la parte medial del muslo, 2 *cun* por encima de la parte medial de la base de la rótula, en el área prominente de la parte medial del cuadriceps femoral. Usar una aguja filiforme del Nº 30, de 2 *cun* (50 mm) de longitud. Aplicar la desinfección local rutinaria. Insertar perpendicularmente la aguja aproximadamente 1,8 *cun* (45 mm). Sensación de la aguja: dolor distensivo localizado. (Fig.2-38)

3) EX-EI 3 (*hè dǐng*) (lado afectado): en la parte anterior de la rodilla, en la depresión sobre el punto medio de la base de la rótula. Usar una aguja filiforme del Nº 30, de 2 *cun* (50 mm) de longitud. Aplicar la desinfección local rutinaria. Insertar la aguja oblicuamente hacia E 32 (*fú tù*) aproximadamente 1,8 *cun* (45 mm). Sensación de la aguja: dolor distensivo localizado. (Fig. 4-56)

4) E 36 (*zú sān lǐ*) (lado afectado): en la superficie anterolateral superior de la pierna, 3 *cun* por debajo de E 35 (*wài xī yǎn*), un dedo medio de ancho lateral a la cresta anterior de la tibia. Usar una aguja filiforme del Nº 30, de 2 *cun* (50 mm) de longitud. Aplicar la desinfección local rutinaria. Insertar perpendicularmente la aguja aproximadamente 1,8 *cun* (45 mm). Sensación de la aguja: dolor distensivo localizado o dolor que se irradia al dorso del pie. (Fig.4-55)

2. Postura, Manipulación y Duración del Tratamiento

El paciente se encuentra sentado. Primero, punturar las agujas en EX-EI 4 (*nèi xī yǎn*) y E 35 (*wài xī yǎn*) con el método de dispersión. Luego insertar las agujas en B 10 (*xuè hǎi*), EX-EI 3 (*hè dǐng*) y E 36 (*zú sān lǐ*) con el método neutro de tonificación y dispersión. Después de insertar las agujas, retener las agujas durante 40 minutos y luego aplicar las ventosas en esos puntos durante aproximadamente 1 minuto tras retirar las agujas, una vez al día. Un ciclo de tratamiento dura 10 días. Se requiere un intervalo de cinco días entre dos ciclos. Si los síntomas mejoran, el siguiente ciclo debe continuar. Si no hay efectos al final del primer ciclo o si hay recuperación completa durante este periodo, el tratamiento debe cesar.

Normalmente, la lesión del menisco lateral es más grave que la del medial. Los pacientes con lesión leve del menisco, se quejan inicialmente de inflamación y dolor en la articulación de la rodilla. Un dolor intenso, normalmente en el lado lesionado, puede curarse eficazmente. Los pacientes con una situación grave sufren de síntomas graves, posiblemente acompañados por lesión al ligamento colateral medial y lateral, el ligamento cruzado o la cápsula articular, por lo que se hace un tratamiento complicado. Por ejemplo, la situación acompañada con lesión a la cápsula de la articulación de la rodilla, la cual dará lugar a hidrartrosis, debe ser tratada en la etapa inicial, primero mediante la punción del líquido intraarticular (por favor referirse a la sección de sinovitis de la rodilla), y mediante la inyección de medicación, en lugar de la terapia acupuntural.

En el tratamiento de la enfermedad, la terapia acupuntural es muy eficaz para aliviar los síntomas iniciales como inflamación y dolor en la articulación de la rodilla, así como las adherencias y la rigidez en la etapa media y avanzada. En los casos graves, la terapia quirúrgica debe aplicarse lo antes posible. Para la inflamación y adherencias postoperatorias locales, es efectivo aplicar la terapia acupuntural con los puntos mencionados anteriormente para reducir las adherencias y el dolor.

Sección 14

Lesión del Músculo Gastrocnemio

El músculo gastrocnemio en la zona posterior de la parte inferior de la pierna se origina en el maléolo medial y el maléolo lateral del hueso del muslo, formando el margen inferior interno y exterior de la fosa poplítea. El segmento inferior del músculo gastrocnemio combinado con el sóleo forma el músculo tríceps de la pantorrilla, el cual se extiende hacia abajo para formar el tendón del Aquiles y acabar finalmente en la extremidad inferior, posterior del hueso calcáneo. La principal función del músculo gastrocnemio es flexionar la pierna y elevar el talón. También estabiliza la articulación del tobillo y la articulación de la rodilla para prevenir que el cuerpo se incline hacia delante cuando uno se pone de pie. Está inervado por el nervio tibial.

La lesión del músculo gastrocnemio está causada principalmente por una contracción excesiva del músculo gastrocnemio cuando se realiza un ejercicio enérgico como es correr, saltar, jugar al tenis o una excesiva extensión dorsal, o bien está causado por una sobrecarga crónica durante mucho tiempo de la articulación de la rodilla. La lesión suele ocurrir en tres planos, incluyendo el punto de inicio del músculo gastrocnemio (comúnmente visto en los casos de esfuerzo), la combinación de parte del músculo y tendón, y la parte del tendón de Aquiles, el cual se presenta principalmente con la rotura o desgarro parcial del tendón de Aquiles.

【MANIFESTACIONES CLÍNICAS】

1. Lesión Aguda

Los pacientes suelen tener un historial traumático y se quejan de enrojecimiento local, inflamación, dolor intenso, sensibilidad y dolor con el movimiento, el cual aparece por lo general en una parte combinada de músculo y tendón. Además, también puede verse equimosis masiva. El interespacio en el sitio lacerado, a saber vacío en el medio y nódulo en ambos extremos, puede ser sentido. La forma normal del tendón en modo de cuerda y su elasticidad desaparecen. El paciente anda con la parte anterior del pie afectado y teme cargar peso en el pie. Los pacientes con intenso dolor pueden perder temporalmente la función motora del pie.

2. Lesión Crónica

La lesión crónica aparece comúnmente en la parte de unión de los cóndilos del fémur o tendón de Aquiles, lo que causa dolor y leve inflamación en la zona. El dolor aparece en el lugar dañado cuando el músculo gastrocnemio se contrae. Se puede sentir la rigidez en el tendón afectado mediante la palpación. Puede verse la atrofia muscular en los casos que llevan mucho tiempo.

【DIFERENCIACIÓN DE SÍNDROMES Y TRATAMIENTO】

Según la medicina china, la lesión del músculo gastrocnemio pertenece al síndrome *Bi* o a la lesión de los tendones de la pierna. El espasmo sural, comúnmente conocido como espasmo de la pantorrilla, también es el objetivo del tratamiento discutido en esta sección. Se piensa que la enfermedad está estrechamente relacionada con la lesión directa o indirecta de la espinilla, el esfuerzo excesivo de los miembros inferiores, la estimulación repentina por frío, o inadecuados ejercicios de calentamiento. Además, debido a la insuficiencia de calcio en el cuerpo, algunos pacientes son propensos a la lesión del músculo gastrocnemio y a sus consecuentes espasmos.

Clínicamente, no es difícil diagnosticar la enfermedad. Los pacientes que la sufren presentan un típico historial de esguince o tensión crónica y se quejan de dolor en la zona posterior de la parte inferior de la pierna, lo que empeorará después del ejercicio o el excesivo trabajo físico. El dolor puede mejorar después de la relajación, la actividad adecuada, cambiar la pierna de posición y un ligero masaje en la parte posterior de la pierna o del hueco poplíteo.

Clínicamente, los pacientes con lesión del músculo gastrocnemio se quejan principalmente de sensibilidad extensiva en el músculo gastrocnemio con diferentes niveles de intensidad. Se pueden encontrar puntos claramente sensibles normalmente en la parte posterior del cóndilo del peroné. En la etapa inicial, muchos casos están acompañados con leve inflamación. Cuando el músculo gastrocnemio realiza la flexión plantar en contra de resistencia, el dolor se agrava.

Principio de tratamiento: relajar los tendones para aliviar el dolor.

Combinación de puntos:

Punto sensible A (lado afectado)	Punto sensible B (lado afectado)	V 40 (*wěi zhōng*) (lado afectado)
V 56 (*chéng jīn*) (lado afectado)	V 57 (*chéng shān*) (lado afectado)	

【TRATAMIENTO】

1. Puntos y Técnicas Acupunturales

1) **Punto sensible A (lado afectado):** se puede encontrar en el área a 1,5 *cun* por debajo de V 39 (*wěi yáng*). Usar una aguja filiforme del Nº 30, de 2 *cun* (50 mm) de longitud. Aplicar la desinfección local rutinaria. Insertar la aguja oblicuamente hacia la tibia aproximadamente 1,8 *cun* (45 mm). Sensación de la aguja: dolor distensivo localizado o dolor que se disemina al dorso del pie. (Fig. 4-60, Fig. 4-i)

2) **Punto sensible B (lado afectado):** se puede encontrar en el área a 1 *cun* por debajo de R 10 (*yīn gǔ*). Usar una aguja filiforme del Nº 30, de 2 *cun* (50 mm) de longitud. Aplicar la desinfección local rutinaria. Insertar la aguja oblicuamente hacia el peroné aproximadamente 1,8 *cun* (45 mm). Sensación de la aguja: dolor distensivo localizado. (Fig. 4-60, Fig. 4-j)

3) **V 40 (*wěi zhōng*) (lado afectado):** en el punto medio del pliegue transverso del hueco poplíteo, entre los tendones del bíceps femoral y el músculo semitendinoso. Usar una aguja filiforme del Nº 30, de 2 *cun* (50 mm) de longitud. Aplicar la desinfección local rutinaria. Insertar

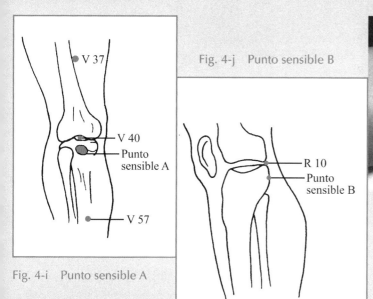

Fig. 4-j   Punto sensible B

Fig. 4-i   Punto sensible A

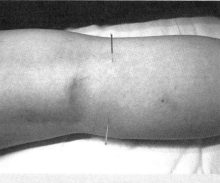

Fig. 4-60   Inserción de las agujas en los dos puntos sensibles

perpendicularmente la aguja aproximadamente 1,8 *cun* (45 mm). Sensación de la aguja: dolor distensivo localizado. (Fig. 2-36)

4) V 56 (*chéng jīn*) (lado afectado): en la parte superior y posterior de la pierna, en la línea que conecta V 40 (*wěi zhōng*) y V 57 (*chéng shān*), en el punto medio del vientre muscular de la pantorrilla, 5 *cun* por debajo de V 40 (*wěi zhōng*). Usar una aguja filiforme del Nº 30, de 2 *cun* (50 mm) de longitud. Aplicar la desinfección local rutinaria. Insertar perpendicularmente la aguja aproximadamente 1,8 *cun* (45 mm). Sensación de la aguja: dolor distensivo localizado.

5) V 57 (*chéng shān*) (lado afectado): en el centro de la parte posterior de la pierna. Cuando la pierna se extiende, están en la depresión del ángulo agudo en el músculo gastrocnemio. Usar una aguja filiforme del Nº 30, de 2 *cun* (50 mm) de longitud. Aplicar la desinfección local rutinaria. Insertar perpendicularmente la aguja aproximadamente 1,8 *cun* (45 mm). Sensación de la aguja: dolor distensivo localizado. (Fig. 2-36)

2. Postura, Manipulación y Duración del Tratamiento

El paciente se encuentra en posición decúbito prono. Primero, localizar el punto sensible A y el punto sensible B, los cuales están localizados respectivamente por debajo de V 39 y R 10. Después insertar las agujas filiformes de 2 *cun* (50 mm) de longitud, en los puntos con el método de dispersión. Luego, insertar las agujas en los puntos V 40 (*wěi zhōng*), V 56 (*chéng jīn*) y V 57 (*chéng shān*) con el método neutro de tonificación y dispersión. Después de insertar las agujas retenerlas durante 40 minutos. Luego aplicar las ventosas durante aproximadamente 1 minuto tras retirar las agujas, una vez al día. Un ciclo de tratamiento dura 6 días. Se requiere un intervalo de tres días entre dos ciclos. Si los síntomas mejoran, el siguiente ciclo debe continuar. Si no se producen efectos al final del primer ciclo o si hay recuperación completa durante este periodo, el tratamiento debe cesar.

【EXPERIENCIA Y ANÁLISIS】

La lesión del músculo gastrocnemio, una causa común del dolor de la pierna, pertenece al síndrome *Bi* de acuerdo a la medicina china. La enfermedad está asociada con factores tales como lesión crónica de la parte inferior de la pierna, ataque repentino por frío, fatiga, tensión mental, insuficiencia de calcio, deshidratación y pérdida de sales, etc.

La terapia acupuntural funciona realmente en el tratamiento de la enfermedad, especialmente para los pacientes con espasmos del sural. En muchos casos, el dolor puede ser aliviado o incluso eliminado en 3 sesiones de acupuntura. La terapia acupuntural también es bastante efectiva para los pacientes con lesión en el punto de inicio del gastrocnemio o en la parte de unión de los tendones. Pero, para la situación acompañada o sólo afectada por la rotura del tendón de Aquiles, se requiere más tiempo y paciencia para conseguir resultados satisfactorios. Lo que debe advertirse a los pacientes con lesión aguda es que la exposición al frío de la parte inferior de las piernas no es conveniente y que son propensas a padecer espasmos de la pantorrilla durante o después del tratamiento. Por ello, se les debe recomendar mantenerlas calientes.

Sección 15

Lesión del Ligamento de la Articulación Talocrural

La lesión del ligamento de la articulación talocrural (es decir articulación del tobillo), está causada por una resistencia y tensión violenta del ligamento colateral lateral o medial del tobillo debido a una excesiva rotación medial o lateral de la articulación talocrural.

La articulación talocrural, compuesta por el extremo distal del tibioperoné y el astrágalo, es una articulación bisagra, la cual sirve principalmente para la extensión dorsal y la flexión plantar. Con una fina cápsula articular, la articulación talocrural es reforzada por ligamentos incluyendo el ligamento medial en ella (es decir, el ligamento deltoideo comienza desde el maléolo interno, descendiendo en forma de abanico y finalizando en el escafoides, astrágalo y calcáneo) y los tres ligamentos respectivamente localizados en la parte anterior, media y posterior de la cápsula articular externa (la rama anterior es el ligamento peroneo fascicular del astrágalo, comenzando desde el borde anterior del tobillo y acabando en el cuello del astrágalo; la rama media es el ligamento calcáneo-peroneo fascicular y finaliza en la eminencia en la superficie lateral del calcáneo; la rama posterior es el ligamento taloperoneo posterior que comienza desde el maléolo externo posterior interior y se inserta en el tubérculo posterior lateral del astrágalo). El ligamento medial, el cual es más corto pero más resistente que el ligamento del maléolo externo, previene efectivamente al astrágalo de ser evertido. El cuerpo del astrágalo tiene una parte anterior más ancha y una parte posterior más estrecha. La articulación talocrural es estable con la parte más ancha entrando en la muesca del tobillo durante su extensión dorsal. Sin embargo, la articulación es propensa a moverse de lado durante la flexión plantar cuando la parte más estrecha entra en la muesca del tobillo. En consecuencia, la articulación talocrural es propensa a ser dañada en la posición de flexión plantar.

La lesión del ligamento de la articulación talocrural suele aparecer cuando los pacientes dan un paso repentino sobre un suelo inestable, se resbalan en las escaleras o saltan con un pie flexionado en el suelo, lo cual conduce a una rotación medial o lateral de la articulación del tobillo y la consecuente lesión de esguince a los ligamentos.

La lesión causada por la rotación medial, generalmente afecta al ligamento taloperoneo anterior y al ligamento calcáneoperoneo del ligamento colateral lateral, mientras que la lesión causada por la rotación lateral suele suceder en el ligamento tibiocalcáneo. Sin embargo, la rotura del ligamento medial rara vez ocurre debido a su resistente estructura, en su lugar suele resultar en fractura por avulsión del maléolo interno.

Cuando la rotación de la articulación del tobillo se da más allá de su rango normal de movimiento, conducirá directamente a la rotura de ligamento o fractura en avulsión en la unión del ligamento, o incluso a desgarro de la cápsula articular, lo que provocará que el tejido graso adyacente y el ligamento roto se inserten en el espacio articular, causando estancamiento de sangre en la cavidad articular y por debajo de la piel. La condición puede ir acompañada por dislocación de la articulación del tobillo cuando el ligamento está completamente roto.

【MANIFESTACIONES CLÍNICAS】

Los pacientes suelen tener un claro historial de esguince de la articulación del tobillo. La localización del dolor y la inflamación está relacionada con la gravedad del esguince causado por la rotación medial y lateral. Los pacientes con lesión leve de la rotación medial solo se quejan de inflamación y dolor en el maléolo lateral inferior, que se volverá más intenso durante el movimiento o al ser presionado. En los casos graves, aparece estasis sanguínea local, intenso dolor durante el esfuerzo e inflamación en el tercio superior de la parte lateral del pie. La lesión causada por la rotación lateral se ve en rara ocasión, sin embargo suele presentarse con síntomas graves de daño de ligamentos del maléolo medial y lateral, incluyendo inflamación, estasis sanguínea local y dolor en la parte inferior y anterior del maléolo medial y lateral, dorso del pie inflamado, presión incrementada en el área del ligamento dañado, y un dolor insoportable en el maléolo lateral. En algunos casos, los pacientes presentan también fractura por avulsión, dislocación de la articulación del tobillo, dolor intenso por la noche o estasis sanguínea agravada en las 12 horas siguientes a la lesión.

Puntos clave del examen: hay clara inflamación y sensibilidad en el área dañada. En los casos con rotura parcial o completa del ligamento, aparece una evidente inflamación local y dolor. Por otra parte, después de aplicar la terapia de bloqueo con procaína en el área lesionada, el rango de movimiento, en comparación con su equivalente en el lado opuesto, aumenta significativamente cuando el pie afectado es forzado a hacer una rotación medial o una rotación lateral. La depresión en el ligamento roto o en ocasiones, las carillas articulares desplazadas, pueden sentirse mediante la palpación.

Hallazgos de rayos X: los hallazgos sugieren fractura por avulsión de la articulación del tobillo, aumentando la inclinación del astrágalo o dislocación.

【DIFERENCIACIÓN DE SÍNDROMES Y TRATAMIENTO】

Según la medicina china, el pie pertenece a los meridianos de hígado, vesícula biliar y estómago, y el tobillo está en el recorrido de los tres meridianos. Así, la lesión causará daño de los meridianos y vasos, estasis sanguínea y alteración de los tendones, resultando como consecuencia en un esguince de tobillo o incluso cojera. Se piensa que la enfermedad se debe a daños en los meridianos y vasos, tendones y huesos, y que la condición está relacionada con la gravedad de la lesión. Los pacientes con lesión de meridianos y vasos suelen quejarse de dolor e inflamación en el tobillo; los pacientes con lesión ósea se quejan de dolor local en el área lesionada y cojera; los pacientes con lesión tendinosa se quejan de dolor, inflamación adoptando una posición protectora del pie.

Un tobillo con esguince suele producirse al correr, saltar, dar un paso repentino o en un suelo inestable, o al bajar las escaleras con una excesiva rotación medial o lateral de la articulación del tobillo que sucede debido a las fuerzas inestables del tobillo, lo que puede conducir a una lesión por esguince del ligamento medial o lateral de la articulación del tobillo.

En base de las diferentes posiciones del tobillo, la lesión puede dividirse en dos tipos: uno es lesión en un pie cruzado y posición medial rotada y el otro es una lesión en valgus y en posición lateral rodada. El primero, el cual se ve con más frecuencia que el último, primero afecta al ligamento talofibular anterior y luego provoca una lesión del ligamento calcaneoperoneo o avulsión o fractura en la prominencia del maléolo lateral en la situación de muchas fuerzas intensas. La lesión al ligamento talofibular anterior puede estar acompañada por una lesión de impacto al maléolo interno y al hueso navicular. Por el contrario, el ligamento talofibular posterior es mucho más resistente y menos propenso a ser dañado. Tan solo ocurre debido a varias tensiones cuando la articulación del tobillo está en flexión dorsal. El valgus o la rotación forzada darán lugar a daño del ligamento deltoideo medial, y generalmente, a rotura del funículo anterior. La rotura completa del ligamento deltoideo suele estar acompañada por fractura del maléolo lateral o de la parte inferior del peroné, a daño o separación del ligamento talofibular inferior y dislocación hacia fuera del astrágalo.

La lesión del ligamento de la articulación del tobillo, en los casos leves, puede llevar a un desgarro parcial del ligamento o lesiones del periostio en la parte de unión, sangrado del subperiostio, inflamación local y dolor en el lado medial o lateral del área dañada, así como disfunción de la articulación de la rodilla. En los casos graves, aparece rotura completa de ligamento, normalmente acompañado por fractura en avulsión o subluxación del astrágalo. El desgarro del ligamento talofibular anterior puede provocar una herida lacerante de la cápsula articular y del líquido sinovial de la articulación, así como hematocele intraarticular; el desgarro de la capa profunda del ligamento medial puede causar la rotura de su extremo y que el tejido graso adyacente se inserte en el espacio articular, lo que lleva a una amplia inflamación y a un intenso dolor en el tobillo, cojera y disfunción del pie y de la articulación del tobillo.

Principio de tratamiento: relajar los tendones para aliviar el dolor.

Combinación de puntos:

V 62 (*shēn mài*) (lado afectado)	V 60 (*kūn lún*) (lado afectado)	VB 42 (*dì wǔ huì*) (lado afectado)
R 6 (*zhào hǎi*) (lado afectado)		

【TRATAMIENTO】

1. Puntos y Técnicas Acupunturales

1) V 62 (*shēn mài*) (lado afectado): en el lado lateral del dorso del pie, en la depresión vertical por debajo del maléolo lateral. Usar una aguja filiforme del Nº 28, de 2 *cun* (50 mm) de longitud. Aplicar la desinfección local rutinaria. Insertar la aguja hacia la articulación del tobillo a lo largo de la hendidura de la articulación aproximadamente 1,6 *cun* (43 mm). Sensación de la aguja: dolor distensivo localizado. (Fig. 4-61)

2) V 60 (*kūn lún*) (lado afectado): en la parte posterior y lateral del maléolo en el pie, en la depresión entre la protuberancia del maléolo lateral y el tendón de Aquiles. Usar una aguja filiforme del Nº 30, de 1.5 *cun* (40 mm) de longitud. Aplicar la desinfección local rutinaria. Insertar perpendicularmente la aguja aproximadamente 1,4 *cun* (38 mm). Sensación de la aguja: dolor distensivo localizado o dolor que se disemina a la planta del pie. (Fig.4-61)

3) VB 42 (*dì wǔ huì*) (lado afectado): en el lado lateral del dorso del pie, posterior a la 4ª articulación metatarsofalángica, medial al tendón del músculo extensor del dedo pequeño del pie. Usar una aguja filiforme del Nº 30, de 1,5 *cun* (40 mm) de longitud. Aplicar la desinfección local rutinaria. Insertar la aguja oblicuamente hacia arriba aproximadamente 1,3 *cun* (35 mm). Sensación de la aguja: dolor distensivo localizado. (Fig.4-61)

4) R 6 (*zhào hǎi*) (lado afectado): en el lado medial del dorso del pie, en la depresión por debajo de la protuberancia del maléolo medial. Usar una aguja filiforme del Nº 30, de 1,5 *cun* (40 mm) de longitud. Aplicar la desinfección local rutinaria. Insertar la aguja a lo largo de la hendidura ósea aproximadamente 1,3 *cun* (35 mm). Sensación de la aguja: dolor distensivo localizado. (Fig.4-62)

2. Postura, Manipulación y Duración del Tratamiento

El paciente se encuentra sentado. Primero, localizar el punto V 62 (*shēn mài*). Ya que muchos pacientes tienen inflamación en la parte inferior del tobillo, el médico presiona

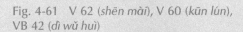

Fig. 4-61   V 62 (*shēn mài*), V 60 (*kūn lún*), VB 42 (*dì wǔ huì*)

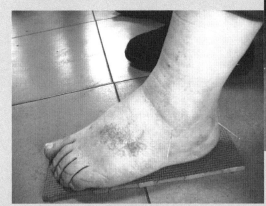

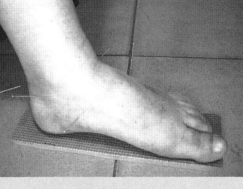

Fig. 4-62   R 6 (*zhào hǎi*), R 2 (*rán gǔ*)

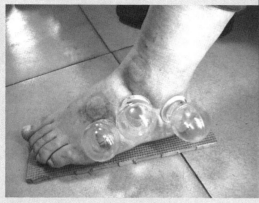

Fig. 4-63　Ventosas en V 62 (*shēn mài*), V 60 (*kūn lún*), VB 42 (*dì wǔ huì*)

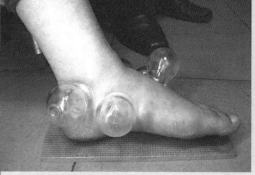

Fig. 4-64　Ventosas en R 3 (*tài xī*), R 2 (*rán gǔ*)

el área local para tocar la sutura ósea por debajo del maléolo lateral y luego inserta la aguja en V 62 (*shēn mài*) con el método de dispersión. Mientras se pincha V 60 (*kūn lún*), los pacientes sienten un hormigueo que se irradia a la planta del pie y hay que decirles que no se deben preocupar por ello. En los casos graves, los pacientes se quejan de inflamación en diferentes grados en el área alrededor de VB 42 (*dì wǔ huì*) y R 6 (*zhào hǎi*). Insertar las agujas en los dos puntos con el método similar que para V 62 (*shēn mài*) o con el método neutro de tonificación y dispersión si los pacientes sienten un intenso dolor al ser pinchados. Después de insertar las agujas, retenerlas durante 40 minutos. Luego aplicar las ventosas en los puntos durante aproximadamente 5 minutos tras retirar las agujas, una vez al día. Un ciclo de tratamiento dura 6 días. El tratamiento debe cesar cuando los pacientes se recuperen completamente. (Fig. 4-63, Fig. 4-64)

【EXPERIENCIA Y ANÁLISIS】

La lesión a la articulación del tobillo es una lesión del pie común en la clínica. Según la medicina china, la lesión puede causar el daño de los meridianos y vasos, tendones y huesos después de la lesión del pie. El pie pertenece a los meridianos de hígado, vesícula biliar y estómago, y el tobillo está en la vía de circulación de los tres meridianos, por lo que la lesión causará estasis sanguínea, cojera o disfunción del pie.

En la etapa aguda (dentro de las 6 horas tras producirse el esguince), no es adecuado adoptar la terapia acupuntural, en su lugar, se recomienda aplicar una compresa fría a la lesión, y evitar cualquier movimiento permaneciendo en cama con el pie afectado levantado. Después de 6 horas, la terapia acupuntural puede ser aplicada y normalmente, se obtendrán resultados efectivos en los casos leves con 3-5 sesiones de tratamiento. Durante el tratamiento, los pacientes deben evitar hacer movimientos excesivos y mantener el pie afectado elevado. En las situaciones graves con fractura por avulsión, la terapia acupuntural debe aplicarse tras el tratamiento ortopédico convencional para así conseguir un resultado satisfactorio.

Sección 16

Síndrome del Túnel Tarsiano

El síndrome del túnel tarsiano es una compresión en el nervio tibial posterior causado por un estrechamiento del túnel secundario a la lesión.

El túnel tarsiano es un túnel fibroso óseo formado por el retináculo flexor posterior e inferior al maléolo interno que conecta por la parte posterior medial con el calcáneo. Diversos tendones y nervios, incluyendo el tendón del músculo tibial posterior, el tendón flexor largo de los dedos, el nervio tibial posterior y la arteria tibial posterior pasan a través del túnel.

El túnel contiene abundantes tejidos, por lo que las causas de la enfermedad son bastante complicadas, incluyendo principalmente la excesiva flexión plantar y extensión dorsal, esguince repetitivo del tobillo, retorno venoso impedido debido a permanecer mucho tiempo de pie, peritendinitis, quiste ganglionar, pie valgo, y osteoma en el maléolo interno. Todos ellos producen coartación del tendón, nervios y vasos en el túnel, llevando a un rápido aumento de la presión en esa zona, debido a la compresión en el nervio tibial posterior, el cual afecta directamente a la arteriola o vénula en el perilema del nervio tibial posterior y resulta en un flujo sanguíneo disminuido en los capilares, hipoxia nerviosa, endoteliecito dañado, escape proteínico e inflamación. Esto a su vez, aumenta la presión en el túnel y además comprime los vasos en el perilema. En la etapa inicial, el nervio comprimido sufre inflamación en el extremo proximal y palidez en el extremo distal. Se vuelve rígido con toda su integridad, y el segmento nervioso sufre inflamación, proliferación celular y fibrosis visible bajo el microscopio. La neuraxis es libre de la degeneración y la lesión nerviosa puede ser reparada si la presión se reduce pronto. La compresión continua conducirá al mismo tiempo a una alteración de la neuraxis, desarrollándose así en degeneración neurológica.

【MANIFESTACIONES CLÍNICAS】

La enfermedad ocurre comúnmente en hombres adultos, muchos de los cuales son atletas que se dedican a intensas carreras o saltos, trabajos manuales u otras profesiones que requieren permanecer mucho tiempo de pie, como profesores. Las mujeres con sobrepeso pueden ser propensas a la enfermedad. Los pacientes suelen presentar un curso crónico e inicialmente se quejan de molestias en el tobillo después de andar, permanecer de pie, correr, saltar o realizar ejercicio, durante mucho tiempo, y mejoran después del descanso. Con el tiempo, los pacientes se quejan de entumecimiento y dolor ardiente en la parte medial del talón, planta y dedos de los pies, lo que es especialmente grave por la noche. Además, los pacientes con una afección grave, también experimentarán piel seca y aclarada, pérdida de pelo y amiotrofia de los músculos intrínsecos del pie.

Examen físico: puede encontrarse: 1) inflamación leve, sensibilidad local y un evidente tejido fusiforme palpable en la parte posterior al maléolo interno; 2) sensibilidad disminuida en el área inervada por el tronco nervioso y ramas principales del nervio tibial posterior, nervio plantar medial y nervios plantares laterales; 3) grave sensación de insensibilidad e incluso dolor que se irradia en la planta y parte medial del pie con la percusión sobre el túnel tarsiano en el maléolo interno; 4) entumecimiento agravado y dolor en la flexión dorsal pasiva, pronación o movimiento resistido de la flexión plantar del pie.

En el electromiograma puede verse fibrilación de los pequeños músculos en la planta del pie.

【DIFERENCIACIÓN DE SÍNDROMES Y TRATAMIENTO】

Según la medicina china, la enfermedad está relacionada con un exceso de fatiga o con una lesión externa del pie, lo que da lugar a un estancamiento local de qi y sangre en los meridianos, provocando así dolor.

Repetidos esguinces de tobillo, o una excesiva flexión plantar y extensión dorsal del pie, un quiste ganglionar, o bien una estrefenopodia y osteoma en el maléolo interno pueden conducir a una peritendinitis de los tendones en el túnel, especialmente peritendinitis del tendón del flexor largo de los dedos debido a repetidos arrastres y fricciones. Hay dos tipos de cambios patológicos. El primero es isquemia debido a que el nervio tibial posterior recibe suministro de sangre, el cual es similar al del nervio mediano, y la fibra nerviosa es altamente sensitiva a la isquemia. El segundo es una serie de cambios del movimiento, sensación y nutrición del nervio tibial posterior causados por multiples compresiones en el interior o en el exterior del túnel. De hecho, la isquemia del nervio tibial posterior y la compresión del nervio debido al estrechamiento del túnel pueden influir el uno sobre el otro, lo que lleva a menudo a un círculo vicioso de incidencia.

En la etapa inicial, los síntomas no son evidentes y sólo se presentan molestias en la parte inferior del maléolo interno después del ejercicio o esfuerzo. Normalmente, los síntomas iniciales son fácilmente descuidados y los pacientes no acuden al médico doctor hasta que la situación se ve agravada. Las principales quejas incluyen sensación de ardor en la planta del pie afectado u hormigueo posterior e inferior al maléolo interno, que ocasionalmente se irradia a la parte medial inferior de la pierna y la parte inferior a la articulación de la rodilla.

Principio de tratamiento: relajar los tendones para aliviar el dolor.

Combinación de puntos:

R 6 (*zhào hǎi*) (lado afectado)	H 3 (*tài chōng*) (lado afectado)	B 6 (*sān yīn jiāo*) (lado afectado)
R 2 (*rán gǔ*) (lado afectado)		

【TRATAMIENTO】

1. Puntos y Técnicas Acupunturales

1) R 6 (*zhào hǎi*) (lado afectado): en el lado medial de la parte dorsal del pie, en la depresión bajo la prominencia del maléolo medial. Usar una aguja filiforme del Nº 30, de 1,5 *cun* (40 mm) de longitud. Aplicar la desinfección local rutinaria. Insertar la aguja a lo largo de la hendidura ósea aproximadamente 1,2 *cun* (36 mm). Sensación de la aguja: dolor distensivo localizado. (Fig. 4-62)

2) H 3 (*tài chōng*) (lado afectado): en el dorso del pie, en el espacio interóseo posterior entre el primer y segundo huesos metatarsianos. Usar una aguja filiforme del Nº 30, de 2 *cun* (50 mm) de longitud. Aplicar la desinfección local rutinaria. Insertar la aguja oblicuamente hacia arriba aproximadamente 1,6 *cun* (40 mm). Sensación de la aguja: dolor distensivo localizado. (Fig.4-59)

3) B 6 (*sān yīn jiāo*) (lado afectado): en la parte medial inferior de la pierna, 3 *cun* por encima de la prominencia del maléolo interno, posterior a la depresión en el ángulo medial de la tibia. Usar una aguja filiforme del Nº 30, de 2 *cun* (50mm) de longitud. Aplicar la desinfección local rutinaria. Insertar perpendicularmente la aguja hacia VB 39 (*xuán zhōng*) aproximadamente 1,8 *cun* (45 mm). Sensación de la aguja: dolor distensivo localizado. (Fig.4-65)

4) R 2 (*rán gǔ*) (lado afectado): en el borde medial del dorso del pie, por debajo de la tuberosidad del hueso escafoides, en la unión de la piel roja y blanca del pie. Usar una aguja filiforme del Nº 30, de 2 *cun* (50 mm) de longitud. Aplicar la desinfección local rutinaria. Insertar la aguja ligeramente hacia arriba aproximadamente 1,5 *cun* (40 mm). Sensación de la aguja: dolor distensivo localizado. (Fig.4-62)

2. Postura, Manipulación y Duración del Tratamiento

El paciente está sentado. Primero, insertar la aguja en R 6 (*zhào hǎi*) con el método neutro de tonificación y dispersión y luego pinchar en R 2 (*rán gǔ*) con el método de tonificación, y B 6 (*sān yīn jiāo*) e H 3 (*tài chōng*) con el método neutro de tonificación y dispersión. Después de insertar las agujas, retenerlas durante 40 minutos. Luego aplicar las ventosas en los puntos durante aproximadamente 1 minuto tras retirar las agujas, la aplicación es una vez al día. Un ciclo de tratamiento dura 6 días. Se requiere un intervalo de tres días

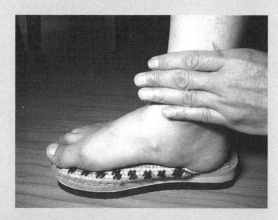

Fig. 4-65   B 6 (*sān yīn jiāo*)

entre dos ciclos. Si los síntomas mejoran, el siguiente ciclo debe continuar. Si no hay efectos al final del primer ciclo o si hay recuperación completa durante este periodo, el tratamiento debe cesar.

【 EXPERIENCIA Y ANÁLISIS 】

La enfermedad es fácilmente descuidada y en ocasiones mal diagnosticada. Los médicos deben distinguirla de las siguientes enfermedades, tales como dolor en la parte interior y exterior lateral del talón debido a una lesión del nervio ciático (caracterizado por dolor en el recorrido descendente del tronco del nervio ciático desde la parte superior de la cintura o cadera), angiopatía periférica (tal como venas varicosas o de la extremidad inferior, angitis, etc.), tilosis en el talón, lesión aguda del arco longitudinal del pie o fascitis plantar y lesión reumática local.

La terapia acupuntural tiene un buen efecto en el síndrome del túnel tarsiano si la afección no lleva mucho tiempo, y la inflamación y el dolor local suelen mejorar con 3-5 sesiones de tratamiento. Pero para los pacientes con situación crónica y grave que presentan intenso entumecimiento en el pie, el tratamiento durará más tiempo. Se les debe recomendar a los pacientes que pongan en alto la extremidad afectada cuando estén sentados, tengan un buen descanso y eviten hacer ejercicios enérgicos. La terapia acupuntural es eficaz en muchos casos. Los pacientes tratados sin éxito mediante la acupuntura pueden ser tratados alternativamente mediante la terapia de bloqueo en los puntos dolorosos (con prednisolona y procaína), lo que dará un resultado satisfactorio.

Sección 17

Metatarsalgia

La metatarsalgia, una condición caracterizada por dolor en la parte anterior de la planta del pie, está causada por una tensión de las cabezas metatarsianas o por compresión del nervio del dedo pequeño.

Hay cinco huesos metatarsianos en el pie. Cada hueso metatarsiano está formado por tres partes: base (adyacente a los huesos del tarso), cuerpo y cabeza (adyacente a la falange).

Generalmente, la metatarsalgia está atribuida a una debilidad intrínseca de los músculos del pie, ligamentos laxos, una caída o colapso del arco metatarsiano, tensión crónica o pie en garra, un 1er hueso metatarsiano corto y pequeño y rotación de los dedos del pie hacia fuera debido a displasia, lo que causa dolor en la cabeza de uno o más huesos metatarsianos cuando los pacientes andan o están de pie. Los atletas, debido a llevar un calzado estrecho, correr en superficie dura, saltar al suelo con una posición incorrecta del pie, suelen sufrir una lesión por caída en las 2ª, 3ª y 4ª cabezas metatarsianas, las cuales comprimen los nervios y causan dolor de la planta del pie. El neuroma de Morton puede afectar el abastecimiento del nervio del tercer y cuarto dedo, causando así a dolor interdigital que se irradia.

【MANIFESTACIONES CLÍNICAS】

El dolor por debajo de la parte anterior de la planta del pie se desarrolla principalmente como consecuencia de andar durante mucho tiempo, el esfuerzo o cargar peso. Un dolor ardiente y hormigueo, el cual aparece generalmente en las cabezas del 3er y 4º huesos metatarsianos, puede irradiarse a la punta del pie e incluso a la pierna. Los pacientes tienen dolor distensivo en el dorso del pie y miedo a andar o a permanecer sobre la parte anterior del pie. En ocasiones, el dolor únicamente puede mejorar cambiando la posición del pie cuando se pisa el suelo.

Examen físico: marcada sensibilidad y un bulto con dolor irradiado que aparece en los interespacios metatarsianos del lado afectado.

Hallazgos de Rayos X: algunos pacientes pueden presentar tuberosidad de la cabeza del hueso metatarsiano y carilla articular destruida.

【DIFERENCIACIÓN DE SÍNDROMES Y TRATAMIENTO】

En medicina china, la enfermedad aparece como resultado de un exceso de fatiga, andar mucho tiempo o lesión plantar, la cual lleva a un estancamiento de qi y estasis sanguínea en la planta del pie, malnutrición de los tendones y músculos, circulación obstruida de meridianos, colaterales, qi y sangre, causando así dolor.

El dolor, que puede ser agravado por andar durante mucho tiempo o por el esfuerzo, suele aparecer en el dorso del pie o entre el 3er y 4º huesos metatarsianos o en la parte anterior de la planta del pie. El dolor puede incluso extenderse a la punta del dedo. Los pacientes con dolor ardiente y hormigueo tienen que quitarse los zapatos para masajear sus pies o estirar los pies afectados para poder andar. En casos severos, el dolor se propagará a las piernas o causará hinchazón de los pies.

Principio de tratamiento: eliminar la estasis sanguínea para aliviar el dolor.

Combinación de puntos:

Punto sensible (lado afectado)	EX-EI 10 (*bā fēng*) (lado afectado)	

【TRATAMIENTO】

1. Puntos y Técnicas Acupunturales

1) Puntos sensibles (lado afectado): los puntos claramente sensibles pueden encontrarse entre el 3er y 4º u otros huesos metatarsianos. Usar una aguja filiforme del Nº 30, de 1,5 *cun* (40 mm) de longitud. Aplicar la desinfección local rutinaria. Insertar las

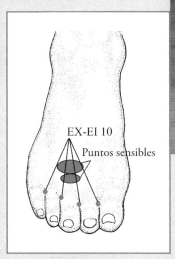

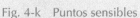

Fig. 4-k   Puntos sensibles

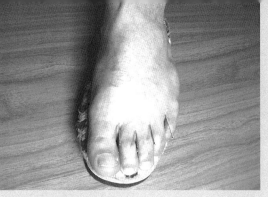

Fig. 4-66   EX-EI 10 (*bā fēng*)

agujas en cada punto respectivamente hacia la planta del pie hacia aproximadamente 1,2 *cun* (36 mm). Sensación de la aguja: dolor distensivo en el dorso y en la planta del pie. (Fig. 4-k)

2) EX-EI 10 (*bā fēng*) (lado afectado): en el espacio interdigital desde el 1er al 5º metatarsianos, en la unión de la piel roja y blanca proximal al margen de las membranas, cuatro puntos en cada pie. Insertar las agujas correspondientes a los puntos sensibles, de 2 *cun* (50 mm) de longitud. Aplicar la desinfección local rutinaria. Insertar respectivamente las agujas en cada punto sensible oblicuamente hacia la región dolorosa. Sensación de la aguja: dolor distensivo localizado en el área local. (Fig.4-66, Fig. 4-k)

2. Postura, Manipulación y Duración del Tratamiento

El paciente está sentado. Primero, encontrar los puntos notablemente sensibles entre el 3er y 4º u otros huesos metatarsianos. Insertar perpendicularmente las agujas en los espacios interdigitales metatarsianos con el método de dispersión. Luego insertar oblicuamente las agujas en EX-EI 10 (*bā fēng*), que están cerca de los puntos sensibles, con ángulos en el rango de 15-25 grados y con el método neutro de tonificación y dispersión. Asegurarse de insertar las agujas rápidamente para minimizar el dolor. Después de insertar las agujas, retenerlas durante 40 minutos. Luego aplicar las ventosas en los puntos durante aproximadamente 1 minuto tras retirar las agujas, una vez al día. Un ciclo de tratamiento dura 6 días. Se requiere un intervalo de tres días entre dos ciclos. Si los síntomas mejoran, el siguiente ciclo debe continuar. Si no hay efectos al final del primer ciclo o si hay recuperación completa durante este periodo, el tratamiento debe cesar.

【EXPERIENCIA Y ANÁLISIS】

La metatarsalgia está caracterizada principalmente por dolor en la parte inferior del pie. En la etapa inicial, la enfermedad es fácilmente descuidada debido a que el dolor no es grave y aparece de forma intermitente. Muchos pacientes van al hospital, tan solo cuando empeora. Según mi experiencia clínica, los pacientes suelen tener síntomas como los siguientes:

1) Dolor típico en la parte inferior del pie: el dolor se vuelve más intenso con el movimiento, y mejora tras el reposo. Los pacientes suelen sentir molestias al comenzar a andar, ausencia de dolor durante el sueño, pero ligera molestia en el pie de nuevo tras levantarse.

2) Dolor distensivo bajo la parte anterior de la planta del pie: normalmente es en el área lateral del dorso del pie, en el borde medial de la 3ª, 4ª y 5ª cabezas metatarsianas. Empeora por la noche, mejora por la mañana o después del descanso. Los típicos puntos sensibles pueden encontrarse en el área inflamada.

3) Dolor al andar o después de andar: un movimiento leve no causa dolor. Sin embargo, andar mucho tiempo o un sobreesfuerzo agravará el dolor, el cual es como si quemara desde la planta del pie hasta el espacio interdigital.

La acupuntura es eficaz para la metatarsalgia si no es grave o si se está en la etapa inicial. Normalmente, la inflamación y el dolor pueden mejorar después de 4-5 sesiones de tratamiento si el doctor aplica la punción necesaria y mediante una localización de puntos precisa. Pero si la afectación es grave o dura mucho tiempo, los pacientes tendrán un dolor ardiente en lugar de un evidente dolor distensivo local. La terapia de bloqueo (una inyección en los puntos dolorosos con 25 mg de predniosolona y 20 mg de procaína) puede ser administrada si la acupuntura no logra obtener un resultado satisfactorio. El dolor mejorará con dos inyecciones. Durante el tratamiento o después de la recuperación, se debe aconsejar a los pacientes que eviten andar con cargas pesadas durante largos períodos de tiempo y posibles daños a la planta y a los dedos del pie. Se recomienda que elijan un calzado adecuado y una correcta posición del pie al andar para prevenir la reaparición. Los métodos de tratamiento comentados anteriormente también son eficaces cuando la situación reaparece.

Sección 18

Calcaneodinia

La calcaneodinia está marcada por dolor en el talón cuando soporta peso. Las causas suelen incluir bursitis calcánea, espolón y otras enfermedades en el calcáneo.

La piel del calcáneo es la más gruesa del cuerpo y es sostenida por una almohacilla de grasa densa. Una bolsa se ubica entre la almohadilla de grasa y el calcáneo. La aponeurosis plantar y el flexor corto de los dedos se insertan en la parte anterior, el tendón de Aquiles posterior-superiormente, el ligamento deltoideo medial-superiormente y el ligamento plantar largo anterior-inferiormente al tubérculo del calcáneo. El talón es la parte más importante a la hora de cargar peso en el cuerpo humano.

La enfermedad aparece generalmente en mujeres jóvenes y adultas como resultado de una fricción repetida entre los zapatos y el tubérculo del calcáneo en zapatos con tacón alto. Así se desarrolla una inflamación aséptica crónica en la bolsa mucosa, la pared de la cápsula se engrosa gradualmente y la secreción de la bolsa aumenta debido a la irritación por la inflamación. Como consecuencia, aparece dolor distensivo en la planta del pie.

La enfermedad también puede presentarse en aquellos pacientes que sean ancianos u obesos. Debido al sobrepeso, el talón cargado con el cuerpo durante mucho tiempo da lugar a bursitis calcánea, daño de la almohadilla grasa y periostio en la parte inferior del calcáneo. Como resultado, los síntomas aparecen debido a bursitis crónica, inflamación de la almohadilla grasa, espolón calcáneo o cresta ósea.

【MANIFESTACIONES CLÍNICAS】

En la etapa inicial, los pacientes experimentan distensión y dolor intenso en la planta del pie, el cual será agravado después del movimiento o del esfuerzo. Gradualmente, la inflamación y la sensibilidad aparecen en el centro o en la cara lateral por debajo del talón. Los pacientes no pueden andar con tacones altos o zapatos rígidos. Hay una protuberancia cartilaginosa medial a la parte central del talón o superior a la epífisis calcánea. Se puede sentir aparentemente elástica cuando hay mucho líquido en la bolsa y tiene un signo positivo típico de sensibilidad.

【DIFERENCIACIÓN DE SÍNDROMES Y TRATAMIENTO】

En medicina china, la calcaneodinia pertenece al síndrome *Bi* del pie y su aparición, en cierto grado, está relacionada con un sobreesfuerzo e insuficiencia de qi de riñón. Basado en su manifestación clínica, puede ser clasificado en varios tipos como los siguientes:

1. Dolor de la parte posterior del talón

1) Bursitis retrocalcánea

La enfermedad afecta comúnmente a mujeres jóvenes y adultas. Debido a la fricción repetitiva entre los zapatos de tacón y el tubérculo calcáneo, aparece inflamación crónica en la bolsa y su pared se vuelve espesa así como también aumenta el derrame de la bolsa. Como resultado, los síntomas relacionados aparecen debido a la reacción inflamatoria.

La manifestación más común es la inflamación y el dolor en la inserción del tendón de Aquiles, y puede verse agravado por andar durante mucho tiempo, con zapatos rígidos o con el tiempo frío. En la etapa avanzada, una protuberancia cartilaginosa puede aparecer en la zona posterior y superior al calcáneo con piel engrosada y de color rojo claro, hinchazón local, sensación de quiste elástico y notable sensibilidad.

【TRATAMIENTO】

La acupuntura no es tan eficaz en el tratamiento de este tipo de enfermedad. Además, debido a la gruesa piel del calcáneo, es difícil de aplicar el método con agujas y provoca dolor a los pacientes. Por lo tanto, en lugar de la acupuntura, se suele adoptar la terapia de bloqueo para conseguir un efecto definitivo.

Apéndice: terapia de bloqueo

Medicina: inyección de 25 mg de prednisolona o inyección de 40 mg de keacort, 20 mg de procaína o 20 mg de lidocaina.

Procedimiento: el paciente se encuentra sentado o en posición prona. Elegir una jeringa esterilizada de 5 ml con una cabeza esterilizada del tamaño Nº 6 rellena con soluciones que contengan la medicina anterior para la preparación. Localizar el punto sensible evidente posterior al calcáneo. Aplicar la desinfección local rutinaria alrededor del área sensible. Insertar jeringa esterilizada vacía de 5 ml con una cabeza esterilizada del Nº 7 perpendicularmente en el calcáneo o en el punto más elevado de la masa si es evidente. Retroceder el émbolo para asegurarse de que no hay sangre o efusión en el área (si hay, debe ser succionada), luego quitar el inyector y cambiarlo por la preparada rellena con la medicina, suministrar la medicina empujando lentamente el émbolo hasta el final. Presionar firmemente sobre el lugar de la inyección con una bola de algodón durante 2 minutos o aplicar una bola de algodón con plástico adhesivo durante 24 horas. Aplicar la inyección cada semana. Un ciclo de tratamiento consiste en tres inyecciones. Si no hay efecto al final del primer ciclo o hay recuperación completa durante este período, el tratamiento debe cesar.

2) Calcaneodinia del síndrome *Bi*

Aparece principalmente en adolescentes, normalmente sin historial de lesión externa u otras causas directas. Algunos pacientes tienen un historial de dolor de tobillo o dolor sistémico de la articulación, o bien una temperatura del cuerpo algo elevada. Los pacientes presentan inflamación y dolor ardiente, una temperatura del cuerpo un poco elevada y piel enrojecida en la inserción del tendón de Aquiles.

Hallazgos de rayos X: no hay cambios visibles en el calcáneo principalmente. Se puede observar hiperplasia evidente en la inserción del tendón de Aquiles. Un aumento del ratio de sedimentación de eritrocitos sigue a un aumento de la temperatura y un signo positivo en la prueba del factor reumatoide.

【TRATAMIENTO】

El principio de tratamiento es dispersar el viento y eliminar la humedad. Se puede adoptar la terapia acupuntural.

Puntos y Técnicas Acupunturales

a. R 3 (*tài xī*) (lado afectado): en la parte medial del pie, posterior al maléolo interno, en la depresión en medio de la protuberancia del maléolo interno. Usar una aguja filiforme del

Nº 30, de 1,5 (40 mm) de longitud. Aplicar la desinfección local rutinaria. Insertar perpendicularmente la aguja aproximadamente 1,4 *cun* (38 mm). Sensación de la aguja: dolor distensivo localizado o dolor que se disemina a la planta del pie. (Fig.4-67)

b. V 60 (*kūn lún*) (lado afectado): en la parte posterior y lateral del maléolo en el pie, en la depresión entre la protuberancia del maléolo lateral y el tendón de Aquiles. Usar una aguja filiforme del Nº 30, de 1,5 *cun* (38 mm) de longitud. Aplicar la desinfección local rutinaria. Insertar perpendicularmente la aguja aproximadamente 1,4 *cun* (38 mm) en la inserción del tendón de Aquiles en medio del punto del calcáneo. Sensación de la aguja: dolor distensivo localizado o dolor que se disemina a la parte posterior del talón. (Fig.4-68)

c. *Zú tài yáng* (lado afectado): en la depresión 1 *cun* posterior al borde inferior del maléolo externo, por debajo de V 60 (*kūn lún*). Usar una aguja filiforme del Nº 30, de 1,5 cun (40 mm) de longitud. Aplicar la desinfección local rutinaria. Insertar perpendicularmente la aguja aproximadamente 1,4 *cun* (38 mm) a la inserción del tendón de Aquiles en el punto medio del calcáneo. Sensación de la aguja: dolor distensivo en la parte posterior del talón. (Fig.4-68)

d. *Zú tài yīn* (lado afectado): en la depresión 1 *cun* posterior al borde inferior del maléolo interno, por debajo y ligeramente anterior a R 3 (*tài xī*). Usar una aguja filiforme del Nº 30, de 1,5 *cun* (40 mm) de longitud. Aplicar la desinfección local rutinaria. Insertar perpendicularmente la aguja aproximadamente 1,4 *cun* (38 mm) a la inserción del tendón de Aquiles, en el punto medio del calcáneo. Sensación de la aguja: dolor distensivo en la parte posterior del talón. (Fig.4-67)

Postura, Manipulación y Duración del Tratamiento

El paciente está sentado con el pie afectado expuesto. Primero, insertar la aguja en R 3 (*tài xī*) con el método de dispersión. Luego insertar las agujas en V 60 (*kūn lún*), el punto *zú tài yáng* y el punto *zú tài yīn* con el método neutro de tonificación y dispersión. Después de insertar las agujas, retenerlas durante 40 minutos, una vez al día. Un ciclo de tratamiento dura 6 días. Se requiere un intervalo de tres días entre dos ciclos. Si los síntomas mejoran, el siguiente ciclo debe continuar. Si no hay efectos al final del primer ciclo o si hay recuperación completa durante este periodo, el tratamiento debe cesar.

3) Apofisitis calcánea

Aparece fácilmente durante el período de crecimiento de la epífisis calcánea. El segundo punto de

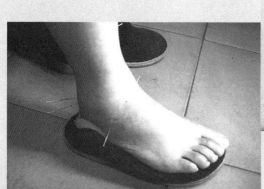

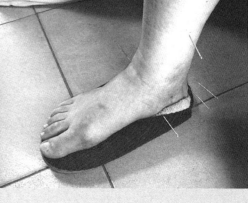

Fig. 4-67   R 3 (*tài xī*), punto *zú tài yīn*, punto *nèi huái xià*

Fig. 4- 68   V 60 (*kūn lún*), punto *zú tài yáng*

osificación del hueso calcáneo suele aparecer a la edad de 6 ó 7 años y se cierra a los 13-14 años. Por lo tanto, la enfermedad afecta a los niños en su período de desarrollo. Pero algunos médicos piensan que está causado por la fuerza de tracción del tendón de Aquiles o que es una lesión crónica en la unión del tubérculo calcáneo y el cuerpo calcáneo, y no es realmente una epifisitis. Otros sostienen que la enfermedad está estrechamente relacionada con la epifisitis. En cualquier caso, está claramente relacionado con el crecimiento y el cierre de la epífisis calcánea de los niños.

Se encuentra comúnmente en niños de 6 a 14 años de edad. Las principales quejas son dolor en la parte posterior del talón que empeorará después del movimiento, evidente sensibilidad e inflamación en la parte posterior e inferior del calcáneo.

Hallazgos de rayos X: osificación, aplastamiento, endurecimiento o rotura del calcáneo con un margen irregular.

【TRATAMIENTO】

La terapia acupuntural también puede ser adoptada en el tratamiento de esta enfermedad. Debido a que la piel del talón de los niños es fina y delicada es fácil y efectiva la aplicación de las agujas.

Puntos y Técnicas Acupunturales

a. R 3 (*tài xī*) (lado afectado): en la parte medial del pie, posterior al maléolo interno, en la depresión en medio de la protuberancia del maléolo interno. Usar una aguja filiforme del Nº 30, de 1,5 *cun* (40 mm) de longitud. Aplicar la desinfección local rutinaria. Insertar perpendicularmente la aguja aproximadamente 1,4 *cun* (38 mm). Sensación de la aguja: dolor distensivo localizado o dolor que se irradia a la planta del pie. (Fig.4-67)

b. V 60 (*kūn lún*) (lado afectado): en la parte posterior y lateral del maléolo en el pie, en la depresión entre la protuberancia del maléolo lateral y el tendón de Aquiles. Usar una aguja filiforme del Nº 30, de 1,5 *cun* (38 mm) de longitud. Aplicar la desinfección local rutinaria. Insertar perpendicularmente la aguja aproximadamente por 1,4 *cun* (38 mm) en dirección de la inserción del tendón de Aquiles en medio del punto del calcáneo. Sensación de la aguja: dolor distensivo localizado o dolor que se irradia a la parte posterior del talón. (Fig.4-68)

c. *Nèi huái xià* (lado afectado): en la parte medial del pie, 2 *cun* por debajo de la punta del maléolo interno. Usar una aguja filiforme del Nº 30, de 2 *cun* (50 mm) de longitud. Aplicar la desinfección local rutinaria. Insertar perpendicularmente la aguja aproximadamente 1,8 *cun* (45 mm) al punto medio del calcáneo. Sensación de la aguja: dolor con hormigueo distensivo en la parte posterior del talón. (Fig.4-67)

Postura, Manipulación y Duración del Tratamiento

El paciente está sentado con el pie afectado expuesto. Primero, insertar la aguja en R 3 (*tài xī*) con el método de dispersión. Luego insertar las agujas en V 60 (*kūn lún*) y el punto *nèi huái xià* (es un poco difícil y doloroso pinchar este punto. Asegurarse de insertar la aguja rápidamente y con el ángulo adecuado), con el método neutro de tonificación y dispersión. Después de insertar las agujas, retenerlas durante 40 minutos, una vez al día. Un ciclo de tratamiento dura 6 días. Se requiere un intervalo de tres días entre dos ciclos. Si los síntomas mejoran, el siguiente ciclo debe continuar. Si no hay efectos al final del primer ciclo o si hay recuperación completa durante este periodo, el tratamiento debe cesar.

2. Dolor subcalcáneo

1) Fascitis plantar

El tendón plantar surge del tubérculo calcáneo anterior y está formado por cinco ramas de fibras, las cuales se insertan en la vaina tendinosa flexora. El tendón proporciona un soporte al arco longitudinal del pie. La enfermedad está relacionada con la ocupación, como permanecer mucho tiempo en un suelo duro, o relacionado con el pie plano, lo que hace que el tendón plantar esté en un estado de tensión continua, causando así una efusión congestiva en la inserción del calcáneo. A lo largo del tiempo, se desarrolla una hiperostosis y un espolón calcáneo.

Los pacientes presentan dolor por debajo del calcáneo, el cual puede expandirse hacia delante a la planta del pie a lo largo de la parte medial del calcáneo debido a permanecer o andar durante mucho tiempo. El dolor es obvio al levantarse por la mañana o al comenzar a caminar, mientras que puede mejorar después de caminar un rato. Puede sentirse un evidente punto sensible en la parte anterior del tubérculo del calcáneo.

Hallazgos de rayos X: ocasionalmente puede encontrarse que hay un marcado espolón calcáneo anterior al tubérculo calcáneo y el punto está en la misma dirección con la fascia plantar. Pero clínicamente, los pacientes sin espolón calcáneo también sienten dolor. Así, algunos médicos argumentan que los síntomas son causados más bien por un estímulo inflamatorio crónico que por el espolón calcáneo en sí mismo. (Fig. 4-69)

【TRATAMIENTO】

En la etapa inicial, la terapia acupuntural tiene un cierto efecto para los pacientes que sólo sufren de dolor por debajo del talón sin cambios óseos visibles en la radioscopia o aquellos cuyo estado no lleva

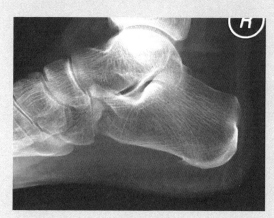

Fig. 4-69　Espolón calcáneo

mucho tiempo. Sin embargo, en la etapa avanzada, se puede obtener un resultado más satisfactorio mediante la terapia de bloqueo que con la acupuntura.

Puntos y Técnicas Acupunturales

a. R 3 (*tài xī*) (lado afectado): en la parte medial del pie, posterior al maléolo interno, en la depresión en medio de la protuberancia del maléolo interno. Usar una aguja filiforme del Nº 30, de 1,5 *cun* (40 mm) de longitud. Aplicar la desinfección local rutinaria. Insertar perpendicularmente la aguja aproximadamente 1,4 *cun* (38 mm). Sensación de la aguja: dolor distensivo localizado o dolor que se irradia a la planta del pie. (Fig.4-67)

b. V 60 (*kūn lún*) (lado afectado): en la parte posterior y lateral del maléolo en el pie, en la depresión entre la punta del maléolo lateral y el tendón de Aquiles. Usar una aguja filiforme del Nº 30, de 1,5 *cun* (40 mm) de longitud. Aplicar la desinfección local rutinaria. Insertar perpendicularmente la aguja aproximadamente 1,4 *cun* (38 mm) a la inserción del tendón de Aquiles en medio del punto del calcáneo. Sensación de la aguja: dolor distensivo en la parte posterior del talón. (Fig. 4-68)

c. *Nèi huái xià* (lado afectado): en la parte medial del pie, 2 *cun* por debajo de la punta del maléolo interno. Usar una aguja filiforme del Nº 30, de 2 *cun* (50 mm) de longitud. Aplicar la desinfección local rutinaria. Insertar perpendicularmente la aguja aproximadamente 1,8 *cun* (45 mm) al punto medio del calcáneo. Sensación de la aguja: dolor con hormigueo distensivo localizado. (Fig.4-67)

Postura, Manipulación y Duración del Tratamiento

El paciente está sentado con el pie afectado expuesto. Primero, insertar la aguja en R 3 (*tài xī*) con el método de dispersión. Luego insertar las agujas en V 60 (*kūn lún*), y el punto *nèi huái xià* (es un poco difícil y doloroso pinchar este punto. Asegurarse de insertar la aguja rápidamente y con el ángulo adecuado), con el método neutro de tonificación y dispersión. Después de insertar las agujas, retenerlas durante 40 minutos, una vez al día. Un ciclo de tratamiento dura 6 días. Se requiere un intervalo de tres días entre dos ciclos. Si los síntomas mejoran, el siguiente ciclo debe continuar. Si no hay efectos al final del primer ciclo o si hay recuperación completa durante este periodo, el tratamiento debe cesar.

Terapia de bloqueo

Medicina: inyección de 25 mg de prednisolona o inyección de 40 mg de keacort, 20 mg de procaína o 20 mg de lidocaina.

Procedimiento: el paciente se encuentra sentado o en posición prona. Elegir una jeringa esterilizada de 5 ml con una cabeza esterilizada del tamaño Nº 6 rellena con soluciones que contengan la medicina anterior para la preparación. Localizar el punto sensible evidente posterior al calcáneo. Aplicar la desinfección local rutinaria alrededor del área sensible. Insertar jeringa esterilizada vacía de 5 ml con una cabeza esterilizada del Nº 7 en el punto *nèi huái xià* con la punta de la aguja tocando el tubérculo anterior del calcáneo. Retroceder el émbolo para asegurarse de que no hay sangre o derrame en el área (si hay, debe ser succionada), luego quitar la jeringa y cambiarla por la preparada rellena con la medicina, suministrar la medicina empujando lentamente el émbolo hasta el final. Presionar firmemente sobre el lugar de la inyección con una bola de algodón durante 2 minutos o aplicar una bola de algodón con plástico adhesivo durante 24 horas. Aplicar la inyección cada semana. Un ciclo de tratamiento consiste en tres inyecciones. Si no hay efecto al final del primer ciclo o hay recuperación completa durante este período, el tratamiento debe cesar.

2) Bursitis subcalcánea

Los pacientes, que están trabjajando mientras permanecen en un suelo duro, presentan una grieta a modo de bolsa entre el calcáneo y los tejidos subcalcáneos debido a la repetida fricción en esa zona. Por lo tanto, aparece una inflamación aséptica crónica, causada por una lesión crónica que aparece en la parte inferior del pie, lo que da lugar a la enfermedad. En la etapa inicial, puede aparecer un dolor sordo cuando los pacientes están andando o permanecen de pie durante mucho tiempo. En la etapa media y avanzada (especialmente en la etapa media), los pacientes se quejan de inflamación subcalcánea y dolor acompañado por una evidente sensibilidad y una sensación fluctuante en algunos casos.

【TRATAMIENTO】

Ya que la acupuntura no es efectiva para tratar la enfermedad, es mejor aplicar la terapia de bloqueo.

Terapia de bloqueo

Medicina: inyección de 25 mg de prednisolona o inyección de 40 mg de kenacort, 20 mg de procaína o 20 mg de lidocaina.

Procedimiento: el paciente se encuentra sentado o en posición prona. Elegir una jeringa esterilizada de 5 ml con una cabeza esterilizada del tamaño Nº 6 rellena con soluciones que contengan la medicina anterior para la preparación. Localizar un punto sensible evidente posterior al calcáneo. Aplicar la desinfección local rutinaria alrededor del área sensible. Insertar jeringa esterilizada vacía de 5 ml con una cabeza esterilizada del Nº 7 en el punto por debajo del maléolo interno alcanzando la parte anterior del tubérculo del calcáneo (Fig. 4-25). Retroceder el émbolo para asegurarse de que no hay sangre o efusión en el área (si hay, debe ser succionada), luego eliminar la jeringa y cambiarla por la preparada rellena con la medicina, suministrar la medicina empujando lentamente el émbolo hasta el final. Presionar firmemente sobre el lugar de la inyección con una bola de algodón durante 2 minutos o aplicar una bola de algodón con plástico adhesivo durante 24 horas. Aplicar la inyección cada semana. Un ciclo de tratamiento consiste en tres inyecciones. Si no hay efecto al final del primer ciclo o hay recuperación completa durante este período, el tratamiento debe cesar.

3) Inflamación de la almohadilla grasa calcánea

Los pacientes presentan un historial de lesión externa. Caminando sin cuidado sobre una calzada o con pequeñas piedras, los pacientes se lesionan en el talón, lo que causa lesiones de la almohadilla grasa por debajo del calcáneo, produciendo así atrapamiento, inflamación e hiperplasia de los tejidos. Como consecuencia, aparece la enfermedad.

Los pacientes tienen un evidente dolor, inflamación y sensibilidad por debajo del calcáneo cuando permanecen de pie o andan. Pero no hay sensación de bolsa subcalcánea como en la bursitis subcalcáena.

【TRATAMIENTO】

La acupuntura tiene cierto efecto en la etapa inicial. Sin embargo, en la etapa avanzada, cuando la hiperostosis surge solo desde la zona lesionada a las regiones relacionadas sin evidente inflamación, la terapia de bloqueo es más efectiva que la acupuntura.

Puntos y Técnicas Acupunturales

a. R 3 (*tài xī*) (lado afectado): en la parte medial del pie, posterior al maléolo interno, en la depresión en medio de la protuberancia del maléolo interno. Usar una aguja filiforme del Nº 30, de 1,5 *cun* (40 mm) de longitud. Aplicar la desinfección local rutinaria. Insertar perpendicularmente la aguja aproximadamente 1,4 *cun* (38 mm). Sensación de la aguja: dolor distensivo localizado o dolor que se disemina a la planta del pie. (Fig.4-67)

b. V 60 (*kūn lún*) (lado afectado): en la parte posterior y lateral del maléolo en el pie, en la depresión entre la protuberancia del maléolo lateral y el tendón de Aquiles. Usar una aguja filiforme del Nº 30, de 1,5 *cun* (40 mm) de longitud. Aplicar la desinfección local rutinaria. Insertar perpendicularmente la aguja aproximadamente 1,4 *cun* (38 mm) a la inserción del tendón de Aquiles en el punto medio del calcáneo. Sensación de la aguja: dolor distensivo localizado o dolor que se disemina a la parte posterior del talón. (Fig.4-68)

c. *Nèi huái xià* (lado afectado): en la parte medial del pie, 2 *cun* por debajo de la punta del maléolo interno. Usar una aguja filiforme del Nº 30, de 2 *cun* (50 mm) de longitud. Aplicar la desinfección local rutinaria. Insertar perpendicularmente la aguja aproximadamente 1,8 *cun* (45 mm) al punto medio del calcáneo. Sensación de la aguja: dolor con hormigueo distensivo localizado. (Fig.4-67)

Postura, Manipulación y Duración del Tratamiento

El paciente está sentado con el pie afectado expuesto. Primero, insertar la aguja en R 3 (*tài xī*) con el método de dispersión. Luego insertar las agujas en V 60 (*kūn lún*), y el punto *nèi huái xià* (es un poco difícil y doloroso pinchar este punto. Asegurarse de insertar la aguja rápidamente y con el ángulo adecuado), con el método neutro de tonificación y dispersión. Después de insertar las agujas, retenerlas durante 40 minutos, una vez al día. Un ciclo de tratamiento dura 6 días. Se requiere un intervalo de tres días entre dos ciclos. Si los síntomas mejoran, el siguiente ciclo debe continuar. Si no hay efectos al final del primer ciclo o si hay recuperación completa durante este periodo, el tratamiento debe cesar.

Terapia de bloqueo

Medicina: inyección de 25 mg de prednisolona o inyección de 40 mg de kenacort, 20 mg de procaína o 20 mg de lidocaina.

Procedimiento: el paciente se encuentra sentado o en posición prona. Elegir una jeringa esterilizada de 5 ml con una cabeza esterilizada del tamaño Nº 6 rellena con soluciones que contengan la medicina anterior para la preparación. Localizar el punto sensible evidente posterior al calcáneo. Aplicar la desinfección local rutinaria alrededor del área sensible. Insertar jeringa esterilizada vacía de 5 ml con una cabeza esterilizada del Nº 7 en el punto *nèi huái xià* con la punta de la aguja tocando el tubérculo anterior del calcáneo. Retroceder el émbolo para asegurarse de que no hay sangre o efusión en el área (si hay, debe ser succionada), luego eliminar la jeringa y cambiarla por la preparada rellena con la medicina, suministrar la medicina empujando lentamente el émbolo hasta el final. Presionar firmemente sobre el lugar de la inyección con una bola de algodón durante 2 minutos o aplicar una bola de algodón con plástico adhesivo durante 24 horas. Aplicar la inyección cada semana. Un ciclo de tratamiento consiste en tres inyecciones. Si no hay efecto al final del primer ciclo o hay recuperación completa durante este período, el tratamiento debe cesar.

4) Calcaneodinia debido a insuficiencia de riñón

La enfermedad está causada principalmente por permanecer enfermo en cama durante mucho tiempo, o por insuficiencia del hígado y del riñón debido a ser mayor y débil, lo que da lugar a degeneración de los huesos y flaccidez de los tendones y músculos. La biomedicina piensa que si uno permanece en cama durante mucho tiempo, esto llevará a la degeneración del calcáneo, afinamiento de la piel del calcáneo, atrofia de la almohadilla grasa y descalcificación, dando lugar así a la enfermedad.

La enfermedad suele aparecer en pacientes ancianos y con debilidad crónica. Los que la sufren se quejan de debilidad, inflamación y dolor intenso en ambos pies cuando permanecen de pie o andan. El dolor intenso empeorará después de andar mucho tiempo y estará acompañado por un síntoma constitucional evidente. No hay un evidente punto sensible en el talón.

Hallazgos rayos X: sin cambios obvios, excepto una visible descalcificación en el calcáneo.

【TRATAMIENTO】

Los pacientes son tratados principalmente con la terapia acupuntural.

Puntos y Técnicas Acupunturales

a. E 36 (*zú sān lǐ*) (bilateral): en la superficie superior anterolateral de la pierna, 3 *cun* por debajo de E 35 (*wài xī yǎn*), un dedo medio de ancho lateral a la cresta anterior de la tibia. Usar una aguja filiforme del Nº 30, de 2 *cun* (50 mm) de longitud. Aplicar la desinfección local rutinaria. Insertar perpendicularmente la aguja aproximadamente 1,8 *cun* (45 mm). Sensación de la aguja: dolor distensivo localizado o dolor que se irradia al dorso del pie. (Fig.1-17)

b. VB 39 (*xuán zhōng*) (bilateral): en la superficie anterolateral inferior de la pierna, a 4 *cun* por encima de la protuberancia del maléolo externo, en el borde anterior del peroné, 1 *cun* verticalmente por debajo de VB 37 (*guāng míng*). Usar una aguja filiforme del Nº 30, de 1,5 *cun* (40 mm) de longitud. Aplicar la desinfección local rutinaria. Insertar perpendicularmente la aguja aproximadamente 1,3 *cun* (35 mm). Sensación de la aguja: dolor distensivo localizado. (Fig.1-13)

c. EX-EI 10 (*bā fēng*) (bilateral): en el espacio interdigital del 1er al 5º metatarsiano, en la unión de la piel roja y blanca proximal al margen de las membranas. Hay cuatro puntos en cada pie. Usar ocho agujas filiformes del Nº 30, de 2 *cun* (50mm) de longitud. Aplicar la desinfección local rutinaria. Insertar cada aguja respectivamente hacia arriba en cada punto en un ángulo de 35 grados aproximadamente 1,8 *cun* (45 mm). Sensación de la aguja: dolor distensivo localizado. (Fig. 4-66)

Postura, Manipulación y Duración del Tratamiento

El paciente se encuentra sentado con las piernas expuestas. Primero, insertar la aguja en E 36 (*zú sān lǐ*) con el método de dispersión, V 39 (*xuán zhōng*) con el método de tonificación y luego EX-EI 10 (*bā fēng*) con el método neutro de tonificación y dispersión. Después de insertar las agujas, retenerlas durante 40 minutos, una vez al día. Un ciclo de tratamiento dura 10 días. Se requiere un intervalo de cinco días entre dos ciclos. Si los síntomas mejoran, el siguiente ciclo debe continuar. Si no hay efectos al final del primer ciclo o si hay recuperación completa durante este periodo, el tratamiento debe cesar.

【EXPERIENCIA Y ANÁLISIS】

En medicina china, la calcaneodinia pertenece al síndrome *Bi* del pie y está asociado con el exceso de fatiga y la insuficiencia de qi de riñón. El talón es una parte importante que carga el peso en el cuerpo humano. El dolor de talón, como uno de los síntomas más comunes, puede ser causado por dos tipos de enfermedades, tal y como sigue:

1) Dolor de la parte posterior del talón: bursitis del calcáneo, calcaneodinia del síndrome *Bi* y apófisis calcánea, etc.

2) Dolor subcalcáneo: fascitis plantar, bursitis subcalcánea, inflamación de la almohadilla grasa calcánea, y calcaneodinia debido a insuficiencia de riñón, etc.

Normalmente, ambas enfermedades pueden ser curadas o aliviadas con los métodos mencionados anteriormente. Lo que se debe señalar es que la causa de la calcaneodinia debido a insuficiencia de riñón es muy compleja. La medicina china piensa que es debida a la edad, a la insuficiencia de hígado y riñón, así como a una débil constitución. Sin embargo, la biomedicina argumenta que está asociada con permanecer en cama enfermo durante mucho tiempo y a la falta de caminar, lo que conduce a la degeneración del talón. Muchos pacientes a largo plazo sufrirán de una enfermedad cerebrovascular como complicación. Por lo tanto no sólo debemos tratar la enfermedad en sí misma sino también tratar las otras complicaciones para obtener un resultado más satisfactorio.

Sección 19

Rotura en la Inserción del Tendón de Aquiles

La rotura en la inserción del tendón de Aquiles está causada por una lesión aguda o crónica del talón.

El tendón de Aquiles, que tiene aproximadamente 15 cm de longitud, surge a mitad de la pierna formando un tendón liso compuesto por tendones del tríceps sural, y se inserta firmemente en la parte posterosuperior del tubérculo calcáneo. El tendón cuya función consiste en la flexión plantar es un tejido conductivo primario de la fuerza muscular al andar y saltar.

La enfermedad aparece como resultado de un sobreesfuerzo repetitivo en el tríceps sural al caminar durante mucho tiempo o saltar, la flexión plantar repetida o la tracción en el talón, lo que llevará a una sobrecarga en la inserción del tendón de Aquiles, o al desgarro de las delgadas fibras del tendón. Así se produce la congestión local, inflamación, hiperblastosis y degeneración.

【MANIFESTACIONES CLÍNICAS】

Andar, permanecer de pie, saltar y una tracción repetitiva durante mucho tiempo en el talón conducirá a una lesión aguda o crónica del tendón de Aquiles. El dolor no es grave en la etapa inicial. Sin embargo, en la etapa avanzada, los pacientes se quejan de dolor con el movimiento en la parte posterior e inferior del calcáneo, evidente inflamación y sensibilidad por debajo del calcáneo.

Hallazgos de rayos X: algunos pacientes tienen cambios óseos del calcáneo, cresta ósea o espolón en la parte posterior de la faceta del calcáneo.

【DIFERENCIACIÓN DE SÍNDROMES Y TRATAMIENTO】

En medicina china, la rotura en la inserción del tendón de Aquiles es un tipo de calcaneodinia, pudiéndose clasificar en el síndrome *Bi* del pie. Las causas de la enfermedad están asociadas con un sobreesfuerzo, lesión aguda o crónica de la pierna e insuficiencia de riñón en los pacientes ancianos.

Principio de tratamiento: resolver el *Bi* para aliviar el dolor.

Combinación de puntos:

Punto sensible

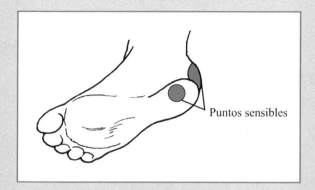

Puntos sensibles

Fig. 4-l   Puntos sensibles

【 TRATAMIENTO 】

Puntos y Técnicas Acupunturales

La terapia acupuntural no es la primera elección para la enfermedad, ya que no es muy efectiva. En su lugar, puede aplicarse la terapia de bloqueo para obtener un mejor resultado. (Fig. 4-l)

APÉNDICE: terapia de bloqueo

Medicina: inyección de 25 mg de prednisolona o inyección de 40 mg de kenacort y 20 mg de procaína o 20 mg de lidocaina.

Procedimiento: el paciente se encuentra sentado o en posición prona. Elegir una jeringa esterilizada de 5 ml con una cabeza esterilizada del tamaño Nº 6 rellena con soluciones que contengan la medicina anterior para la preparación. Localizar el punto sensible evidente en la parte posterior al calcáneo. Aplicar la desinfección local rutinaria alrededor del área sensible. Insertar jeringa esterilizada vacía de 5 ml con una cabeza esterilizada del Nº 7 en el punto por debajo del maléolo interno alcanzando la parte anterior del tubérculo del calcáneo. Retroceder el émbolo ligeramente para asegurarse de que no hay sangre o efusión en el área (si hay, debe ser succionada), luego reemplazarla por la preparada rellena con la medicina, suministrar la medicina empujando lentamente el émbolo hasta el final. Tras retirar las agujas, presionar firmemente sobre el lugar de la inyección con una bola de algodón durante 2 minutos o aplicar una bola de algodón con plástico adhesivo durante 24 horas. Aplicar la inyección cada semana. Un ciclo de tratamiento consiste en tres inyecciones. Si no hay efecto al final del primer ciclo o hay recuperación completa durante este período, el tratamiento debe cesar.

【 EXPERIENCIA Y ANÁLISIS 】

Es ideal aplicar la terapia de bloqueo en lugar de la acupuntura en el punto del dolor, para el tratamiento de la rotura en la inserción del tendón de Aquiles.

Normalmente, el dolor mejorará o desaparecerá mediante la aplicación de la terapia de bloqueo 2 ó 3 veces. Pero para los pacientes que han sufrido de una rotura grave durante mucho tiempo y no han respondido a la terapia de bloqueo después de 3 veces, es mejor adoptar la aplicación externa de vinagre mezclado con *Sān Shēng Sǎn* (Radix Aconiti crudo, Rhizoma Pinelliae y Rhizoma Arisaematis).

Secuelas de la Rotura del Tendón de Aquiles

La rotura del tendón de Aquiles, la cual está causada por una lesión violenta en la región calcánea, puede ser dividida en los tipos: rotura completa y rotura parcial. La que trataremos en esta sección es la terapia acupuntural para las secuelas después del tratamiento operatorio o no operatorio.

El tendón de Aquiles surge del tríceps sural y se inserta en el calcáneo. Una lesión violenta a la región del calcáneo llevará a una rotura completa y una rotura parcial del tendón. En muchos casos una rotura completa o de volumen puede ser reparada mediante una intervención quirúrgica. Pero algunos pacientes padecerán de secuelas en la pierna y en el pie debido a una operación retrasada, una pobre recuperación funcional postoperatoria, o una pobre reparación del tendón dañado tras la fijación a través de manipulación y vendaje de yeso.

【MANIFESTACIONES CLÍNICAS】

Las secuelas de la rotura del tendón de Aquiles están causadas principalmente por la contracción cicatricial tras la operación, así como por ejercicio inadecuado durante la recuperación funcional. Los pacientes experimentarán debilidad y atrofia del tríceps sural, pie caído, inflamación en el tendón de Aquiles, dolor en el talón al andar, dolor y dolor distensivo en el talón cuando el pie adopta la extensión dorsal o la flexión plantar.

Examen físico: en el talón afectado, los pacientes tienen obvios tejidos cicatriciales postoperatorios, o introcesión debido a una reparación no operativa de la rotura parcial, inflamación local y sensibilidad evidente, debilidad del tríceps sural en flexión plantar, o atrofia visible del tríceps sural.

【DIFERENCIACIÓN DE SÍNDROMES Y TRATAMIENTO】

No hay ninguna exposición especial sobre la rotura del tendón de Aquiles en la literatura de MTC. Sin embargo, según *Yī Zōng Jīn Jiàn*, el desgarro o rotura del tendón de Aquiles es indudablemente causada por una lesión violenta.

La terapia relacionada en esta sección se deja aplicar principalmente a la contractura cicatricial después de la operación de la rotura completa del tendón de Aquiles o a los síntomas remanentes en el área adyacente del tendón después de un tratamiento no operativo.

Combinación de puntos:

Punto sensible (lado afectado)	R 7 (*fù liū*) (lado afectado)	V 59 (*fú yáng*) (lado afectado)

【TRATAMIENTO】

1. Puntos y Técnicas Acupunturales

1) Puntos sensibles (lado afectado): dos puntos claramente sensibles en ambos lados de la parte superior medial del calcáneo (si los pacientes presentan tejidos cicatriciales en el lugar tras la operación, los puntos sensibles pueden encontrarse en el margen superior, inferior, medial o lateral del tejido). Usar una aguja filiforme del Nº 30, de 1,5 *cun* (40 mm) de longitud. Aplicar la desinfección local rutinaria. Insertar perpendicularmente las agujas aproximadamente 1,3 *cun* (36 mm) a lo largo del calcáneo o del margen superior e inferior del tejido cicatricial. Sensación de la aguja: dolor distensivo localizado. (Fig. 4-m, Fig. 4-n)

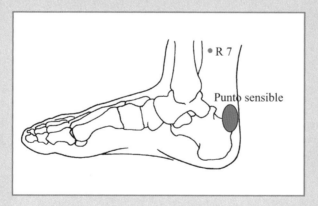

Fig. 4-m   Punto sensible

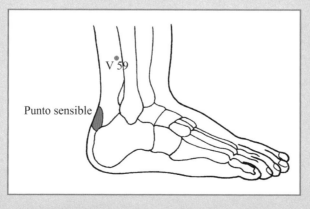

Fig. 4-n   Punto sensible

2) R 7 (*fù liū*) (lado afectado): en la parte medial inferior de la pierna, 2 *cun* por encima de R 3 (*tài xī*), anterior al tendón de Aquiles. Usar una aguja filiforme del Nº 30, de 1,5 *cun* (40 mm) de longitud. Aplicar la desinfección local rutinaria. Insertar perpendicularmente la aguja aproximadamente 1,4 *cun* (38 mm). Sensación de la aguja: dolor distensivo localizado o dolor que se irradia a la planta del pie.

3) V 59 (*fú yáng*) (lado afectado): en el lado posterior y lateral de la pierna, 3 *cun* por encima de V 60 (*kūn lún*). Usar una aguja filiforme del Nº 30, de 2 *cun* (50 mm) de longitud. Aplicar la desinfección local rutinaria. Insertar perpendicularmente la aguja aproximadamente 1,8 *cun* (45 mm). Sensación de la aguja: dolor distensivo localizado.

2. Postura, Manipulación y Duración del Tratamiento

El paciente se encuentra en posición decúbito prono. Primero, encontrar los dos puntos claramente sensibles en el talón. Insertar perpendicularmente las agujas en los puntos con el método de dispersión. Luego insertar las agujas en R 7 (*fù liū*) y V 59 (*fú yáng*) con el método neutro de tonificación y dispersión. Después de insertar las agujas, aplicar electroestimulación y retenerlas durante 40 minutos. Luego aplicar las ventosas en los puntos durante aproximadamente 1 minuto tras retirar las agujas, una vez al día. Un ciclo de tratamiento dura 10 días. Se requiere un intervalo de cinco días entre dos ciclos. Si los síntomas mejoran, el siguiente ciclo debe continuar. Si no hay efectos al final del primer ciclo o si hay recuperación completa durante este periodo, el tratamiento debe cesar.

【EXPERIENCIA Y ANÁLISIS】

Las secuelas de la rotura del tendón de Aquiles no se ven habitualmente en la clínica. En medicina china puede clasificarse en el síndrome *Bi* del pie. La acupuntura es aplicada principalmente para tratar la inflamación local y el dolor después de la reparación de la rotura del tendón de Aquiles.

En el tratamiento de las secuelas de la rotura del tendón de Aquiles, el efecto terapéutico de la electroacupuntura depende principalmente de la recuperación de la rotura. Cuanto mejor el proceso de curación y recuperación, mejor será el efecto terapéutico y viceversa. La electroacupuntura ayuda a activar la recuperación funcional del tríceps sural, la absorción o el reblandecimiento del tejido cicatricial y aliviar el dolor local.

Sección 21

Peritendinitis del Tendón de Aquiles

La peritendinitis del tendón de Aquiles, también conocido como tendinitis de Aquiles, se refiere principalmente a la inflamación aséptica en el tejido fibroso del tendón de Aquiles, el tejido adyacente y la bolsa sinovial bajo el tendón de Aquiles debido a un trauma y sobrecarga.

1. Lesión Aguda

Debido al sobreesfuerzo como apretar, golpear, saltar o correr, el tendón de Aquiles sufre una contusión o esguince repentino, el cual resulta en hiperemia, así como inflamación en el tendón y los tejidos circundantes.

2. Lesión Crónica

Correr o andar una larga distancia, la fricción repetitiva de los tejidos circundantes, dará lugar a la inflamación local alrededor del tendón.

Tanto la lesión aguda como la crónica pueden llevar a la degeneración del tendón, atrapamiento, efusión, hiperplasia, espesamiento y adherencia de los tejidos circundantes, e incluso involucrar la bolsa subtendinosa prepatelar.

【MANIFESTACIONES CLÍNICAS】

Tan pronto como sucede la lesión aguda, los pacientes sentirán inflamación y dolor en la parte superior del calcáneo, el cual se recuperará en aproximadamente una semana si el método de tratamiento es adecuado; de otra manera se convertirá en una afectación crónica. Los pacientes con una condición crónica no suelen tener síntomas iniciales ni una inflamación evidente tras la lesión local. A lo largo del tiempo, experimentarán gradualmente dolor alrededor del tendón de Aquiles, particularmente al saltar o andar. Los tejidos adyacentes del tendón de Aquiles se vuelven grandes y fusiformes con sensibilidad local. Se puede sentir crepitación alrededor del tendón durante la flexión y la extensión de la articulación del tobillo. El médico puede ejercer presión en la planta del pie del paciente cuando la articulación del tobillo está dorsalmente extendida, y luego hacer que el pie afectado adopte la flexión plantar. Si se produce el dolor del talón, indica un resultado positivo de la prueba de resistencia del tríceps sural. (Fig. 4-70)

【DIFERENCIACIÓN DE SÍNDROMES Y TRATAMIENTO】

Aunque no hay una exposición especial sobre la enfermedad en medicina china, se debe clasificar en el síndrome *Bi* del pie, y está asociado con una insuficiencia del riñón y la esencia, así como malnutrición de los tendones. Debido a una lesión aguda y crónica del talón, el tendón de Aquiles dañado o los tejidos adyacentes dañándose presentan con síntomas de inflamación aséptica como congestión local, efusión y hematoma en la etapa aguda. En los casos de lesión crónica, aparecen cambios degenerativos como hiperblastosis y paquilosis, adherencias en los tejidos adyacentes, hialinización focal de las fibras tendinosas, hiperplasia del tejido graso en el tendón y deposición calcánea en las fibras tendinosas.

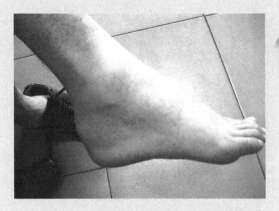

Fig. 4-70   Peritendinitis del tendón de Aquiles

Principio de tratamiento: relajar los tendones y músculos para aliviar el dolor.

Combinación de puntos:

Punto sensible (lado afectado)	R 7 (*fù liū*) (lado afectado)	V 59 (*fú yáng*) (lado afectado)

La terapia acupuntural es bastante eficaz en la etapa inicial, especialmente para los pacientes con lesión aguda. Los pacientes con lesión crónica presentan un establecimiento lento. En muchos casos, hay hiperblastosis inflamatoria de distinta gravedad en el talón o en los lados.

La terapia de bloqueo es más efectiva que la acupuntura para los casos crónicos.

【TRATAMIENTO】

1. Puntos y Técnicas Acupunturales

1) **Puntos sensibles (lado afectado):** dos puntos claramente sensibles en ambos lados de la parte superior medial del calcáneo (si los pacientes presentan cicatriz en el lugar tras la operación, los puntos sensibles pueden encontrarse en el margen superior, inferior, medial o lateral de la cicatriz). Usar una aguja filiforme del Nº 30, de 1,5 *cun* (40 mm) de longitud. Aplicar la desinfección local rutinaria. Insertar perpendicularmente las agujas aproximadamente 1,3 *cun* (36 mm) a lo largo del calcáneo o el margen superior e inferior del tejido cicatricial. Sensación de la aguja: dolor distensivo localizado. (Fig. 4-l, Fig. 4-m)

2) **R 7 (*fù liū*) (lado afectado):** en la parte medial inferior de la pierna, 2 *cun* por encima de R 3 (*tài xī*), anterior al tendón de Aquiles. Usar una aguja filiforme del Nº 30, de 1,5 *cun* (40 mm) de longitud. Aplicar la desinfección local rutinaria. Insertar perpendicularmente la aguja aproximadamente 1,4 *cun* (38 mm). Sensación de la aguja: dolor distensivo localizado o dolor que se irradia a la planta del pie.

3) **V 59 (*fú yáng*) (lado afectado):** en el lado posterior y lateral de la pierna, 3 *cun* por encima de V 60 (*kūn lún*). Usar una aguja filiforme del Nº 30, de 2 *cun* (50 mm) de longitud. Aplicar la desinfección

local rutinaria. Insertar perpendicularmente la aguja aproximadamente 1,8 *cun* (45 mm). Sensación de la aguja: dolor distensivo localizado.

2. Postura, Manipulación y Duración del Tratamiento

El paciente se encuentra en posición decúbito prono. Primero, encontrar los dos puntos claramente sensibles en el talón. Insertar perpendicularmente las agujas en los puntos con el método de dispersión. Luego insertar las agujas en R 7 (*fù liū*) y V 59 (*fú yáng*) con el método neutro de tonificación y dispersión. Después de insertar las agujas, retenerlas durante 40 minutos. Luego aplicar las ventosas en los puntos durante aproximadamente 1 minuto tras retirar las agujas, una vez al día. Un ciclo de tratamiento dura 10 días. Se requiere un intervalo de cinco días entre dos ciclos. Si los síntomas mejoran, el siguiente ciclo debe continuar. Si no hay efectos al final del primer ciclo o si hay recuperación completa durante este periodo, el tratamiento debe cesar.

Terapia de bloqueo

Medicina: Inyección de 25 mg de prednisolona o inyección de 40 mg de kenacort y 20 mg de procaína o 20 mg de lidocaina.

Procedimiento: el paciente se encuentra sentado o en posición prona. Elegir una jeringa esterilizada de 5 ml con una cabeza esterilizada del tamaño Nº 6 rellena con soluciones que contengan la medicina anterior para la preparación. Localizar el punto más sensible o la protuberancia más alta de la masa en la parte posterior del talón. Aplicar la desinfección local rutinaria alrededor del área sensible. Insertar jeringa perpendicularmente en el punto con la aguja alcanzando la inserción del tendón de Aquiles. Retroceder el émbolo ligeramente para asegurarse de que no hay sangre o efusión en el área, y luego suministrar el medicamento empujando lentamente el émbolo hasta el final. Tras retirar las agujas, presionar firmemente sobre el lugar de la inyección con una bola de algodón durante 2 minutos o aplicar una bola de algodón con plástico adhesivo durante 24 horas. Aplicar la inyección cada semana. Un ciclo de tratamiento consiste en tres inyecciones. Si no hay efecto al final del primer ciclo o hay recuperación completa durante este período, el tratamiento debe cesar.

【EXPERIENCIA Y ANÁLISIS】

La peritendinitis del tendón de Aquiles entra en dos categorías: la aguda y la crónica. En la condición aguda, el dolor aparece inmediatamente después de la lesión y la terapia acupuntural es efectiva en esta etapa. Cuando se desarrolla la afección crónica, o los pacientes sufren de una lesión o esfuerzo crónico, la terapia de bloqueo obtiene un resultado más satisfactorio que con la acupuntura. Además, los pacientes deben ser advertidos que cualquier dolor experimentado durante las primeras 24 horas después del tratamiento con terapia de bloqueo es debido a la absorción de la medicina.

En resumen, tanto la acupuntura como la terapia de bloqueo son buenas elecciones para el tratamiento de la peritendinitis del tendón de Aquiles.

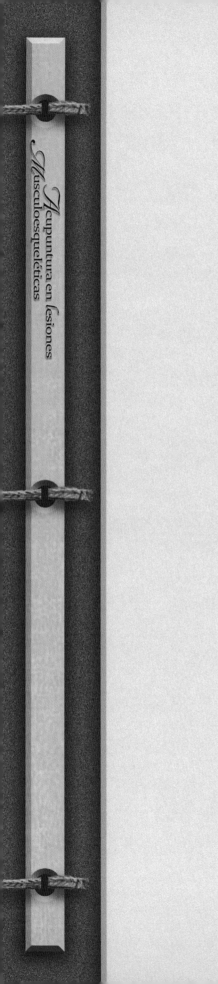

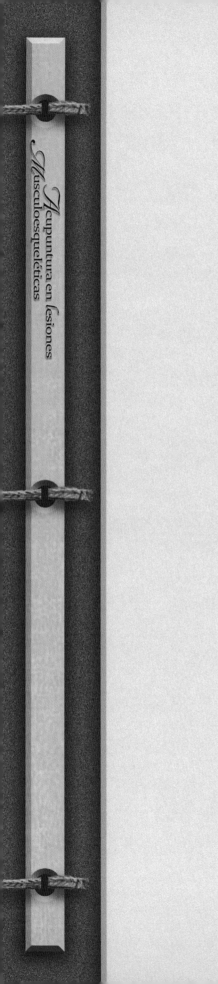

Acupuntura en lesiones Musculoesqueléticas

Indice de los Puntos de Acupuntura

Z

Indice por Nombres de Enfermedades y Síntomas

Acupuntura en lesiones Musculoesqueléticas

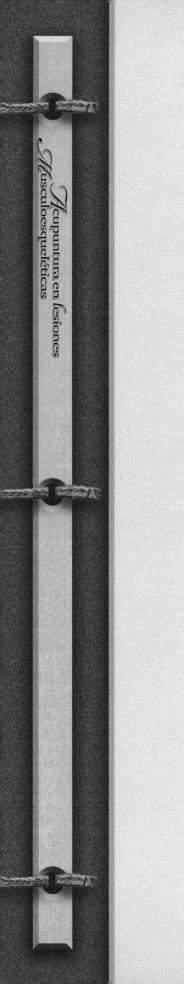

Acupuntura en lesiones
Musculoesqueléticas